麻醉学问系列丛书

总主审　曾因明　邓小明
总主编　王英伟　王天龙　杨建军　王　锷

麻醉药理学

主　审　徐礼鲜　张蓬勃
主　编　王　强　郑吉建

Anesthetic Pharmacology

中国出版集团有限公司

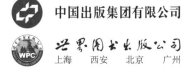
世界图书出版公司
上海　西安　北京　广州

图书在版编目(CIP)数据

麻醉药理学 / 王强,郑吉建主编. —上海:上海
世界图书出版公司,2024.1(2024.5重印)
(麻醉学问系列丛书 / 王英伟总主编)
ISBN 978-7-5232-0812-0

Ⅰ. ①麻… Ⅱ. ①王… ②郑… Ⅲ. ①麻醉学-药理
学-问题解答 Ⅳ. ①R971-44

中国国家版本馆 CIP 数据核字(2023)第 175086 号

书　　名	麻醉药理学	
	Mazui Yaolixue	
主　　编	王　强　郑吉建	
责任编辑	陈寅莹	
出版发行	上海世界图书出版公司	
地　　址	上海市广中路 88 号 9 - 10 楼	
邮　　编	200083	
网　　址	http://www.wpcsh.com	
经　　销	新华书店	
印　　刷	杭州锦鸿数码印刷有限公司	
开　　本	787mm×1092mm　1/16	
印　　张	17.25	
字　　数	310 千字	
版　　次	2024 年 1 月第 1 版　2024 年 5 月第 2 次印刷	
书　　号	ISBN 978-7-5232-0812-0/ R·701	
定　　价	125.00 元	

总主编简介

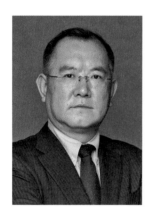

王英伟

复旦大学附属华山医院麻醉科主任,教授,博士研究生导师。

中华医学会麻醉学分会常委兼秘书长,中国医学装备协会麻醉学分会主任委员,中国神经科学学会理事兼麻醉与脑功能分会副主任委员,中国研究型医院学会麻醉学分会副主任委员,中国药理学会麻醉药理分会常务委员。

以通讯作者发表 SCI 论文 60 余篇。作为项目负责人获得国家 863 重点攻关课题、科技部重点专项课题,以及国家自然科学基金 7 项其中包括重点项目。主编《小儿麻醉学进展》《小儿麻醉学》《临床麻醉学病例解析》《神奇的麻醉世界》《麻醉学》精编速览(全国高等教育五年制临床医学专业教材)、《麻醉学》习题集(全国高等教育五年制临床医学专业教材)等专著。

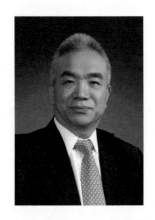

王天龙

　　首都医科大学宣武医院麻醉手术科主任医师，教授，博士研究生导师。

　　中华医学会麻醉学分会候任主任委员，中华医学会麻醉学分会老年人麻醉学组组长，国家老年麻醉联盟主席，中国医师协会毕业后教育麻醉专委会副主任委员，北京医学会麻醉学分会主任委员，中国研究型医院麻醉专业委员会副主任委员，欧洲麻醉与重症学会考试委员会委员。

　　擅长老年麻醉、心血管麻醉和神经外科麻醉，发表 SCI 论文 90 余篇，核心期刊论文 300 余篇。领衔执笔中国老年人麻醉与围术期管理专家共识/指导意见 9 部。主译《姚氏麻醉学》第 8 版，《摩根临床麻醉学》第 6 版中文版；主编国家卫健委专培教材《儿科麻醉学》等。

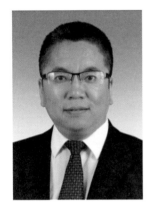

杨建军

郑州大学第一附属医院麻醉与围术期医学部主任，郑州大学神经科学研究院副院长，教授，博士研究生导师。

中国精准医学学会常务理事，中国老年医学学会麻醉学分会副会长，中华医学会麻醉学分会常务委员，中国整形美容协会麻醉与围术期医学分会副会长，中国医疗保健国际交流促进会区域麻醉与疼痛医学分会副主任委员，中国医学装备协会麻醉学分会秘书长，中国中西医结合学会麻醉专业委员会常务委员，中国神经科学学会麻醉与脑功能分会常务委员，中国神经科学学会感觉与运动分会常务委员，教育部高等学校临床医学类专业教学指导委员会麻醉学专业教学指导分委员会委员，河南省医学会麻醉学分会主任委员。

主持国家自然科学基金5项。发表SCI论文280篇，其中30篇IF＞10分。主编《麻醉相关知识导读》《疼痛药物治疗学》，主审《产科输血学》，参编、参译30余部。

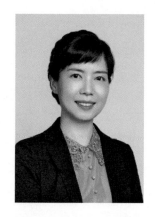

王　锷

一级主任医师,二级教授,博士生导师。

中南大学湘雅医院麻醉手术部主任,湖南省麻醉与围术期医学临床研究中心主任,国家重点研发计划项目首席科学家,中华医学会麻醉学分会常委,中国女医师协会麻醉学专委会副主委,中国睡眠研究会麻醉与镇痛分会副主委,中国心胸血管麻醉学会心血管麻醉分会副主委,中国超声工程协会麻醉专委会副主委,中国医师协会麻醉科医师分会委员,中国医疗器械协会麻醉与围术期医学分会常委,湖南省健康服务业协会麻醉与睡眠健康分会理事长,湖南省麻醉质控中心副主任。《中华麻醉学杂志》《临床麻醉学杂志》常务编委。

分册主编简介

王 强

教授、主任医师,博士生导师。现任西安交通大学第一附属医院麻醉科和麻醉学系主任、学科带头人、陕西省科技创新团队负责人与陕西省中医药管理局重点研究室主任、教育部麻醉学专业教学指导分委员会委员、国家卫生健康委能力建设和继续教育麻醉学专家委员会委员、中华医学会麻醉学分会(CSA)常委、中国医师协会麻醉医师分会(CAA)委员、中国中西医结合学会麻醉学专业委员会副主任委员等,《国际麻醉学与复苏杂志》和《中华麻醉学杂志》常委编委等。

主持国家自然科学基金、国家科技支撑计划项目等 15 项,发表 SCI 论文 127 篇,其中以第一作者或通讯作者在 *Neurosci Biobehav Rev*、*Biomaterials*、*Stroke*、*Anesthesiology* 等发表 SCI 收录论文 87 篇,被 *Annu Rev Immunol*、*Nat Rev Neurosci* 等 SCI 收录论文引用 1 973 次,写入中英文专著 30 部,研究成果获国家科学技术奖励一等奖 1 项(2011－7)、陕西省科技进步奖一等奖 3 项(2005－2、2008－3 和 2016－3)、陕西省科技进步奖二等奖(2022－1)1 项等,获得国家专利 27 项(发明专利 7 项)。

郑吉建

医学博士,主任医师,博士生导师。上海交通大学医学院附属上海儿童医学中心麻醉科主任,麻醉与危重医学教研室主任。现任中国心胸血管麻醉学会非心脏手术麻醉分会和小儿麻醉分会常委兼秘书长、中国医药教育协会临床用药评价专业委员会理事兼儿童用药评价分会委员、上海市麻醉专科委员会小儿学组副组长、上海中西医结合麻醉与镇痛学会常委;《中华麻醉学杂志》《中国毕业后医学教育》编委等。长期从事麻醉与危重医学临床、教学与科研工作,积累了丰富的经验。在国家自然基金资助下,长期从事神经发育电生理及药理学研究,尤其是研究发育过程中的神经保护。作为第一作者或通讯作者在 *Nature Neuroscience*、*Neuron*、*Anesthesia & Analgesia* 等杂志发表 SCI 论文 40 余篇。部分成果受到 *Science STKE*、*Nature Neuroscience*、*Trends in Neuroscience* 和 *Faculty1000* 等杂志的高度评价。

麻醉学问系列丛书

总主审

曾因明　邓小明

总主编

王英伟　王天龙　杨建军　王　锷

总主编秘书

黄燕若

分册主编

麻醉解剖学	张励才	张　野
麻醉生理学	陈向东	张咏梅
麻醉药理学	王　强	郑吉建
麻醉设备学	朱　涛	李金宝
麻醉评估与技术	李　军	张加强
麻醉监测与判断	于泳浩	刘存明
神经外科麻醉	王英伟	
心胸外科麻醉	王　锷	
骨科麻醉	袁红斌	张良成
小儿麻醉	杜　溢	
老年麻醉	王天龙	
妇产科麻醉	张宗泽	
五官科麻醉	李文献	
普外泌尿麻醉	李　洪	
合并症患者麻醉	王东信	赵　璇
围术期并发症诊疗	戚思华	刘学胜
疼痛诊疗学	冯　艺	嵇富海
危重病医学	刘克玄	余剑波
麻醉治疗学	欧阳文	宋兴荣
麻醉学中外发展史	杨建军	杨立群
麻醉学与中医药	苏　帆	崔苏扬

编写人员

主　审
▼

徐礼鲜（空军军医大学第三附属医院）

张蓬勃（西安交通大学第二附属医院）

主　编
▼

王　强（西安交通大学第一附属医院）

郑吉建（上海交通大学医学院附属上海儿童医学中心）

副主编
▼

田首元（山西省肿瘤医院）

薄禄龙（海军军医大学第一附属医院）

编　委
▼

张　蕊（潍坊医学院）

王士雷（青岛大学附属医院）

梁映霞（潍坊医学院）

王贤裕（湖北医药学院附属医院　十堰市太和医院）

邹小华（贵州医科大学附属医院）

邵建林（昆明医科大学第一附属医院）

戴茹萍（中南大学湘雅二医院）

程宝莉（浙江大学医学院附属第一医院）

赵晓英（山西医科大学第二医院）

韩　非（哈尔滨医科大学附属第三医院）

王迎斌(兰州大学第二医院)

高昌俊(空军军医大学唐都医院)

参编人员(按姓氏拼音顺序)

白文娅	薄禄龙	程宝莉	戴茹萍	凡浙录
高昌俊	韩 非	韩丽娟	汲 玮	兰 杨
李凯华	李小雅	梁映霞	罗 聪	蒙 臣
邵建林	史 静	田首元	王 强	王士雷
王 伟	王贤裕	王 雪	王迎斌	邢艳红
熊兴龙	徐 浩	徐礼鲜	闫华磊	张蓬勃
张 蕊	张文颉	赵晓英	郑吉建	邹小华

主编秘书

王 伟(西安交通大学第一附属医院)

总　序

我投身麻醉学专业 60 余年,作为中国麻醉学科从起步、发展到壮大的见证者与奋斗者,欣喜地看到 70 余年来,特别是近 40 年来,我国麻醉学专业持续不断的长足进步。新理论、新观念、新技术、新设备、新药品不断涌现,麻醉学科工作领域不断拓展,人才队伍的学历结构和整体实力不断提升,我国麻醉学事业取得了历史性成就。更令人欣慰的是,我国麻醉学领域内的后辈新秀们正在继承创新,奋斗于二级临床学科的建设,致力于学科的升级与转型,为把我国的麻醉学事业推至新的更高的平台而不懈努力。

麻醉学科的可持续发展,人才是关键,教育是根本。时代需要大量优秀的麻醉学专业人才,优秀人才的培养离不开教育,而系列的专业知识载体是教育之本。"智能之士,不学不成,不问不知"。"学"与"问"是知识增长过程中两个相辅相成、反复升华、不可缺一的重要层面。我从事麻醉学教育事业逾半个世纪,对此深有体会。

欣悉由王英伟、王天龙、杨建军、王锷教授为总主编,荟集国内近百位著名中青年麻醉学专家为主编、副主编及编委的麻醉学问丛书,历经凝心聚力的撰著终于问世。本丛书将麻醉教学中的"学"与"问"整理成册是别具一格的,且集普及与提高为一体,填补了我国麻醉学专著中的空白。此丛书由 21 部分册组成,涉及麻醉解剖、麻醉生理、麻醉药理和临床麻醉学各专科麻醉,以及麻醉监测、治疗等领域,涵盖了麻醉学相关的基础理论及临床实践技能等丰富内容,以问与答的形式为广大麻醉从业者开阔思路、答疑解惑。这一丛书以临床工作中常见问题为切入点,编撰时讲究文字洗练,简明扼要,便于读者记忆和掌握相关知识点,减少思维冗杂与认知负荷。

值此丛书出版之际,我对总主编、主编和编委,以及所有为本丛书问世而辛勤付出的工作人员表示衷心的感谢!感谢你们为了麻醉学事业的发展、为了麻醉学教育的进步、为了麻醉学人才的培养所做出的不懈努力!"少年辛苦终身事,莫向光阴惰寸功",希望有更多出类拔萃、志存高远的后辈们选择麻醉学专业作为自己奋斗终生的事业,勤勉笃行、深耕不辍!而此丛书无疑是麻醉学领域传道授业解惑的经典工具书,若通读博览,必开卷有益!

(丛书总主审:曾因明)

徐州医科大学麻醉学院名誉院长、终身教授

中华医学教育终身成就专家获得者

2022 年 11 月 24 日

前　言

　　《麻醉药理学》是麻醉学问系列丛书之一,针对麻醉学领域的药理学问题,采用问答的形式,言简意赅地阐述了麻醉药物和围术期麻醉辅助药物的药代动力学、药效动力学、作用机制及不良反应等。作为临床麻醉的关键基础学科,掌握麻醉药理学知识不仅可以指导临床麻醉医师合理用药,而且对围术期的麻醉管理、患者的长期预后以及麻醉医师的培养都具有非常重要的指导意义。

　　随着现代医学的发展和技术的进步,既往因年老体弱、早产低体重及合并严重并发疾病等不能接受手术治疗的患者(患儿)目前已经可以接受手术治疗。而且随着对长期预后和舒适化治疗的追求明显提高,单一的麻醉药物和方法无法满足患者手术的要求。除不断推出不良反应更少、可控性更强的新型麻醉药物外,围术期需要应用大量的辅助用药,以达到平衡麻醉和个体化麻醉的要求。面对如此浩瀚的麻醉药物和麻醉相关辅助药物,特别是在患者病理生理、脏器功能以及内环境发生明显改变的围术期,如何合理、安全应用这些药物,改善患者的长期预后,极具挑战性。

　　为此,我们在全国范围内遴选了在麻醉药理学和临床麻醉学领域里造诣高、责任强的专家,结合自己工作与研究的兴趣和方向,分门别类、简洁明了地撰写了42章,共980个麻醉药理问答题,系统阐述麻醉相关的药理学基础知识和新进展,为指导低年资麻醉医师、规培与专培医师以及进修医师合理应用麻醉药物和个体化的围术期麻醉管理奠定基础,为大学生和研究生快速准确掌握麻醉药理学知识提供帮助。

　　本书是在麻醉学问系列丛书总主编、总主审及世界图书出版公司的大力支持与指导下,全体编委共同努力的结晶。我们深知,虽经全体编写人员认真编写、交叉审稿以便尽量减少错误,但是,书中疏漏与不足之处依然难免,敬请读者指正和谅解,我们将在今后的工作中不断改进。

王强　郑吉建

目 录

第一章

药物代谢动力学

1. 什么是药物代谢动力学？

药物代谢动力学（pharmacokinetics，PK）简称药代动力学或药动学，是定量研究药物在体内的吸收、分布、代谢、排泄过程，并运用数学原理和方法阐述药物在机体内的动态规律的一门学科，特别是血药物浓度随时间的变化规律及其影响因素。

2. 什么是药物代谢的房室模型？

药物代谢的房室模型是一种用于描述和研究药物代谢动力学规律的数学模型，房室不是一个解剖学上分隔液体的房室，而是按药物分布速度以数学方法划分的药动学概念，是一个假设空间。如果将机体视为一个系统，系统内部按动力学特点可分为若干房室，只要体内某些部位药物的转运速率相同，即可视为同一室。

3. 如何区分单室模型、二室模型及多室模型？

给药后的药物浓度在体内各部位瞬时达到平衡，即可看成单室模型。在多数情况下，药物在某些部位的浓度可以和血浆浓度迅速达到平衡，而在另外一些部位的药物浓度因药物转运达到血浆浓度的时间有一定的延后，但最终可以达到与血浆浓度的平衡。迅速和血浆浓度达到平衡的部位称为中央室，随后达到平衡的部位则被称为周边室，也被称为二室模型。若转运到周边室的速率过程仍有较明显的快慢之分，就称为多室模型。

4. 药物跨膜转运的机制有哪些？

药物跨膜转运的机制包括被动转运（包括滤过和简单扩散）、载体转运（包括主动转运和易化扩散）和膜动转运（包括胞饮和胞吐）。

5. 解离常数及其意义是什么?

解离常数(pKa)是指当溶液中药物离子浓度和非离子浓度完全相等(即各占50%时),溶液的 pH 值称为该药的解离常数,用 pKa 表示。药物所处环境的酸碱度显著影响药物的解离度,从而影响药物的转运。

6. 什么是亨德森-哈塞尔巴尔赫方程?

亨德森-哈塞尔巴尔赫方程(Henderson - Hasselbalch equation)是化学中关于酸碱平衡的一个方程。该方程使用 pKa(即酸解离常数)描述 pH 的变化。它可以用来估算缓冲体系的 pH。

7. 药物跨膜被动转运有何特点?

药物跨膜被动转运又称非载体转运或下山转运,指存在于膜两侧的药物顺浓度梯度,即从高浓度一侧向低浓度一侧扩散的过程,分为简单扩散和滤过 2 种形式。被动转运的特点是:① 顺浓度梯度转运,即从高浓度向低浓度转运;② 不需要载体,膜对通过的物质无特殊选择性;③ 不消耗能量,扩散过程与细胞代谢无关;④ 不受共存的类似物影响,即无饱和现象和竞争抑制现象,一般也无部位特异性。

8. 药物跨膜载体媒介转运有何特点?

药物跨膜载体媒介转运指细胞膜上的载体蛋白与药物结合,并运载该药物到膜的另一侧的过程,包括易化扩散和主动转运 2 种形式。易化扩散需要载体参与,一种载体蛋白只能转运某种结构的物质,且载体蛋白的数量有一定的限度,故具有结构特异性和饱和现象。一种物质的易化扩散作用往往会被其结构类似物竞争抑制。易化扩散与被动转运的相同点是都服从顺浓度梯度扩散原则,不消耗能量,但是易化扩散的速度要比单纯扩散的速度快得多。

9. 药物跨膜主动转运有何特点?

主动转运的特点是:① 逆浓度梯度转运;② 需要消耗能量,能量主要来源于细胞代谢产生的 ATP;③ 需要载体参与;④ 具有结构特异性和部位特异性;⑤ 受代谢抑制剂的影响;⑥ 同时使用结构类似物能产生竞争性抑制作用;⑦ 主动转运的速率及转运量与载体的量及其活性有关。当药物浓度较低时,载体的量及活性相对较高,药物转运速度快。

10. 什么是药代动力学的速率过程？

药代动力学主要研究药物的跨细胞膜转运和在体内的消除及其速率，这一过程被称为药代动力学的速率过程，其药量变化的微分方程：$dx/dt = -k \times n$，x：药量；t：时间；k：跨膜转运（或消除）的速率常数；$n=1$ 时为一级动力学方程；$n=0$ 为零级动力学过程；负号：药量随时间延长而减少。

11. 药代动力学的一级速率过程及特点是什么？

一级消除动力学是指药物在体内按恒定比例消除，在单位时间内的消除量与血浆药物浓度成正比。其药-时曲线在常规坐标图上作图时呈曲线，在半对数坐标图上则为直线，呈指数衰减，故一级动力学过程也称线性动力学过程。大多数药物在体内按一级动力学消除。

12. 药代动力学的零级速率过程及特点是什么？

零级消除动力学是指药物在体内以恒定速率消除，即不论血浆药物浓度高低，单位时间内消除的药物量不变。在半对数坐标图上其药-时曲线呈曲线，故称非线性动力学。通常是因为药物在体内的消除能力达到饱和所致。

13. 药代动力学的非线性速率过程及特点是什么？

药物的吸收、分布和体内消除过程，表现为一些药代动力学参数随药物剂量不同而改变，称为非线性药代动力学。

14. 什么是药物动力学的 Michaelis-Menten 方程？

Michaelis-Menten 方程：$-\dfrac{dC}{dt} = \dfrac{V_m \cdot C}{K_m + C}$，$-\dfrac{dC}{dt}$ 为药物在 t 时间的下降速率，表示消除速率的大小；V_m 为药物在体内消除过程中理论上的最大消除速率；K_m 为 Michaelis 常数，简称米-曼常数，是指药物在体内的消除速度为 V_m 一半时的血药浓度，即当 $-\dfrac{dC}{dt} = \dfrac{V_m}{2}$ 时，$K_m = C$。

15. 什么是药物的首过效应？

首过效应是指从胃肠道吸收入门静脉系统的药物在到达全身血液循环之前进入肝脏，如果肝脏对其代谢能力很强，或由胆汁排泄的量大，则使进入全身血液循环内的有效药物量明显减少,这种作用称为首过消除或首过效应。有的药物在被吸收进入小肠壁细胞内而被代谢一部分也属首过消除。

16. 药物的给药途径有哪些?

药物的给药途径有口服给药、舌下给药、直肠给药、皮下注射、肌内注射、吸入给药、鞘内给药及静脉给药等。

17. 影响药物体内分布的因素有哪些?

影响药物体内分布的因素有:① 药物与血浆蛋白结合;② 组织器官的贮积作用;③ 各种屏障对药物分布的影响;④ 体液 pH 对药物分布的影响。

18. 什么是药物的生物转化?

生物转化是指药物在体内经酶催化后化学结构发生改变的代谢过程。

19. 药物代谢酶的种类有哪些?

催化药物代谢的酶系大致可分成 3 类:① 微粒体酶系;② 非微粒体酶系,如线粒体(如单胺氧化酶降解儿茶酚胺等)、细胞质(如醇脱氢酶、醛氧化酶以及黄嘌呤氧化酶等)和血浆中(如瑞芬太尼和琥珀胆碱为血浆假性胆碱酯酶所水解)的多种酶系;③ 肠道菌群的酶系统。

20. 药物代谢的第一相反应和第二相反应有何异同?

第一相反应通过氧化、还原、水解,在药物分子结构中引入或脱去功能基团(如—OH,—NH_2,—SH)而生成极性增高的代谢产物。第二相反应是结合反应,是药物分子的极性基团与内源性物质(如葡萄糖醛酸、硫酸、醋酸、甘氨酸等)经共价键结合,生成极性大、水溶性高的结合物而经尿排泄。

21. 影响药物代谢的因素有哪些?

肝药酶是体内参与药物代谢的最主要的酶,具有明显的个体差异性。肝药酶的影响因素包括:① 代谢相互作用;② 种属差异性;③ 年龄和性别差异;④ 遗传变异性;⑤ 病理状态。

22. 何为药物排泄,影响排泄的因素有哪些?

药物排泄指药物以原形或代谢产物的形式经不同途径排出体外的过程,属药物体内消除的重要组成部分。药物及其代谢产物主要经肾脏从尿液排泄,其次经胆汁从粪便排泄。挥发性药物主要经肺随呼出气体排泄。药物也可经汗液和乳汁排泄。

23. 什么是药物的肠肝循环?

肠肝循环指被分泌到胆汁内的药物及其代谢产物进入肠腔,部分可再经小肠上皮细胞吸收经门静脉返回肝脏的现象。

24. 什么是药物的速率常数,有何意义?

单位时间内机体能够吸收、转运、分布、消除的固定药物量或百分比,包括吸收速率常数、分布速率常数、转运速率常数及消除速率常数等。这些过程大多属于一级速率过程,即单位时间内药物吸收、转运、分布、消除的百分比恒定不变。但在零级速率过程中,单位时间内吸收、转运、分布、消除的药物量恒定不变。速率常数是反映吸收、转运、分布、消除快慢的重要药动学参数,在无明显的生理或病理生理改变的情况下,通常是恒定的。

25. 什么是药物的生物半衰期,有何意义?

药物的生物半衰期指血浆药物浓度消除一半所需时间,其长短反映体内药物消除速度。

26. 什么是表观分布容积,有何意义?

表观分布容积(apparent volume of distribution,V_d)是指当血浆和组织内药物分布达到平衡后,体内药物按此时的血浆药物浓度在体内分布时所需的体液容积。根据 V_d 的大小可以推测药物在体内的分布情况。

27. 什么是药物的清除速率,有何意义?

药物的清除速率指单位时间内从体内清除的药物表观分布容积数,单位一般为 L/h,是反映机体对药物处置特性的重要参数,清除速率越快,药物从血液循环中清除的速度也就越快,与生理因素密切相关。

28. 何为血药浓度-时间曲线下面积,有何意义?

　　血药浓度-时间曲线简称为药-时曲线,用于描述血药浓度随时间推移的变化关系。根据一次给药后在不同时间测定的血药浓度,可以绘出血药浓度与时间关系的曲线。曲线中的上升段反映药物吸收和分布的快慢,而下降段则反映药物消除的快慢。药-时曲线与纵轴和横轴间围成的范围面积称曲线下面积(area under the curve,AUC),单位为浓度单位×时间单位,是评估药物进入体内多少的一个客观指标,反映药物进入血液循环的相对量。

29. 什么是药峰浓度(C_{max})和达峰时间(T_{peak})?

　　药峰浓度(maximum concentration,C_{max})是指给药后所能达到的最高血浆药物浓度,也就是药-时曲线上的最高点,是反映药物在体内吸收速率和吸收程度的重要指标。达峰时间(time of peak concentration,T_{peak})是指单次给药后血药浓度达到峰值的时间,也就是药-时曲线上的峰值所对应的时间,反映药物进入体内的速度。

30. 什么是药物的生物利用度,有何意义?

　　生物利用度(bioavailability,F)反映药物经血管外途径给药后进入全身血液循环的速度和程度,是评价药物吸收程度的重要指标,包括绝对生物利用度和相对生物利用度。绝对生物利用度是以静脉给药制剂为参比制剂,以口服、肺部、经皮、肌内注射给药等的试验制剂与静脉注射的参比制剂给药后的 AUC 比值来表示,反映同一制剂不同给药途径之间的吸收差异,主要取决于药物的结构与性质;相对生物利用度反映两种不同制剂之间的吸收差异。

31. 什么是药物的分布半衰期,消除半衰期和时量半衰期?

　　分布半衰期主要反映药物从血浆中央室快速分布到身体各部位外周室过程中,药物浓度下降一半所需要的时间,即为分布半衰期;消除半衰期是指血浆药物浓度消除一半所需时间,其长短反映体内药物消除速度。时量相关半衰期指持续静脉输注某种药物维持血浆药物浓度恒定时,任一时间停止药物输注,血浆或效应部位药物浓度降低 50% 所需要的时间。它是与输注时间相关的半衰期,反映了持续输注时间与药物消除之间的关系。

32. 什么是稳态血药浓度?

当药物吸收速度与消除速度达到平衡时,血药浓度相对稳定在一定水平上,此时的血药浓度称为稳态血药浓度,也称坪值。对于一级动力学消除的药物,定时、定量连续多次给药,经 5 个消除半衰期后可达稳定而有效的血药浓度,即稳态血药浓度。

33. 什么是效应室浓度?

效应室是指药物发挥作用并产生效应的部位,如机体的细胞膜、受体或其他分子结构。在静脉全身麻醉诱导时,血药浓度可立即达到峰浓度,但作为效应室的脑内药物浓度上升并引起意识消失尚需一段时间的延迟。为了定量地研究剂量或血药浓度与效应室药物浓度的关系,了解效应室的药物浓度变化规律,Sheiner 等于 1979 年提出药代动力学-药效动力学模型(PK - PD 模型),即在原药代动力学线性模型加一个效应室。

34. 什么是 TCI 技术?

TCI 技术即靶控输注技术(target controlled infusion,TCI),目前主要用于全凭静脉麻醉的药物管理。是根据不同静脉麻醉药的药代动力学和药效学、不同性别,不同年龄以及不同体重患者的自身状况,通过调节相应的目标或靶位(血浆或效应室)的药物浓度,以控制麻醉深度的计算机静脉给药方法。

35. TCI 的基本组成部分包括什么?

TCI 的基本组成部分包括:① 药代动力学(和药效动力学)参数;② 计算药物输注速度(包括控制输注泵的软件)的控制单位;③ 控制单位和输注泵连接的设备(RS232 接口);④ 用于患者数据和靶控浓度(血浆或效应室浓度)输入的用户界面。

36. 常用的 TCI 输注方法有哪几种? 闭环 TCI 和开环 TCI 有何区别?

TCI 输注方法可分为闭环式和开环式 2 种。闭环 TCI 是在医生设置目标水平后,通过反馈调节自动调控输注速度。例如,在药物输注前设定血压在正常水平,如所用药物有降压作用则血压低于正常水平 TCI 系统停止运行,如高于正常水平则 TCI 系统恢复运行。开环 TCI 是指医生在进行药物治疗时,根据预期目标水平需要,人为更改输注速度。例如,医生可根据某药的治疗窗口及术中需要(如麻醉诱导、切皮、维持)设置,调整预期血药浓度,使治疗实现个体化。

37. 什么是 TCI 的 BET 方案?

　　TCI 的 BET 方案指采用二室线性药代动力学模型,为达到一定的目标血药浓度,首先快速推注一个剂量(Bolus,B),又称负荷量,然后为补偿因消除(Elimination,E)和向外周室转运(Transfer,T)引起的血药浓度下降,以持续输注方式向中央室补充药物。

38. 影响 TCI 系统的因素有哪些?

　　TCI 的影响因素:① 输注泵的精确度;② 药理学变异性;③ 药代学参数失配。

(汲玮　郑吉建)

参考文献

[1]　杨宝峰,陈建国. 药理学[M]. 北京:人民卫生出版社,2018.

[2]　戴体俊,徐礼鲜,张丹参. 实用麻醉药理学[M]. 北京:人民卫生出版社,2021.

[3]　喻田,王国林. 麻醉药理学[M]. 北京:人民卫生出版社,2020.

[4]　喻田,王国林. 麻醉药理学学习指导与习题集[M]. 北京:人民卫生出版社,2017.

[5]　Alex S. Evers, Mervyn Maze, Evan D. Kharasch. Anesthetic Pharmacology, 2nd ed[M]. New York:Cambridge University Press,2011.

[6]　陈西敬. 药物代谢动力学研究进展[M]. 北京:化学工业出版社,2008.

第二章

药物效应动力学

1. 什么是药物效应动力学？

药物效应动力学简称药效学，是研究药物对机体的作用及其作用机制的一门学科，主要包括药物作用于机体引起的生物化学、生理学效应及药物作用的机制。

2. 药物作用与药物效应有何异同？

药物作用是指药物对机体的初始作用，如去甲肾上腺素与血管平滑肌的肾上腺素受体结合。药物效应是指药物作用引起的机体反应，如去甲肾上腺素与血管平滑肌受体结合后所引起的血管收缩、血压升高等。

3. 什么是药物的兴奋作用与抑制作用？

任何药物都不能使机体产生新的作用，只能使机体原有活动的功能水平发生改变。使机体原有功能提高的作用称为兴奋作用或亢进；使机体原有功能降低的作用称为抑制作用或麻痹。由过度兴奋转入衰竭是另外一种性质的抑制。

4. 什么是药物作用的选择性、特点、机制及意义？

药物作用的选择性指同一剂量的药物对不同的组织器官所引起的反应不同。

（1）特点：药物作用的选择性是相对的，有的药物选择性较高，有的药物则选择性较低。

（2）机制：产生选择性的机制多种多样，如药物在体内分布不均；与不同的组织、受体、受体亚型亲和力不同；各组织器官结构不同、生化过程有差异等。

（3）意义：临床上，常采用高选择性的药物进行针对性的治疗。在少数情况下，应用选择性低的药物也具有优势。

5. 什么是药物的局部作用？

药物的局部作用指药物被吸收进入血液之前对其所接触组织的直接作用，如口服硫酸镁在肠道不吸收引起的导泄作用、局部麻醉药的局部镇痛作用等。

6. 什么是药物的全身作用？

全身作用指药物进入血液循环后分布到全身各部位引起的作用，又称吸收作用或系统作用，如注射硫酸镁产生的抗惊厥和降压作用等。

7. 药物治疗作用与不良反应有何区别？

药物作用具有二重性。凡符合用药目的且达到防治疾病效果的作用称为治疗作用；凡不符合用药目的甚或引起不利于患者的反应称为不良反应。

8. 药物不良反应的类型有哪些？

药物不良反应可分为副作用、毒性反应、后遗效应、变态反应、类过敏反应、特异质反应、耐受性和耐药性、药物依赖性、停药反应等。

9. 什么是药物的副作用？

药物的副作用是药物在治疗剂量时出现的与治疗目的无关的作用，会给患者带来不适，但多数情况下可以自行恢复的功能性变化，系药物选择性不高、作用广泛所致。当把某一药理作用当作治疗作用时，其他药理作用就成为与治疗无关的副作用。副作用为药物本身所固有的，是在常用剂量下发生的，可以预知并可设法纠正的。

10. 什么是药物的毒性反应？

毒性反应主要由药物剂量过大或用药时间过长所引起。有时剂量虽然在规定范围内，但由于机体对药物的敏感性增高，也可引起毒性反应。

11. 什么是药物的后遗效应？

停药后血浆中的药物浓度已降至阈浓度（最低有效浓度）以下，残存的药理效应称为后遗效应。

12. 什么是药物的继发反应？

由药物的治疗作用（符合用药目的）所引起的直接不良后果（不符合用药目的）称为继发反应或治疗矛盾。

13. 什么是药物的变态反应？

药物的变态反应又称超敏反应，指药物或药物在体内的代谢产物作为抗原，与机体特异性抗体反应或激发致敏淋巴细胞导致组织损伤或生理功能紊乱。

14. 什么是药物的类过敏反应？

药物的类过敏反应，又称为过敏样反应，指不需预先接触抗原，无敏化过程，也无抗体参与，可能与药物直接促使组胺释放有关。类过敏反应的临床表现与变态反应相似。

15. 什么是药物的特异质反应？

机体对某些药物产生的遗传性异常反应称为特异质反应。目前认为特异质反应指少数遗传缺陷者因为特定的生化（蛋白质、酶）功能的缺损，而对药物反应异常（通常是特别敏感）。

16. 什么是药物的耐受性？

与高敏性相反，药物的耐受性是指机体对药物的敏感性或反应性降低。耐受性有先天的和后天获得的2种。先天耐受多与遗传相关，第一次用药即可出现，属于个体差异。后天获得的药物耐受是在反复多次用药后发生的，增加剂量可达到原有效应，停药后机体对药物的敏感性或反应性可逐渐恢复到原有水平。

17. 什么是药物的依赖性？

药物依赖性是指反复用药（具有依赖性潜力的药物）引起的机体对该药心理和（或）生理的依赖状态，表现出渴望继续用药的行为和其他反应，以追求精神满足和避免不适。药物依赖性分为躯体依赖性和精神依赖性2种。

18. 什么是药物的停药反应？

突然停用长期使用的某些药物可导致原有疾病症状迅速重现或加重的现象称为药物的停药反应或反跳现象。

19. 什么是药物的构效关系？

药物的化学结构与其药理活性或毒性之间的关系称为构效关系（structure activity relationship，SAR）。药物化学结构的改变，包括基本骨架、侧链长短、立体异构、几何异构等的改变，均可影响药物的理化性质、药效甚至毒性。了解药物的构效关系不仅有利于深入认识药物的作用，指导临床合理用药，而且在新药研发方面也具有非常重要的作用。

20. 什么是药物的时效关系？

药物效应与时间之间的关系称为时效关系（time-effect relationship）。

21. 什么是时间药理学，有何意义？

机体"生物钟"对药物效应有明显影响，由此产生一门分支科学，为时间药理学（Chronopharmacology）。时间药理学是研究药物与机体生物节律相互关系的科学，是时间生物学与药理学的交叉学科。生物节律对药物的药动学、药效学均有影响，药物也可影响生物节律。了解时间药理学对制订合理的治疗方案、选择最佳给药时机、发挥最大疗效和减少不良反应均有重要意义。

22. 什么是药物的量效关系？

在一定的范围内，药物的效应与靶部位的浓度成正相关，靶部位的浓度取决于药物剂量或血药浓度，定量地分析和阐明两者之间的关系称为量效关系（dose-effect relationship）。

23. 什么是药理效应的量反应和质反应？

药理效应分为量反应和质反应2种。量反应指效应的强弱呈连续增减的变化，可用具体数量或最大反应的百分率表示，如血压的升降、平滑肌的舒缩等，其研究对象为单一的生物单位。质反应以阳性或阴性、全或无的方式表现，如死与活、睡与醒等，其研究对象为一个群体。

24. 什么是受体，受体有何特性？

受体是一类介导细胞信号传导的功能蛋白质，能识别周围环境中某种微量化学物质并首先与之结合，然后通过中介的信息放大系统，触发后续的生理反应或药理效应。受体具有如下特性：① 灵敏性；② 特异性；③ 饱和性；④ 可逆性；⑤ 多样性。

25. 什么是受体激动药？

　　能与受体结合并通过激动受体产生效应的药物称为受体激动药。受体激动药不仅能与受体结合（亲和力），而且具有内在活性。根据内在活性大小，受体激动药又分为完全激动剂和部分激动剂。

26. 什么是受体拮抗药、竞争性拮抗药和非竞争性拮抗药？

　　受体拮抗药是指药物能与受体结合，且通常具有较强亲和力，但无内在活性。受体拮抗药本身可能不产生作用或作用不明显，但因占据受体而拮抗内源性配体或激动药的作用。根据与受体结合是否具有可逆性，受体拮抗药分为竞争性拮抗药和非竞争性拮抗药。

27. 什么是受体的占领学说？

　　占领学说强调受体必须与药物结合才能产生效应，而效应强度与药物所占领的受体数量成正比，全部受体被占领时方可产生最大效应。尽管如此，在一些活性高的药物中，只需与一部分受体结合就能发挥最大效应。在产生最大效应时，剩余的未结合的受体称为储备受体，拮抗药必须完全占领储备受体后，才能发挥其拮抗效应，如肌肉松弛药的拮抗。

28. 什么是受体的二态模型学说？

　　受体的二态学说认为受体蛋白有 2 种可以互变的构型状态：活化状态（active，Ra）与静息状态（inactive，Ri）。静息时（没有激动药存在时）平衡趋向 Ri。有激动药存在时，平衡趋向的改变取决于药物对 Ra 及 Ri 亲和力的大小。拮抗药对 Ra 及 Ri 亲和力相等，并不改变 2 种受体状态的平衡。有些药物（如苯二氮䓬类的 β-CCE）对 Ri 亲和力大于 Ra，药物与受体结合后引起与激动药相反的效应，如惊厥和焦虑，称为反向激动药。

29. 受体的种类包括哪些？

　　根据受体蛋白结构、信号转导过程、效应性质以及受体位置等特点，受体一般分为以下 5 类：① 离子通道受体；② G 蛋白耦联受体；③ 酪氨酸激酶受体；④ 细胞内受体；⑤ 其他酶类受体。

30. 什么是第二信使,主要包括哪些?

第二信使是第一信使作用于靶细胞后在胞质内产生的信息分子。最早发现的第二信使是环磷腺苷(cAMP)。此外,还有环磷鸟苷(cGMP)、肌醇磷脂、钙离子等。

31. 什么是受体脱敏?

受体脱敏指使用受体激动剂后,组织或细胞对激动剂的敏感性下降。若脱敏仅限于该激动药本身,而对其他激动药的敏感性不变,称为同种脱敏或激动药特异性脱敏;若对其他激动的敏感性也下降,则称为异种脱敏或激动剂非特异性脱敏。同种脱敏可能因受体自身的变化(如磷酸化、受体内移等)引起;而异种脱敏可能是所有受影响的受体拥有一个共同的反馈调节机制,或者是它们信号转导通路上的某个共同环节受到调节。

32. 什么是受体增敏?

受体增敏指受体对激动剂的敏感性增高,多因受体激动药水平降低或长期应用阻断药引起。如长期应用β受体阻断药普萘洛尔时,突然停药可致"反跳"现象,这是由于β受体的敏感性增高所致。若受体脱敏和增敏只涉及受体密度的变化,则分别称之为下调和上调。

33. 什么是药物相互作用? 什么是药物的协同、相加、拮抗作用?

2种或2种以上药物同时或先后序贯应用时,使药物的药理效应或毒性发生变化,称为药物相互作用(drug interaction)。药物相互作用有利有弊,合理的联合用药可提高疗效、减少不良反应、降低医疗费用;不合理的联合用药增加了不良反应的发生率,合并用药的种类越多,不良反应的发生率越高。联合用药后效应增强称为药物的协同作用,效应降低称为药物的拮抗作用。药物的相加作用是指联合用药时,作用强度等于每种药物单独应用时作用强度之和。

34. 什么是半数有效剂量(ED_{50})?

半数有效剂量(median effective dose,ED_{50})是指能引起50％最大反应强度的药物剂量(量反应)或能引起50％实验动物出现阳性反应的药物剂量(质反应)。

35. 什么是半数致死剂量(LD₅₀)?

半数致死剂量(median lethal dose,LD_{50})指药物引起半数实验动物死亡的剂量,是评价药物急性毒性大小的最重要参数,也是对不同药物进行急性毒性分级的基础标准。药物的急性毒性越大,其 LD_{50} 的数值越小。

36. 什么是药物的治疗指数,有何意义?

药物的治疗指数(therapeutic index,TI)是半数致死量(LD_{50})与半数有效量(ED_{50})的比值(LD_{50}/ED_{50}),是反映药物安全性的重要指标之一,治疗指数越大,安全性通常也越高,但当药物的量效曲线与其剂量毒性曲线不平行时,那么 TI 值则不能完全反映药物的安全性。

37. 什么是药物的效能,有何意义?

药物的效能又称为药物的最大效应,是指在一定范围内增加药物剂量或浓度所能达到的最大效应,继续增加剂量或浓度,效应不再增加,此效应为一极限,也称效能,主要反映药物的内在活性。

38. 什么是药物的效价强度,有何意义?

药物的效价强度是指达到某一效应(一般采用50%效应量)所需要的剂量或浓度,常用于作用性质相同的药物之间的等效剂量或浓度的比较,达到此效应所需要的剂量或浓度越小,其效价强度越大。

39. 药物作用的非特异性机制包括哪些?

非特异性作用机制一般是指药物通过其理化性质,如酸碱性、脂溶性、解离度、表面张力、渗透压等发挥作用,而与药物的化学结构无明显关系。主要包括:① 改变细胞外环境的 pH;② 整合作用;③ 渗透压作用;④ 通过脂溶性影响神经细胞膜的功能;⑤ 消毒防腐。

40. 药物作用的特异性机制包括哪些?

特异性作用机制与药物的化学结构有密切的关系。主要包括:① 通过对受体的激动或拮抗;② 对离子通道的影响;③ 对酶的影响;④ 影响自体活性物质的合成和储存;⑤ 参与或干扰细胞代谢;⑥ 影响核酸代谢;⑦ 影响免疫机制。

41. 影响药物作用的因素主要包括哪些？

影响药物作用的因素主要包括：

（1）药物因素：① 药物制剂和给药途径；② 药物相互作用。

（2）机体因素：① 年龄；② 性别；③ 遗传因素；④ 病理状态；⑤ 心理因素；⑥ 长期用药。

（3）其他因素：如时间因素、生活习惯及环境因素等。

（汲玮　郑吉建）

参考文献

［1］ 于布为,杭燕南. 麻醉药理基础［M］. 北京：世界图书出版公司,2017.

［2］ 喻田,王国林. 麻醉药理学［M］. 北京：人民卫生出版社,2020.

［3］ 喻田,王国林. 麻醉药理学学习指导与习题集［M］. 北京：人民卫生出版社,2017.

［4］ 邓小明,姚尚龙,于布为. 现代麻醉学［M］. 北京：人民卫生出版社,2020.

［5］ Gupta, Anita. Pharmacology in Anesthesia Practice［M］. Oxford：OUP Us, 2013.

［6］ 刘昌孝. 实用药物动力学［M］. 北京：中国医药科技出版社,2003.

第三章

全身麻醉的原理

1. 什么是全身麻醉?

全身麻醉简称全麻,是指全身麻醉药物经呼吸道吸入、静脉或肌内注射等途径进入体内,产生中枢神经系统的暂时抑制。临床表现为神志消失、全身痛觉消失、遗忘以及反射抑制和骨骼肌松弛。对中枢神经系统抑制的程度与血药浓度有关,并且可以控制和调节,是一种完全可逆的过程。当药物被代谢或从体内排出后,患者的神志和各种反射逐渐恢复。

2. 什么是全凭吸入全身麻醉?

全凭吸入全身麻醉是指全身麻醉的诱导与维持全部通过呼吸道吸入麻醉气体或挥发性麻醉气体来实现的全身麻醉。

3. 什么是全凭静脉全身麻醉?

全凭静脉麻醉(total intravenous anesthesia,TIVA)是指全身麻醉的诱导与维持全部通过静脉注射全身麻醉药和麻醉辅助药来实现的全身麻醉。

4. 什么是平衡麻醉?

平衡麻醉又叫复合麻醉,是指同时或先后应用 2 种以上的全身麻醉药物或麻醉技术、麻醉疗法,达到镇痛、遗忘、肌肉松弛、自主反射抑制并维持生理功能稳定的麻醉方法。

5. 如何比较吸入麻醉的作用强度?

最低肺泡有浓度(minimum alveolar concentration,MAC)是用来测定和评估吸入麻醉药作用强度的最常用指标。MAC 是指某种吸入麻醉药在 1 大气压下与纯氧同时吸入时,能使 50％的受试对象对伤害性刺激无体动反应时的最低肺泡浓度。MAC 越小,吸入麻醉药的作用强度越大;MAC 越大,吸入麻醉药的作用强度越小。

6. 影响吸入麻醉 MAC 的因素有哪些?

　　影响吸入麻醉 MAC 的因素包括:① 体温,MAC 值随体温降低而减小,笑气受体温变化不大;② 年龄,1 岁以上患者,年龄越大,MAC 值越小;③ 麻醉药物,与其他麻醉药物联合应用可以降低 MAC 值;④ 麻醉持续时间;⑤ 伤害性刺激的方式、强度及部位;⑥ 代谢性酸中毒和贫血可以降低 MAC,甲亢和长期饮酒可以增加 MAC;⑦ 其他因素,如静水压、脑脊液内离子浓度等。

7. 影响吸入麻醉摄取转运的因素有哪些?

　　① 血/气分配系数,血/气分配系数越低,溶解在血液中吸入麻醉药越少,单位时间内转运到肺毛细血管中的药物越少;② 血流灌注,血流灌注越多,吸入麻醉药的运送量越大,分压越高;③ 通气量,通气量越大,“吸入”肺泡的吸入麻醉药物越多,尤其是在吸入早期;④ 浓度梯度,药物扩散与浓度梯度成正比;⑤ 心排量,心排量是影响组织灌注的主要原因;⑥ 其他因素,肺泡膜的结构与功能改变、酸碱平衡紊乱等。

8. 什么是吸入全身麻醉的效能?

　　吸入全身麻醉的效能是指吸入麻醉药所能产生的最大麻醉深度。高效能吸入麻醉药(如乙醚、氟烷等)可以达到麻醉 3 期 4 级,甚至延髓麻醉而死亡;低效能吸入麻醉药(如笑气)即使吸入浓度高达 80％,麻醉仍然较浅,加大浓度可导致缺氧死亡。

9. 痛觉上行通路的基本组成部分包括哪些?

　　痛觉上行通路基本上可以分为:① 脊髓丘脑束(STT)/腹外侧系(VLF)通路:丘脑腹后外侧核(VPL)/腹后内侧核(VPM)到大脑皮质躯体感觉 I 区(SI)通路;② STT/背外侧系(DLS)通路:丘脑腹后下核(VPI)/丘脑腹内侧核后部(VMPo)到大脑皮质躯体感觉Ⅱ区(SⅡ)。前者与产生生理痛感觉和痛识别有关,后者与产生病理性痛觉和情感有关。

10. 什么是轴突传导和突触传递？

轴突传导指以轴突为神经元的输出通道,将细胞体发出的神经冲动传递给另一个及多个神经元或分布在肌肉及腺体的效应器。突触传递指冲动从一个神经元通过突触传递到另一个神经元的过程。

11. 什么是兴奋性突触后电位？

兴奋性突触后电位指神经冲动抵达神经末梢时,使突触前膜去极化,引起电压门控型钙通道开放,Ca^{2+}经突触前膜进入膜内,神经末梢内游离钙增加,触发突触囊泡释放兴奋性递质,后者与突触后膜受体结合,导致 Na^+ 通透性增强,并引起去极化,产生兴奋性突触后电位(EPSP),致使突触后神经元发生兴奋性动作电位。

12. 什么是抑制性突触后电位？

抑制性突触后电位指在胞体上接受来自抑制性中间神经元返回的神经冲动。其传递过程与兴奋性突触相似,但释放的是抑制性递质如 GABA,与突触后膜上的受体结合后,主要是增加突触后膜对 K^+ 和 Cl^- 的通透性,便突触后膜超极化,产生抑制性突触后电位(IPSP),因而降低了其后神经元的兴奋性,故称超极化抑制。

13. 全身麻醉药影响突触传递的方式有哪些？

全身麻醉药主要通过以下几种方式干扰正常的突触传递:通过影响突触前神经末梢向突触间隙释放神经递质;影响神经递质的重吸收;影响神经递质与后膜受体的结合及干扰其结合后产生的效应。

14. 什么是 Meyer‐Overton 法则？

全身麻醉麻的脂质学说或疏水区作用学说又称为 Meyer‐Overton 法则。20世纪初,Meyer 和 Overton 通过对吸入全身麻醉药的物理特性研究发现,吸入全身麻醉药的脂溶性与麻醉效能密切相关,推测吸入麻醉的作用机制可能是药物与神经细胞膜脂质发生物理和化学结合,从而导致神经细胞结构的正常关系发生改变而产生全身麻醉作用。

15. 什么是吸入麻醉药的油/气分配系数？

油/气分配系数反映吸入麻醉药的脂溶性,是指在体温条件下,吸入麻醉药在油(脂质)和气体二相中的分压达到动态平衡时的浓度比值,即在脂质中的溶解度,是吸入麻醉药的一个重要理化性质指标。油/气分配系数越高,脑内吸入麻醉药分压上升越快越和越高,麻醉效价越强,MAC 越小;反之,油/气分配系数越低,麻醉效价越弱,MAC 越大。

16. 什么是吸入麻醉药的血/气分配系数?

血/气分配系数是指在体温(37℃)条件下,吸入麻醉药在血液和气体二相中的分压达到动态平衡时的浓度比值,是吸入麻醉药的一个重要理化性质指标,反映吸入麻醉药在血液中的溶解度,影响麻醉诱导和苏醒的快慢。血/气分配系数越大,血中溶解的吸入麻醉药越多,诱导期和苏醒期越长,麻醉的可控性就越低;反之,血/气分配系数越小,麻醉诱导和苏醒所需要的时间就越短,麻醉的可控性就越高。

17. 什么是 Meyer‐Overton 法则的相加效应?

根据 Meyer‐Overton 法则,全身麻醉主要取决于吸入全身麻醉药溶解于作用部位的分子数量,与其分子结构的形态和类型无关。同时应用两种不同的吸入麻醉药各 0.5 MAC,所产生的麻醉作用应该与单独任何一种吸入麻醉药 1.0 MAC 所产生的麻醉作用相等,称为 Meyer‐Overton 法则的相加效应。

18. 什么是全身麻醉的亲水区作用学说?

全身麻醉药与脑组织中的水分子发生作用,形成以全身麻醉药分子为中心的水合物微晶体,干扰了细胞膜表面的电传导或突触部位的冲动传递,抑制了中枢神经系统的正常活动,导致全身麻醉,称之全身麻醉的亲水区作用学说。此外,某些吸入全身麻醉药可使作用部位或其邻近部位的水分子氢键断裂,致使携带电流的水合离子的传送发生改变,而引起神经元功能障碍。由于形成水合物微晶的证据缺乏和单纯水相学说难以解释全身麻醉机制,这一学说已基本被否定。

19. 什么是全身麻醉的膜容积膨胀学说?

根据 Meyer‐Overton 法则,当足够数量的全身麻醉药分子溶入某些特定部位,使神经细胞膜产生容积膨胀而出现全身麻醉作用,被称为容积膨胀学说。然而,根据此学说,多种全身麻醉药的作用强度与摩尔容积之间仍有一定误差,而且也不能解释为何产生全身麻醉作用。后经修正补充为"临界容积学说",认为当药物进入作用部位后,使疏水区容积膨胀,当此种膨胀超出一定临界值时,可阻塞离子通道或改变神经元的电特性而产生全身麻醉作用。

20. 全身麻醉药对细胞膜有何影响？

吸入全身麻醉药的作用强度与其在脂质中的溶解度密切相关，且在脂质中呈动态分布，甚至进入胞质内；吸入全身麻醉药可以增加脂质体膜的通透性，促进阳离子和质子跨脂质膜流动；吸入全身麻醉药进入脂质双分子层后可导致脂质膜容积膨胀，改变跨膜电位，影响离子通道的功能。当脂质环境发生改变时，膜脂质的流动性增加可导致脂质分子的侧向运动和立体旋转改变，直接影响膜的受体蛋白和离子通道功能，最终可导致全身麻醉的状态。

21. 什么是全身麻醉的膜流体性假说？

细胞膜脂质中含有大量的不饱和脂肪酸，熔点低于正常体温。在正常情况下，细胞膜脂质处于流动状态，呈流体样特性，且保持均匀一致。当脂质膜与吸入全身麻醉药分子接触以后，脂质膜流体性增加、黏滞性降低、膜容积增大，从而影响和干扰膜蛋白的正常功能，最终引起全身麻醉。这一学说被称为膜流体性假说。

22. 什么是全身麻醉的相转换假说？

细胞膜脂质是一个高度协调的组合群体，有胶晶态和液态 2 种相态。在某些物理因素（如温度）的影响下，可发生细胞膜脂质的组合紊乱，当超出某一临界值时，正常的胶晶态开始向液态转化，即所谓的膜脂质相转换现象。相转换假说认为，细胞膜的钠通道需要在脂质分子群保持相对固态的情况下才能发挥正常作用，吸入全身麻醉药能够增加细胞膜脂质的流动性，导致钠通道蛋白构形改变，最后引起全身麻醉。

23. 什么是全身麻醉的侧向分离假说？

神经细胞膜的脂质是以流体态（液相）与胶晶态（固相）2 种形式共同存在。围绕膜蛋白的脂质分子排列较松散，所占体积较大，相对呈液相；外周的脂质分子排列比较紧密、规则，所占体积较小，相对为固相。这种 2 个相区的交错分界现象称为侧向分离。当吸入麻醉药分子进入膜脂质区后，可使相转换临界温度降低，液相区扩大，侧向分离界面远离膜蛋白，甚至固相消失，导致膜蛋白无法侧向膨胀和通道的开放，产生全身麻醉。

24. 全身麻醉药对可溶性蛋白有何影响？

血红蛋白、肌红蛋白及人血白蛋白等几种可溶性蛋白不仅存在全身麻醉药的结合部位,而且全身麻醉药分子可以在结合部位与蛋白外周液体之间快速移动外周液相中的吸入全身麻醉药分子到达结合部位可引起蛋白构型的改变,其构型的改变程度与其脂溶性和麻醉强度有一定的相关关系。此外,全身麻醉药还能明显抑制某些可溶性酶(荧光素酶)的活性。

25. 什么是配体门控离子通道?

配体门控离子通道又称化学门控性离子通道,是一类将突触中的化学信号转换为电信号的特殊化蛋白,主要集中在突触后膜。当神经递质与通道蛋白质受体作用时,通道瞬间开放,离子的通透性选择性增加,从而改变局部膜电位。配体门控离子通道通常对膜电位并不敏感,但通道开放引起的局部膜电位变化可以影响邻近的电压门控离子通道的开放。配体门控离子通道通常以递质受体命名,如乙酰胆碱受体通道、谷氨酸受体通道等。

26. 全身麻醉药对 GABAA 受体通道有何影响?

GABA 受体主要有 $GABA_A$、$GABA_B$ 及 $GABA_C$ 3 种亚型,其中 $GABA_A$ 亚型与全身麻醉关系最为密切。多种吸入和静脉全身麻醉药可以通过激活或易化 $GABA_A$ 受体,增强 $GABA_A$ 受体介导的 Cl^- 电流内流,神经元动作电位受到抑制,导致突触后超极化抑制,从而引起全身麻醉。

27. 全身麻醉药对谷氨酸受体通道有何影响?

谷氨酸受体通道主要包括 NMDA(N-甲基-D-天冬氨酸)、KA(红藻氨酸)及 AMPA 等 3 种主要受体通道,其中 NMDA 受体通道与全身麻醉药关系密切。氟烷、七氟烷等吸入麻醉药和静脉全身麻醉药氯胺酮均与 NMDA 受体亚型有特异性结合位点,抑制或阻断其通道开放,且与全身麻醉和脊髓镇痛机制有密切关系。

28. 全身麻醉药对烟碱型乙酰胆碱受体通道有何影响?

全身麻醉药不仅可以降低烟碱型乙酰胆碱受体(n-AChR)的敏感性,而且还可与通道内某些氨基酸残基结合产生通道阻滞作用。异氟烷和恩氟烷不仅能够缩短 n-AChR 通道的平均开放时间,而且还可使通道产生摇曳摆动,干扰离子通过;乙醚可在 n-AChR 通道孔内发生结合,产生频繁、短暂及间断的通道阻滞。吸入全身麻醉药还可使 n-AChR 与激动剂呈高亲和性结合,成为脱敏感受体,导致通道处于持续失活状态。

29. 什么是电压门控离子通道,主要有哪些种类?

电压门控离子通道又称电压依赖离子通道,主要包括钠离子通道、钙离子通道及钾离子通道等。这类通道的开启或关闭不仅受膜电位阈值的调控,而且还与膜电位变化的时程有关,同时具有电压依赖性和时间依赖性。这类通道在决定细胞的兴奋性、不应期、传导性以及维持细胞正常体积等方面发挥重要作用。

30. 全身麻醉药对电压门控离子通道有何影响?

电压门控离子通道主要包括 Na^+、K^+ 及 Ca^{2+} 3 种离子通道。吸入麻醉药作用于失活 Na^+ 通道,产生使用依赖性阻断;丙泊酚能够加快 Na^+ 通道的失活过程,且延缓 Na^+ 通道失活后的恢复。静脉全身麻醉药能够抑制,甚至阻断中枢神经元 K^+ 通道,而吸入麻醉药可能激活 K^+ 通道。Ca^{2+} 通道包括 T、L、N 及 P 亚型,其中 N 和 P 亚型主要分布在神经元上,全身麻醉药主要通过影响 Ca^{2+} 通道的失活状态而抑制 Ca^{2+} 通道电流,但临床浓度的吸入麻醉药对 Ca^{2+} 通道影响比较轻。

31. 什么是 G 蛋白耦联受体,主要有哪些种类?

G 蛋白耦联受体(G Protein-Coupled Receptors,GPCRs),是一大类膜蛋白受体的统称,其 GPCRs 本身不具备通道结构,也无酶活性,主要通过与脂质双层及膜内侧的 G 蛋白及系列信号蛋白质分子之间的级联式相互作用来完成信号跨膜转导。细胞膜与 G 蛋白耦联的受体主要包括:视紫红质类(A 类或 1 类)、黏附类(B 类)、分泌素类(仍是 B 类)、谷氨酸类(C 类)与卷曲蛋白类。

32. 全身麻醉药对 G 蛋白耦联受体有何影响?

代谢型谷氨酸受体,5－HT 受体等 G 蛋白耦联受体与全身麻醉密切相关,神经递质与受体结合后可改变 G 蛋白的功能状态,依次控制离子通道的开闭。吸入全身麻醉药能抑制 5－HT$_{2A}$ 型受体和代谢型谷氨酸 mGluR5 受体与 G 蛋白耦联,引起全身麻醉行为学改变,但对制动作用影响不大。吸入全身麻醉药主要通过减少鸟嘌呤核苷酸的交流并促进 G 蛋白 a 和 βr 亚单位的相互作用而发挥作用。此外,吸入全身麻醉药也可能直接作用于 GPCRs 耦连的离子通道,进而抑制代谢型受体的功能。

33. 什么是细胞膜转运蛋白,主要种类有哪些?

细胞膜转运蛋白是指细胞膜上负责转运物质的一类特定膜蛋白,包括载体蛋白、通道蛋白及离子泵。载体蛋白主要通过与特定溶质结合,改变蛋白本身构象,使溶质穿越细胞膜,参与细胞膜的主动与被动转运;通道蛋白通过疏水的氨基酸链形成亲水通道,贯穿脂质双分子层,特定的溶质通过开放的通道穿透细胞膜,参与细胞膜的被动转运;离子泵通过水解并利用 ATP 驱动物质进行逆浓度梯度跨膜转运,参与细胞膜的主动转运,转运对象多为离子。

34. 全身麻醉药对细胞膜转运蛋白有何影响?

全身麻醉药可能通过激活或易化细胞膜 $GABA_A$ 受体,阻断 NMDA 受体等影响氯离子或钠、钾、钙等阳离子的跨膜转运,导致意识消失;氟烷能够以剂量依赖的方式竞争性抑制 $Na^+-K^+-Cl^-$ 复合转运载体;吸入全身麻醉药能抑制 5 - HT2A 型受体和代谢型谷氨酸 mGluR5 受体与 G 蛋白耦联,引起全麻行为学改变;吸入麻醉药还可以加速乙酰胆碱受体失敏和增加与乙酰胆碱的结合。总之,全身麻醉药对细胞膜转运蛋白有着全方位的影响。

35. 什么是蛋白激酶,主要种类有哪些?

蛋白激酶(protein kinases,PK)是一类催化蛋白磷酸化的酶家族,通过蛋白质的磷酸化参与神经信息在胞质内传递的最后环节,导致离子通道蛋白及通道门的状态改变,影响递质的释放和跨膜通道的离子电导,调节神经系统的功能。蛋白激酶种类繁多,主要包括酪氨酸蛋白激酶(受体激酶和非受体激酶)、丝氨酸/苏氨酸蛋白激酶、双特异性蛋白激酶及磷脂酰肌醇激酶等。

36. 全身麻醉药对蛋白激酶 C 有何影响?

蛋白激酶 C(protein kinase C,PKC)是一类 Ca^{2+}、磷脂依赖性的蛋白激酶,通过催化多种蛋白质上的 Ser/Thr 磷酸化,调节细胞的代谢、生长、增殖及分化,在跨膜信号传递过程中起着重要作用。吸入麻醉药可影响蛋白激酶 C 的活性,从而影响蛋白的磷酸化过程,导致神经递质释放、离子传导及神经信息传递受阻。应用蛋白激酶 C 抑制剂星形孢菌素还可减少全身麻醉药用量。因此,抑制蛋白激酶 C 可产生一定的全身麻醉协同作用。

37. 什么是全身麻醉的蛋白质假说?

自 20 世纪初 Meyer 和 Overton 首次提出全身麻醉的脂质学说以来,尽管可以部分解释全身麻醉的作用原理,但越来越多的证据表明,全身麻醉药物主要作用于中枢神经元上的蛋白质而不是脂质,特别是离子通道、膜受体及细胞内的酶系统,这些均为蛋白质。全身麻醉药可能通过选择性作用于中枢神经系统的离子通道、膜受体和细胞内的酶系统等,最终导致中枢神经系统的抑制,产生全身麻醉,全身麻醉药的蛋白质假说也日益受到关注。

38. 什么是全身麻醉的神经网络假说?

全身麻醉状态是麻醉药物作用于中枢神经系统多个部位产生的综合结果。全身麻醉药不仅可以直接作用于大脑皮质,而且还可能通过影响脑干网状结构、丘脑、小脑等抑制或阻断感觉、运动等信息通路的传递,减少传入大脑皮质的信息量和传出支配运动的信息量,大脑没有足够的信息维持清醒,则处于麻醉状态。因此,认为全身麻醉药可能通过影响中枢神经系统不同部位的神经网络联系,干扰或阻断信息交流和传递而产生全身麻醉作用。

（汲玮　郑吉建）

参考文献

[1]　邓小明,黄宇光,李文志. 米勒麻醉学[M]. 北京:北京大学医学出版社,2021.
[2]　王祥瑞,俞卫锋,杭燕南,等. 吸入麻醉药[M]. 上海:上海世界图书出版公司,2017.
[3]　王天龙,李民,冯艺. 姚氏麻醉学[M]. 北京:北京大学医学出版社,2018.
[4]　王晓良. 应用分子药理学[M]. 北京:中国协和医科大学出版社,2005.
[5]　Hemmings HC Jr, Riegelhaupt PM, Kelz MB, et al. Towards a Comprehensive Understanding of Anesthetic Mechanisms of Action: A Decade of Discovery[J]. Trends Pharmacol Sci. 2019,40(7):464-481.
[6]　Forman SA. Combining Mutations and Electrophysiology to Map Anesthetic Sites on Ligand-Gated Ion Channels[J]. Methods Enzymol. 2018,602:369-389.

第四章

吸 入 麻 醉 药

1. 什么是吸入麻醉药?

气体如氧化亚氮(N_2O)或挥发性液体(如七氟烷)通过吸入而发挥麻醉效果的全身麻醉药称为吸入性麻醉药。N_2O 为气体可直接吸入从而发挥作用,如七氟烷等挥发性液体则需要特定的蒸发器转化为气体才能吸入进而发挥作用。

2. 吸入麻醉药的作用机制是什么?

目前主流学说有疏水区作用学说(Meyer - Overton 学说)和蛋白质作用学说。后者被更多学者认同。认为吸入麻醉药增强抑制性的 γ 氨基丁酸 A($GABA_A$)受体和甘氨酸受体,抑制兴奋性的 N -甲基- D -天冬氨酸(NMDA)受体和乙酰胆碱受体,激活钾离子通道,抑制突触前钠通道从而发挥作用。

3. 什么是最低肺泡有效浓度(minimum alveolar concentration,MAC)?

最低肺泡有效浓度,指在一个大气压下,使 50% 的人(或动物)在伤害性刺激下不发生体动反应的肺泡气中吸入麻醉药浓度。MAC 相当于药理学中的半数有效量(median effective dose,ED_{50})。同时使用 2 种吸入麻醉药的时候,MAC 值可以相加。如同时吸入 N_2O 和七氟烷,两者的 MAC 值均为 0.5 时,可认为它们的总MAC 值为 1。

4. 什么是 MAC_{95}?

指超过 95% 的人(或动物)在受到伤害性刺激时不发生体动反应的肺泡气中吸入麻醉药的浓度,相当于 1.3 最低肺泡有效浓度(minimum alveolar concentration,MAC)。

5. 吸入麻醉药的药效通过什么评价?

最低肺泡有效浓度可作为吸入麻醉药的效能评价标准,MAC 值越大,该吸入麻醉药的效能越弱。

6. 吸入麻醉药如何在体内分布?

麻醉深度取决于脑组织中的麻醉药浓度。吸入麻醉药进入脑组织前先进入肺泡,通过肺泡弥散入血,再随血液循环透过血-脑屏障进入脑组织。该过程需穿过多层生物膜,且吸入麻醉药总是从分压高的一侧向分压低的一侧扩散。

7. 什么是吸入麻醉药的组织溶解度?

麻醉药在组织中的溶解度用组织/血分配系数表示,绝大部分吸入麻醉药该系数约为 1,即麻醉药在组织中的上升速度取决于组织血流量。值得注意的是,在脂肪中,脂肪/血分配系数大于 1,麻醉药在脂肪中溶解度大而血流量少,故达到平衡所需时间甚长,且达到平衡时脂肪内麻醉药浓度大于血液。

8. 如何判断吸入麻醉药浓度?

最低肺泡有效浓度是判断吸入麻醉深度的一个重要指标,当达到平衡时,肺泡气内吸入麻醉药的浓度与动脉血及效应部位的浓度平衡。因此,可通过监测 MAC 来了解效应部位吸入麻醉药浓度,更加方便直观地对麻醉深度进行判断。

9. 为什么血气分布系数影响吸入麻醉药的效能?

麻醉药在血中的溶解度常以血/气分配系数表示。血/气分配系数越大,表示麻醉药在血中的溶解度越大,血液相当于巨大的仓库,必须溶解更多的药物才能使其分压上升,血液与吸入气之间达到浓度平衡的时间越长,故麻醉诱导期越长,起效慢。反之,血/气分配系数越小,起效越快,苏醒时间短。

10. 吸入麻醉药作用于不同年龄的患者,为什么效能不一样?

吸入麻醉药的效能随年龄增加而减低,基本可见于所有麻醉药,6 月龄的婴儿最低肺泡有效浓度值最大,80 岁老人的 MAC 仅为其一半,故吸入麻醉药对中枢神经系统的抑制作用在老年人更为明显。

11. Meyer‐Overton 定律的理论依据是什么?

尽管各吸入麻醉药的油/气分配系数和最低肺泡有效浓度不同,但两者的乘积却趋近一常数,不同种类的人、狗、鼠之间也差异甚小,这种相似性提示存在单一的分子作用部位,并提示一定量的麻醉药占据中枢神经系统限定的疏水部位将产生麻醉作用。

12. Meyer‐Overton 定律的理论意义是什么?

根据 Meyer‐Overton 定律,认为全身麻醉药引起了膜容积膨胀,继而提出了自由容积学说,其后进一步发展为临界容积学说和多部位膨胀学说。

13. 为什么吸入麻醉药效能可以相加?

根据 Meyer‐Overton 定律,全身麻醉效果的产生取决于溶解在作用部位的分子数量,而与分子存在形式无关。据此推断,同时使用 2 种 0.5 最低肺泡有效浓度的不同吸入麻醉药所产生的麻醉效应,应该与单一使用 1.0 MAC 的任何吸入麻醉药效果相同。此谓吸入麻醉药的相加效应。

14. 为什么临床已经不用乙醚来麻醉了?

乙醚早在 16 世纪就被发现有镇痛作用,但乙醚对循环系统的作用复杂,因麻醉深度和作用时间而有不同。乙醚对呼吸道刺激性较大,易出现呛咳、喉痉挛等,且可致气道分泌物增加;加上诱导及苏醒慢、升高血糖等缺点,故限制了其使用范围。

15. 为什么吸入麻醉药需要用棕色瓶储存?

烷类吸入麻醉药,如氟烷,遇光可缓慢分解,产生盐酸与光气,故常装于棕色瓶中以保持其化学性质稳定。

16. 吸入麻醉药为什么可以使血压下降?

吸入麻醉药对心肌收缩力有不同程度的抑制;包括氟烷在内的吸入麻醉药会致心律失常,如七氟烷可延长 Q‐T 间期;异氟烷有较强的冠脉扩张作用,上述因素均可能造成术中血压下降。

17. 为什么癫痫患者不能使用恩氟烷?

恩氟烷对中枢神经系统的抑制与剂量相关,吸入 $3\% \sim 3.5\%$ 的恩氟烷时,可发展为爆发性抑制。有单发或重复发生的惊厥性棘波,伴有面颈部及四肢强直或阵挛性抽搐,故禁用于癫痫患者。

18. 为什么地氟烷是最适合门诊手术的吸入麻醉药?

地氟烷是已知机体内生物转化最小的吸入麻醉药;血、组织溶解率低,麻醉诱导及苏醒快;对循环影响较小,更适合心血管手术;神经肌肉阻滞效果比其他吸入麻醉药强。但因其价格较贵、沸点低,使用时需要特制的蒸发器,临床使用率不高。

19. 什么是第二气体?

同时吸入高浓度气体如氧化亚氮(N_2O)和低浓度气体(如七氟烷),低浓度气体的肺泡气浓度及血中浓度提高的速度,较单独使用低浓度气体时快。高浓度气体称为第一气体,低浓度气体称为第二气体。

20. 什么是第二气体效应?

高浓度气体浓度越高,扩散越快,肺泡体积缩小,低浓度气体被浓缩,产生浓缩效应;同时大量气体被吸收会致肺通气量增加,产生增量效应。这 2 种因素均增加了低浓度气体向血中的转运,这种效应称为第二气体效应。

21. 为什么吸入麻醉在小儿麻醉中适用范围更广?

小儿功能残气量低,吸入麻醉药肺泡气浓度可迅速与吸入气达到平衡。小儿心排血量较高,血液易达到血管丰富的组织,在较短的诱导期内心肌内药物也迅速达到较高浓度。与之对应,在苏醒时吸入麻醉药也较成人更快排出,达到快速苏醒。

22. 为什么肠梗阻等患者不能使用氧化亚氮(N_2O)?

在给予 N_2O 后,机体内的闭合腔隙,不论其腔壁顺应性如何,均将扩张其腔容量或腔压力,N_2O 进入闭合性气腔,使腔内氮向腔外转移,但其速度比进入的 N_2O 慢得多,即会形成扩张闭合性气腔的效果。如气胸容积增大,肠梗阻容积增大,咽鼓管异常的患者出现鼓膜破裂等。

23. 为什么氧化亚氮麻醉后要持续吸氧？

氧化亚氮易溶于血，在麻醉结束时血中的氧化亚氮会迅速弥散到肺泡内，冲淡肺泡内的氧气浓度而致缺氧，称为弥散性缺氧。氧化亚氮麻醉后极易出现这种情况，故要持续吸氧。

24. 氧化亚氮麻醉后怎么实行持续吸氧策略？

有学者经实验发现，在氧化亚氮麻醉后 3～5 分钟（此时 N_2O 呼出量最大），测定呼出气中 PaO_2 和 $PaCO_2$ 均迅速下降。为防止这种低氧血症，在停用氧化亚氮后要继续吸氧 3～5 分钟。

25. 为什么吸入麻醉药有肝肾毒性？

吸入麻醉药代谢所产生的氟化物和复合物 A 对肾脏有一定的毒性作用，且大部分吸入麻醉药在某种程度上都可使肾血流、肾小球滤过率和尿量减少，N_2O 主要是通过增加肾血管阻力减少肾血流量；卤族吸入麻醉药则是通过对循环的抑制，降低血压和心排血量，进一步导致肾血流量降低。氟烷、恩氟烷等吸入麻醉药会产生代谢产物三氟乙酰化物，作为半抗原致免疫反应，进而造成肝损伤。

26. 为什么肥胖患者使用吸入麻醉药感觉更难醒？

吸入麻醉药是脂溶性的，在脂肪中，脂肪/血分配系数＞1，麻醉药在脂肪中溶解度大而血流量少，故达到平衡所需时间甚长，需要的药量也更多，且达到平衡时脂肪内麻醉药浓度大于血液。在停止给药后，从脂肪中释放麻醉药是同样缓慢的过程，故肥胖患者使用吸入麻醉药后，会有"更难醒"的现象。

27. 吸入麻醉药在体内如何消除？

吸入麻醉药，如氟烷、异氟烷、地氟烷等在体内代谢率不同，但均以氧化还原的方式代谢。七氟烷主要以水解的方式代谢为六氟异丙醇，通过糖基化过程，其产物排出体外。

28. 什么是氙气麻醉？

氙气属于惰性气体，不可燃亦不爆炸，基本不在体内生物代谢。氙气通过与芳香族氨基酸残基的相互作用与 N-甲基-D-天冬氨酸（NMDA）受体结合并发挥拮抗作用以及抑制中枢神经系统乙酰胆碱受体，进而达到镇痛效果。氙气是目前血气分配系数最低的一种吸入麻醉药。与其他吸入麻醉药相比,氙气具有理化性质稳定、安全有效、诱导复苏迅速、对心血管和神经内分泌系统影响轻微等特点。

29. 什么是恶性高热?

恶性高热(malignant hyperthermia,MH)是一种遗传疾病,常由吸入麻醉药(如氟烷、异氟烷等)和去极化肌肉松弛药(琥珀胆碱)诱发。患者平时无异常表现,接触相关药物后诱发骨骼肌强直收缩,大量产能,导致体温持续快速增高,在没有特异性治疗药物的情况下,一般的降温措施难以控制体温,最终可致死亡。

30. 恶性高热如何处理?

首先终止接触麻醉药;丹曲林(dantrolene)是治疗恶性高热的特效药物,治疗机制是通过抑制肌质网内钙离子释放,在骨骼肌兴奋-收缩耦联水平发挥作用,使骨骼肌松弛。在没有丹曲林的情况下,尽快对症处理。如物理降温、纠正酸中毒、高钾、心律失常、维持血流动力学平稳等。

(王伟 王强)

参考文献

[1] Gropper M A, Eriksson L I, Fleisher L A, Fleisher L A, Wiener-Kronish J P, Cohen N H, Leslie K. Miller's Anesthesia. Elsevier,2019.

[2] Andropoulos D B, Gregory G A. Gregory's Pediatric Anesthesia. Wiley,2020.

[3] Hugh C. Hemmings B S, Egan T D. Pharmacology and Physiology for Anesthesia: Foundations and Clinical Application. Elsevier Health Sciences,2013.

[4] Kaye A, Urman R. Obstetric Anesthesia Practice[M]. Oxford University Press,2021.

[5] 邓小明,姚尚龙,于布为,等. 现代麻醉学[M]. 北京:人民卫生出版社,2014.

静 脉 麻 醉 药

1. 什么是静脉麻醉药?

能够可逆性引起不同程度的感觉与意识丧失,从而实施手术、检查、有创性操作重症监护室患者镇静的药物称为全身麻醉药。除了吸入麻醉药外,凡经静脉注射进入体内,通过血液循环作用于中枢神经系统而产生全身麻醉作用的药物,统称为静脉麻醉药。

2. 什么是全凭静脉麻醉?

凡经静脉给予一种或多种静脉麻醉药物完成麻醉诱导和麻醉全过程维持的技术称为全凭静脉麻醉(total intravenous anesthesia,TIVA)。

3. 什么是复合麻醉?

复合麻醉是指同时或先后应用 2 种或 2 种以上的麻醉药物和(或)麻醉辅助药,以达到完善的麻醉效果的方法。为了弥补单一麻醉药物效果的局限,常使用多种药物合理组合,借以发挥各自优势,减少单一麻醉药的用量,最大限度地减少药物的不良反应,降低对机体的不利影响。

4. 静脉麻醉药的麻醉深度如何控制?

静脉麻醉药的可控性较吸入麻醉药差,其麻醉深度受患者年龄、机体状态、合并症等多种因素影响。直至近年,静脉麻醉药基本仍是以"公斤体重"计算剂量的方式通过静脉给予。随着科技进步,计算机辅助的控制系统以及把控输注设备在很大程度上提高了静脉麻醉药的可控性。

5. 常用的麻醉深度监测方法有什么？

临床常用的全麻深度监测主要有脑电双频指数（bispectralindex，BIS）、麻醉趋势指数（narcotrend index，NI）、听觉诱发电位（auditory evoked potentia，AEP）、意识指数（index of consciousness，IoC）、麻醉深度指数（depth of anesthesia index，Ai）、熵指数（entropy index，EI）等，均是基于脑电图信号衍生出的不同参数，因各自的不同特点在临床得到广泛应用，对临床了解镇静深度有一定的指导意义。

6. 常见的静脉麻醉药在体内如何被清除？

丙泊酚在肝经羟化反应和与葡萄糖醛酸结合反应，降解为水溶性的化合物经肾排出。依托咪酯在肝经酯酶水解，代谢物 85% 随尿中排出，13% 随胆汁排出，约 2% 以原形从尿中排出。氯胺酮经肝微粒体酶转化为去甲基氯胺酮，其效价为氯胺酮的 1/5～1/3，消除半衰期更长，故氯胺酮苏醒后仍有镇痛效果。去甲基氯胺酮进一步转化为羟基代谢物，后与葡萄糖醛酸结合为无药理活性的水溶性代谢物由肾排出。

7. 丙泊酚产生全麻作用的原理是什么？

丙泊酚的作用机制尚未完全阐明，目前主要认为是通过与 γ 氨基丁酸（γ-aminobutyric acid，GABA）A 型受体的 β 亚基结合，增强 GABA 诱导的氯电流，从而产生镇静催眠作用。还有研究表明，丙泊酚导致意识丧失与睡眠可能有相同路径。

8. 丙泊酚在体内的分布过程是什么？

丙泊酚静脉注射后达到峰效应时间为 90 秒。其分布广泛呈三室模型，在血药浓度为 $0.1～20\ \mu l/mL$ 范围内，95% 与血浆蛋白结合。

9. 丙泊酚在体内如何代谢？

丙泊酚主要在肝经羟化反应和与葡萄糖醛酸结合反应，降解为水溶性的化合物经肾排出，在尿中以原形排出不到 1%，仅 1.6% 随胆汁从粪便排出。其代谢产物无活性，故适合于连续静脉输注维持麻醉。丙泊酚麻醉时血药浓度下降不到 50% 时患者即可苏醒，因此长时间输注患者也可快速苏醒。

第五章

10. 氯胺酮产生麻醉效果的机制是什么?

氯胺酮产生麻醉作用主要是抑制兴奋性神经递质(如乙酰胆碱、L-谷氨酸)和与 N-甲基- d 天冬氨酸(N-methyl-D-aspartatereceptor,NMDA)受体相互作用的结果。氯胺酮产生镇痛效应主要是阻滞脊髓网状结构束对痛觉的传入信号,而对脊髓丘脑传导无影响。因此,其镇痛效应主要与阻滞痛觉的情绪成分有关,而对身体感觉成分的影响较小。还有些研究结果表明,氯胺酮由于与 κ 阿片受体结合而产生镇痛效应。

11. 氯胺酮在体内如何分布及代谢?

氯胺酮静脉注后 1 分钟、肌内注射后 5 分钟血药浓度即达峰值。血浆蛋白结合率低,进入血液循环后迅速分布到血运丰富的组织;且因脂溶性高,易通过血-脑屏障,加之脑血流丰富,脑内浓度迅速增加,然后再分布至其他组织,从而苏醒迅速。该药主要在肝代谢,一般认为通过肝脏药物代谢酶系统 P450 进行生物转化。

12. 氯胺酮有什么血管外的给药途径?

氯胺酮除了静脉给药以外,还可经肌肉注射和口服给药。小儿使用氯胺酮行基础麻醉,可肌内注射 4~6 mg/kg,或口服 6 mg/kg;镇静与镇痛时剂量为 2~4 mg/kg,肌内注射。

13. 什么叫作"分离麻醉"?

单独注射氯胺酮患者并不呈现自然睡眠状而是呈木僵状,表现为意识消失但眼睛睁开凝视,眼球震颤、对光反射、吞咽反射存在但无保护作用,神志完全消失但肌张力增强,外观似浅麻醉但有深度镇痛作用,此现象称为分离麻醉。

14. 氯胺酮的精神副作用有什么?

氯胺酮麻醉时延髓和边缘系统兴奋,丘脑抑制。这种选择性的兴奋和抑制作用致感觉与环境分离、情绪活动与神志消失不符、外观似浅麻醉与深度镇痛作用不一致;苏醒期出现精神激动和梦幻现象,如谵妄、狂躁、肢体乱动等,成人更容易发生。个别患者出现复视、视物变形、飘离感或肢体断离感,苏醒后精神症状常立即消失,但个别患者会再发。

15. 氯胺酮为什么可以抗抑郁?

氯胺酮阻断 N-甲基-d 天冬氨酸受体会导致初始的抗抑郁反应,而且氯胺酮的代谢物可延长这种抗抑郁效应的持续时间,且 NMDA 受体不涉及其他经典的基于 5-羟色胺的抗抑郁药。但由于其作用机制广泛,且精神副作用较大,尚有待进一步研究,故不能代替经典的抗抑郁药。

16. 什么是艾司氯胺酮?

艾司氯胺酮是氯胺酮的右旋体,与 N-甲基-d 天冬氨酸及阿片受体有更高的亲和力,临床上主要用于治疗抑郁症,但已有研究支持其用于麻醉的诱导及维持。同氯胺酮相比,具有更强的镇痛效果、恢复时间短、定向恢复时间短等优点,主要通过静脉或肌内注射给药,儿童也可经过鼻腔给药。

17. 依托咪酯的作用机制是什么?

依托咪酯是一种短效的非巴比妥类静脉麻醉药,目前认为其麻醉作用与增强 γ 氨基丁酸(γ-aminobutyric acid,GABA)的作用、抑制 GABA 的摄取、抑制 Ca^{2+} 和 Na^+ 通道有关,其主要机制可能在于增强 GABA 的作用。有进一步的实验室研究支持依托咪酯是通过与 GABA 的 β 亚基结合发挥作用。

18. 依托咪酯在体内如何分布及代谢?

依托咪酯静脉注射后很快进入脑和其他血供丰富的组织和器官,1 分钟脑内浓度达峰值,最大效应发生在注射药物 3 分钟时,然后很快向其他组织转移,其分布符合三室模型。脑内浓度下降时患者很快苏醒。进入血液循环后约 76% 与清蛋白结合,如清蛋白减少,游离部分增加,药效将增强。该药在肝脏经脂酶水解,代谢产物 85% 随尿排出。

19. 麻醉诱导时,依托咪酯与丙泊酚如何选择?

对于循环代偿能力有限、血流动力学不稳定的患者,现有的临床研究数据支持使用依托咪酯诱导比使用丙泊酚麻醉诱导对患者血流动力学的影响更轻微。

20. 依托咪酯对心血管作用是什么?

依托咪酯对心血管功能的影响轻微,其血流动力学稳定性与其不影响压力感受器功能、不抑制心肌收缩力、不影响外周血管舒缩功能有关。在临床常用剂量下，心脏病患者及非心脏病患者的心率、血压、每搏量、肺血管阻力及外周血管阻力几乎无变化。

21. 丙泊酚新型制剂磷丙泊酚二钠与丙泊酚相比有什么不同之处？

磷丙泊酚钠是丙泊酚的一种水溶性的前体药物，该前药静脉注射给药后在体内被内皮细胞表面的碱性磷酸酶代谢产生活性药物丙泊酚，其在大脑组织内迅速达到平衡，从而发挥剂量依赖性的镇静催眠作用。其药理作用与丙泊酚相比，循环更加平稳，且作用时间长，能有效减少诱导后麻醉药物的追加次数和剂量。因为该产品是水溶性减轻了注射疼痛，也可避免长期镇静时出现脂代谢紊乱和细菌污染的机会。

22. 如何缓解和预防丙泊酚、依托咪酯静脉注射痛？

临床上常用的预防方法有：① 选择大静脉；② 使用静脉麻醉药前先注射利多卡因 20～40 mg；③ 诱导前给予少量舒芬太尼、瑞芬太尼等麻醉性镇痛药；④ 有研究证实，诱导前给予艾司洛尔（0.5 mg/kg 或 1 mg/kg）也有明显作用。

23. 依托咪酯的诱导期兴奋如何处理？

依托咪酯进行麻醉诱导时可能出现肌震颤、肌强直，严重时类似抽搐，预先给予咪达唑仑或少量阿片类药物可减少其发生率。依托咪酯被报道可诱发广泛的癫痫状脑电波，故癫痫患者慎用。

24. 硫喷妥钠有什么药理学特性？

硫喷妥钠具有高度亲脂性，为短效巴比妥类药物。静注后迅速通过血-脑屏障作用于中枢神经系统，10～15 秒患者意识消失，作用持续时间 5～10 分钟。硫喷妥钠对中枢神经的抑制作用主要是通过易化或增强脑内抑制性神经递质 γ 氨基丁酸在突触的作用，使突触后电位抑制延长，同时阻断兴奋性神经递质谷氨酸盐在突触的作用，从而降低大脑皮质的兴奋性，抑制网状结构的上行性激活系统，降低神经生理和脑功能的活动，产生全身麻醉作用。

25. 环泊酚是什么？

环泊酚和丙泊酚同属于烷基酚类化合物，其作用机制类同于丙泊酚，均为短效γ 氨基丁酸（γ - aminobutyric acid，GABA）A 型受体激动剂，通过增强 GABA$_A$ 受体介导的氯离子内流产生中枢抑制。体外研究显示环泊酚与 GABA$_A$ 受体结合能力高于丙泊酚，环泊酚 0.4～0.5 mg/kg 与丙泊酚 1.5～2 mg/kg 产生的麻醉深度和恢复时间相当。环泊酚因其效价强于丙泊酚，具有更少的呼吸抑制和注射痛，正逐渐引起更多的重视与应用。

26. 什么是丙泊酚输注综合征?

丙泊酚输注综合征(propofol infusion syndrom,PRIS)是一种罕见的、可致命疾病,1990 年首次报道于儿童,后来在成人中报道。临床特征是急性难治性心动过缓,甚至导致心搏骤停、代谢性酸中毒、横纹肌溶解症、高脂血症或脂肪肝等。PRIS 和丙泊酚输注剂量高于 4 mg/(k·h)且持续时间超过 48 小时有关,可能由线粒体呼吸链抑制或线粒体脂肪酸代谢受损引起。诱发因素包括年轻、中枢神经系统或呼吸系统疾病、外源性儿茶酚胺或糖皮质激素、糖类(碳水化合物)摄入不足和亚临床线粒体疾病。治疗效果有限,血液透析或血液灌流与心肺支持是较成功的治疗方法。

27. 什么是目标浓度控制输注?

目标浓度控制输注(target controlled infusion,TCI)是由药代学理论和计算机技术结合产生的给药方法,根据不同静脉麻醉药的药代学和药动学以及患者年龄、体重等自身状况,通过调节相应血药浓度以控制麻醉深度的计算机静脉给药方法。能快速达到并维持设定的血浆或效应部位药物浓度,并根据临床需求随时调整给药。

28. 依托咪酯可以用作麻醉维持吗?

传统观念认为,长时间大剂量滴注依托咪酯可抑制肾上腺皮质功能,造成肾上腺功能不全的临床表现。但《米勒麻醉学》(第六版)里指出,因依托咪酯有良好的药理作用,且临床肾上腺皮质抑制多为暂时性的。另外,依托咪酯使用后皮质醇水平在术后各时段均在正常范围,故依托咪酯作为催眠成分有多种输注方案可用于麻醉维持。

29. 其他新型全身麻醉药有什么?

类固醇类药物 Althesin(羟- 5α-孕烷二酮和阿法多龙醋酸酯的混合物)是唯一获得广泛临床使用的类固醇麻醉药,且只在某些国家得到广泛的临床应用。临床效果与硫喷妥钠相似,但对呼吸、循环及体温的影响较小。需注意,该药在急性卟啉症患者身上是不安全的。

（王伟　王强）

参考文献

［1］ 中华医学会麻醉学分会全凭静脉麻醉专家共识工作小组. 全凭静脉麻醉专家共识［J］. 中华麻醉学杂志,2001,(6)：641－649.

［2］ Zanos P,Moaddel R,Morris PJ,Georgiou P,Fischell J,Elmer GI,Alkondon M,Yuan P,Pribut HJ,Singh NS,Dossou KS,Fang Y,Huang XP,Mayo CL,Wainer IW,Albuquerque EX,Thompson SM,Thomas CJ,Zarate CAJr,Gould TD. NMDAR inhibition-independent antidepressant actions of ketamine metabolites. Nature,2016,533 (7604)：481－486.

［3］ 戴体俊,徐礼鲜,张丹参. 实用麻醉药理学［M］. 北京：人民卫生出版社,2021.

第六章

苯二氮䓬类药物及其拮抗药

1. 苯二氮䓬类药物有什么临床作用？

苯二氮䓬类药物具有抗焦虑、催眠、抗惊厥、中枢性肌肉松弛和顺行性遗忘的作用，常作为麻醉前用药或区域麻醉或局部麻醉的辅助用药，也可用于长时间镇静。苯二氮䓬类药物本身无镇痛作用，但可增加其他麻醉药物的镇痛作用，用于麻醉诱导和作为复合全麻的组成部分。

2. 苯二氮䓬类药物的作用机制是什么？

苯二氮䓬类药物主要作用于脑干网状结构和大脑边缘系统，增加脑内 5-羟色胺水平，并与苯二氮䓬受体(BZ 受体)结合，进而增强抑制性神经递质 γ 氨基丁酸（γ-aminobutyric acid，GABA）与其受体结合，抑制去甲肾上腺素能神经元的作用。与边缘系统的受体结合，可能是其产生抗焦虑作用的主要机制，大脑皮质的受体与其抗惊厥作用有关，而脊髓的受体则与其肌肉松弛作用有关。研究表明，20%苯二氮䓬受体与苯二氮䓬类药物结合产生抗焦虑效应，30%～50%结合产生镇静效应，大于 60%结合出现意识消失和催眠效应。

3. 什么是顺行性遗忘？

对用药后一段时间(30 分钟至数小时)内经历的事情失去记忆称为顺行性遗忘。

4. 苯二氮䓬类药物有什么常见不良反应？

苯二氮䓬类药物用于镇静或麻醉诱导维持时，可能发生术后遗忘及镇静作用过深或时间过长，偶尔可抑制呼吸。劳拉西泮和地西泮除呼吸抑制外，还有静脉刺激症状、血栓性静脉炎，与其水溶性差、需要溶剂配制有关。

5. 水合氯醛的作用机制是什么？

　　水合氯醛是第一个人工合成的催眠药，催眠作用强，并有镇静、抗惊厥和中枢神经抑制作用，小剂量产生镇静，中等剂量引起睡眠，大剂量则昏迷。临床常用于催眠剂抗惊厥。治疗剂量对呼吸和循环无明显影响，剂量过大会产生呼吸、循环抑制。长期使用可产生耐药与成瘾。

6. 地西泮为什么可以作为麻醉前用药？

　　地西泮口服后吸收完全而迅速，30～60 分钟血药浓度达到峰值，同时毒性很小，有报告用通常剂量的 100 倍，仍能恢复如常，无后遗症。因此，地西泮口服 5～10 mg，常作为麻醉前用药，有镇静催眠、抗焦虑、抗惊厥作用，并能预防和治疗局部麻醉药的中毒反应。

7. 苯二氮䓬类药物为什么有抗癫痫的作用？

　　苯二氮䓬类药物在脑内可与 γ 氨基丁酸调控蛋白作用，解除后者与 GABA 受体的结合，从而活化 GABA 受体结合 GABA，进而改变膜对氯离子的通透性，使膜产生超极化抑制，从而不能诱发动作电位而达到抗癫痫作用。

8. 抗癫痫(成人)苯二氮䓬类药物中首选什么药？

　　癫痫持续状态首选地西泮。

9. 老年人使用地西泮为什么要注意减量？

　　随着年龄增长，地西泮表观分布容积增加，消除半衰期延长，80 岁时长达 90 小时。因此，老年人使用地西泮剂量宜酌减，用药间隔相应延长。

10. 为什么孕妇应慎用地西泮？

　　地西泮可透过胎盘，胎儿血药浓度可较母体高 40%，因此待产妇慎用地西泮。

11. 新型抗焦虑药艾司唑仑有什么特点？

　　艾司唑仑属于作用时间适中的中效镇静催眠药，口服后 20～60 分钟入睡，维持 5～6 小时，是最接近正常睡眠的催眠药。

12. 咪达唑仑有什么药理学特点？

咪达唑仑具有水溶性特点，不需要有机溶媒，故肌内注射后容易吸收，用于静脉注射对局部刺激作用轻微；对苯二氮䓬受体的亲和力约为地西泮的 2 倍，故其效价为地西泮的 1.5～2 倍；本身无镇痛作用，但可增强其他麻醉药的镇痛作用，剂量达 0.6 mg/kg 时使氟烷 MAC 降低约 30％。

13. 咪达唑仑有什么特殊给药途径？

小儿可用直肠注入咪达唑仑作为麻醉前用药，剂量为 0.3 mg/kg。

14. 心脏手术中大量使用咪达唑仑的原因是什么？

咪达唑仑具有水溶性和消除半衰期短的特点，可产生遗忘作用，对呼吸与心血管系统影响轻微，增强其他麻醉药（芬太尼、氯胺酮等）的镇痛作用，故其用于心脏手术具有麻醉诱导平稳、术后苏醒快、减少阿片类药物用量、消除术中知晓等特点，常在心脏手术中大量使用。

15. 苯二氮䓬类药物拮抗药的作用机制是什么？

氟马西尼为咪唑苯二氮䓬衍生物，其化学结构与咪达唑仑相似，对苯二氮䓬受体有很强的亲和力，通过对受体的竞争，拮抗苯二氮䓬类药物的所有中枢抑制效应。

16. 为什么氟马西尼拮抗苯二氮䓬类药物后患者会再次出现入睡？

与各种苯二氮䓬类药物相比，氟马西尼清除率最高，血浆半衰期为 48～70 分钟，短于麻醉常用的苯二氮䓬类药物半衰期。这意味着，随着氟马西尼被清除，如果受体部位残留的苯二氮䓬类药物浓度足够高，可能发生再次镇静，使患者会再次出现入睡。

17. 为什么苯巴比妥对癫痫大发作有效？

苯巴比妥作为镇静催眠药、抗惊厥药，是长效巴比妥类的典型代表。主要抑制大脑皮质和脑干网状上行激活系统，作用随着剂量加大，依次出现镇静、催眠、抗惊厥及抗癫痫病和麻醉作用。苯巴比妥增强神经细胞的氯离子通道开放而增加氯离子内流，引起细胞超极化，呈现拟 γ 氨基丁酸的抑制作用。此外，治疗浓度的苯巴比妥可降低谷氨酸的兴奋作用、加强 GABA 的抑制作用，抑制中枢神经系统单突触和多突触传递，抑制癫痫病灶的高频放电及其向周围扩散，故苯巴比妥对癫痫大发作有效。

18. 苯巴比妥与其他药物同时使用会对其有什么影响？

　　苯巴比妥用于麻醉能增强肝药酶活性，即所谓酶诱导作用，可使激素、洋地黄类药、口服抗凝药的代谢速度加快，缩短这些药物的作用时间；在应用氟烷、恩氟烷、甲氧氟烷等吸入麻醉剂之前，长期服用苯巴比妥者，可增加麻醉剂的代谢产物，增加肝脏毒性的危险；与中枢神经系统抑制剂或单胺氧化酶抑制剂合用，可引起神经系统抑制效应增强，如苯巴比妥与氯胺酮同时应用时，特别是大剂量静脉给药，增加血压降低、呼吸抑制的危险。因此，2种药物剂量均应降低。

19. 苯巴比妥有什么不良反应？

　　用于抗癫痫时最常见的不良反应为镇静；可能引起微妙的情感变化，出现认知和记忆缺损；长期用药，偶见叶酸缺乏和低钙血症；罕见巨幼细胞性贫血和骨软化；大剂量时可产生眼球震颤、共济失调和严重的呼吸抑制；多见各种皮疹及哮喘等过敏反应；长期使用可发生药物依赖，停药后易发生停药综合征。

20. 什么是镇静催眠药的异常睡眠行为风险？

　　镇静催眠药的异常睡眠行为风险包括睡行症、梦驾症（在服用镇静催眠药后不清醒的状态下驾车，而没有任何印象）或在明显睡眠状态下的其他潜在危险行为，包括准备食物、进食、打电话和性交等。

21. 为什么劳拉西泮更适合长期镇静？

　　劳拉西泮有很强的抗焦虑、镇静、催眠作用。其抗焦虑效力约为地西泮的5倍。有很强的顺行性遗忘作用，静脉注射5 mg产生的遗忘作用持续达24小时。作用持续时间长，肌内注射后7～8小时，临床作用降低时，血药浓度仍接近峰值，至24小时血药浓度仍较高，在之后的24小时缓慢下降。口服后2小时血药浓度约为肌内注射后的一半，维持此水平约4小时，然后缓慢下降，至24小时仍保持峰值浓度的一半以上，故劳拉西泮更适合长期镇静。

22. 长期服用镇静催眠药的患者，会"耐受"麻醉吗？

　　长期服用镇静催眠药会产生耐药性、依赖性，可提高脑内γ氨基丁酸受体的耐受性，增加吸入麻醉药的最低肺泡有效浓度（minimum alveolar concentration，MAC）值，从而出现"耐受"麻醉现象。

23. 术前用药包括哪些药?

镇静催眠药:镇静催眠、抗焦虑、抗惊厥作用,并能预防和治疗局部麻醉药的中毒反应,常用药物如地西泮、苯巴比妥钠等。

抗胆碱药:减少呼吸道分泌物,保持呼吸通畅,并预防迷走神经兴奋,从而避免心动过缓或骤停,常用药物有阿托品、长托宁、东莨菪碱等。

镇痛类药:提高痛阈、强化麻醉效果,减少麻药用量或减轻内脏牵拉反应,常用药物有吗啡或哌替啶。

24. 小儿常用镇静药物有哪些种类?

小儿常用的镇静安神药分为三大类,一类是苯二氮䓬类,如地西泮、硝西泮等;第二大类是巴比妥类,如苯巴比妥、戊巴比妥等;第三类其他药物,如常见的水合氯醛。用药剂量根据小儿的体重来计算,大多数的镇静药是不宜长期应用,如因疾病需要长时间服用,应严格根据医嘱执行。

25. 苯二氮䓬类药物产生抗焦虑、抗惊厥、肌松作用的主要机制是什么?

边缘系统的受体与苯二氮䓬类药物的结合可能是其产生抗焦虑作用的主要机制;大脑皮质的受体与其抗惊厥作用有关,而脊髓的受体则与其肌松作用有关。研究表明,苯二氮䓬类药物的作用可能还与苯二氮䓬受体被结合的量有关,20%苯二氮䓬受体被结合产生抗焦虑效应,30%～50%被结合产生镇静效应,大于60%被结合产生意识消失,催眠效应。

26. 最常用的冬眠合剂是什么?

人工冬眠合剂是通过使用药物使体温降低,类似动物冬眠,降低机体对病理刺激的反应,提高组织对缺氧的耐受性,为争取其他治疗赢得时间。冬眠合剂的通用药方是由氯丙嗪、异丙嗪和哌替啶组成。

27. 硫喷妥钠诱导时,肥胖者应该按真实体重计算吗?

不应该。硫喷妥钠在体内分布的第三阶段为脂肪摄取,指药物由内脏器官向肌肉转移时,其在脂肪中的分布逐渐增加,约8小时后体内达到平衡时,脂肪中药物含量达60%,内脏约4%,由此可知脂肪丰富的患者,麻醉后期硫喷妥钠体内蓄积量多,故硫喷妥钠诱导时,肥胖者不应该按真实体重计算药量,否则会导致脑和呼吸、循环系统的严重抑制。

28. 硫喷妥钠最严重的异常反应是什么？

是诱导潜在性卟啉病（紫质症）患者急性发作。硫喷妥钠能刺激δ-氨基乙酰丙酸合成酶（ALA合成酶）的活性，ALA系卟啉原前驱物质，从而使卟胆原和尿卟啉原的产生增多。发作时患者出现急性腹痛，可呈阵发性绞痛；神经精神症状有弛缓性瘫痪、谵妄、昏迷等，严重者可致死亡。可疑病例均视为硫喷妥钠绝对禁忌证。

29. 硫喷妥钠误入动脉会出现什么现象？

患者上肢可立即发生剧烈的烧灼性疼痛，皮肤苍白、脉搏消失，继而出现一系列局部急性缺血的体征如溃疡、水肿、手指青紫、肢体坏死等，系因化学性动脉内膜炎并形成血栓的缘故。

30. 硫喷妥钠误入动脉应如何处理？

应立即由原动脉注射普鲁卡因、罂粟碱或妥拉佐林，并作臂丛或星状神经节阻滞，以解除动脉痉挛，改善血液循环。肝素抗凝可治疗和预防血栓形成。

（王伟　王强）

参考文献

［1］ 庄心良,曾因明,陈伯銮. 现代麻醉学［M］. 北京：人民卫生出版社,2021.
［2］ 郭曲练,姚尚龙. 临床麻醉学［M］. 北京：人民卫生出版社,2016.
［3］ 刘进,于布为. 麻醉学［M］. 北京：人民卫生出版社,2022.
［4］ John F. Butterworth, David C. Mackey, John D. Wasnick. Morgan & Mikhail's Clinical Anesthesiology, 2016.
［5］ Curtis L. Baysinger, Brenda A. Bucklin, David R. Gambling. A Practical Approach to Obstetric Anesthesia, 2019.
［6］ 刘进,李文志. 麻醉学临床病案分析［M］. 北京：人民卫生出版社,2014.
［7］ 中华医学会麻醉学分会. 2017版中国麻醉学指南与专家共识［M］. 北京：人民卫生出版社,2017.
［8］ Janda AM, Spence J, Dubovoy T, et al. Multicentre analysis of practice patterns regarding benzodiazepine use in cardiac surgery. Br J Anaesth. 2022 Jan 28.

第七章

α_2 受体激动剂

1. 什么是 α_2 受体？

肾上腺素能受体可分为两大类：α 受体和 β 受体，其中 α 受体又分为 α_1 和 α_2 两种亚型。α_2 受体作为 G 蛋白耦联受体超家族之一，广泛分布在中枢神经系统和外周组织中。它不仅存在于突触后膜，也存在于突触前膜，通过抑制神经元的兴奋以及调节去甲肾上腺素和其他神经递质的分泌，介导一系列重要的生理学应答和药理学效应。

2. α_2 受体的生理功能有哪些？

α_2 受体主要分布于突触前神经末梢，通过识别并选择性地与儿茶酚胺类物质特异性结合，激活的 α_2 受体可抑制腺苷酸环化酶活性，从而减少进入神经元末梢钙离子的浓度，限制其后储存去甲肾上腺素的囊泡发生胞吐作用。因此，α_2 受体建立的负反馈环路，抑制了去甲肾上腺素从神经元的进一步释放。此外，血管平滑肌含有突触后 α_2 受体，激活可产生血管收缩作用。更重要的是，激活中枢神经系统的突触后 α_2 受体，可产生镇静和降低交感神经张力作用，从而导致外周血管扩张和血压下降。

3. α_2 肾上腺素受体激动剂镇静作用的机制是什么？

目前认为，α_2 受体激动剂的镇静作用由中枢 α_2 受体介导，蓝斑核是其关键作用部位。作用机制可能为：

（1）抑制中枢神经系统释放去甲肾上腺素，使突触后膜的兴奋性降低，中枢系统神经元电活动受到抑制。

（2）开放钾离子通道，增加突触后膜钾离子通透性，产生膜超极化现象，导致突触后抑制，进而产生镇静作用。

（3）抑制腺苷酸环化酶活性，减少细胞内环磷酸腺苷的生成，环磷酸腺苷是突触后膜传导兴奋冲动的重要物质，使突触后膜的兴奋性降低，中枢神经处于抑制状态，产生镇静作用。

4. α_2 受体激动剂镇痛作用的机制是什么？

α_2 受体激动剂的镇痛作用机制可能通过抑制脊髓背角神经元电活动来抑制突触前膜，阻止神经末梢递质（如 P 物质、去甲肾上腺素）释放，从而影响伤害性刺激冲动的传入。

5. 临床常见的 α_2 受体激动剂有哪些？

（1）可乐定，是一种咪唑烷类化合物，为部分选择性 α_2 受体激动药，可产生良好的抗焦虑、镇静、镇痛作用。

（2）右美托咪定，是美托咪定的右旋异构体，临床主要应用于镇静、镇痛、催眠，减少麻醉药用量以及减轻气管插管时的应激反应。

6. 为什么可乐定有降压作用？

可乐定的降压作用一方面通过激动中枢孤束核的 α_2 受体，抑制脊髓前侧角交感神经发放冲动，而兴奋外周突触前膜 α_2 受体使去甲肾上腺素释放减少；另一方面还与咪唑啉受体有关，通过抑制血管运动中枢，使外周交感神经的活性降低，从而引起血压下降。

7. 除镇静镇痛降压外，可乐定还有哪些作用？

阿片类物质成瘾患者在戒断期间，蓝斑核去甲肾上腺素能神经元放电增加，去甲肾上腺素释放增加。可乐定可激动去甲肾上腺素能神经元突触前膜 α_2 受体，抑制去甲肾上腺素释放，缓解戒断症状。另外，可乐定还可抑制唾液、胃液分泌，减少肠蠕动。

8. 可乐定的临床应用有哪些？

（1）高血压纠正，用于轻中度高血压，高血压危象时可给予静脉输注。

（2）辅助控制性降压，可乐定与控制性降压药伍用，能抑制降压期间的交感-肾上腺反应，明显增强控制性降压药的效果，延缓耐药性的发生。

（3）麻醉前用药及麻醉辅助用药，减少麻醉药的需要量，既具有良好镇静作用，又可抑制插管引起的应激反应。

（4）椎管内镇痛，椎管内给药具有良好的镇痛作用，且不抑制呼吸，也不阻滞感觉运动神经，无神经行为的改变。对椎管内应用的阿片类镇痛药有较好的协同作用。

（5）可用于对抗阿片戒断综合征。

9. 临床使用可乐定可能产生什么不良反应？

（1）常见口干、嗜睡，有时出现头痛、便秘、腮腺肿大等。

（2）少数患者突然停药后，出现血压升高、心悸、出汗等症状。其原因可能是可乐定抑制外周肾上腺素能神经末梢释放去甲肾上腺素，导致神经末梢去甲肾上腺素贮存增加，突然停药后，贮存的去甲肾上腺素大量释放的结果。

（3）与β受体阻滞药、钙通道阻滞药配伍应用时，应注意心动过缓的发生。

10. 右美托咪定是一种什么药物？

右美托咪定是一种亲脂性的α羟甲基衍生物。与可乐定相比，右美托咪定对α₂受体更具有选择性（可乐定α₂：α₁特异比是200∶1，而右美托咪定特异比是1 600∶1）。右美托咪定半衰期（2小时～3小时）比可乐定（12小时～24小时）短。它有镇静、止痛和交感神经阻滞作用，可以减弱围术期心血管反应，通常作为全身麻醉和区域麻醉的辅助药及ICU镇静，是很有前途的麻醉辅助药。

11. 右美托咪定有哪些临床作用？

右美托咪定在临床上具有镇静、降低应激反应、维持血流动力学稳定的作用，还能在脊髓水平和脊髓上水平发挥镇痛作用，也能直接作用于神经周围，抑制神经传导作用。右美托咪定能明显缩短局部麻醉药的起效时间，延长其作用时间，还能明显增强局部麻醉药的作用效果。此外，右美托咪定在分娩镇痛、内镜操作中和慢性疼痛方面也发挥一定作用。

12. 右美托咪定的镇静作用与其他镇静药有什么区别？

右美托咪定诱导的镇静作用与自然睡眠类似，这是与其他镇静药的最大区别。右美托咪定主要通过消除蓝斑对基底前脑γ氨基丁酸的抑制作用诱导睡眠。由于右美托咪定通过启动内源性睡眠机制发挥镇静作用，其所诱导的睡眠与自然睡眠相似，深度保持在可被唤醒状态，其脑电、脑血流改变也与自然睡眠相似。

13. 右美托咪定是如何产生镇痛作用的？

（1）在脊髓水平，右美托咪定通过激活脊髓背角神经元的突触前 α_2 受体从而抑制去甲肾上腺素释放，同时通过突触后 α_2 受体激活 G 蛋白耦联的内向整流 K^+ 通道，这两者均能使细胞发生超极化，从而抑制疼痛信号的传递。

（2）在脊髓上水平，右美托咪定使投射到脊髓下行去甲肾上腺素能通路的突触前膜去极化，抑制脊髓背角神经元释放兴奋性递质如谷氨酸和 P 物质，抑制疼痛脊髓上行传导通路。激活蓝斑的 α_2 受体可激活下行延髓-脊髓去甲肾上腺素能通路。该通路通过激活 α_1 受体产生氨基丁酸及甘氨酸介导的抑制性中间神经元，作用于脊髓背角表面的胶状质神经细胞，产生抑制性突触后电位，从而抑制痛觉的传导。

14. 右美托咪定会产生呼吸抑制吗？

早期研究表明，通过持续输注右美托咪定维持适度镇静水平时，右美托咪定对人体的自主呼吸功能几乎没有任何的抑制效应，丙泊酚比右美托咪定更容易引起上呼吸道阻塞。最近研究显示，在维持同等镇静水平时，右美托咪定与丙泊酚在引起呼吸暂停及呼吸道阻塞方面表现类似，右美托咪定对于呼吸驱动力有一定影响。

15. 右美托咪定对神经系统有保护作用吗？

大量的文献证实右美托咪定对神经系统有保护作用，体现在 5 个方面：① 抑制交感神经的兴奋性和调节儿茶酚胺的释放；② 调节中枢谷氨酸的释放；③ 抑制细胞凋亡和炎症细胞因子的释放；④ 抗氧化应激；⑤ 调节突触可塑性和减少麻醉药的神经毒性。其中抑制细胞凋亡和释放炎性细胞因子被认为是至关重要的。

16. 为什么静脉注射负荷剂量右美托咪定后血压先增高后降低？

右美托咪定可使机体发生较为明显的双相血流动力学反应，即血浆低浓度时表现为低血压反应和血浆高浓度时表现为高血压反应。静脉注射负荷剂量右美托咪定后，可导致人体血压升高伴心率显著下降，并伴随全身外周血管阻力显著升高。应用右美托咪定导致起源于血管上的平滑肌 α_2 受体激活，引起外周血管的收缩，从而导致高血压的产生；伴随心率快速下降，可能由巴氏反射引起。右美托咪定应用一段时间后，当血浆药物浓度开始降低时，外周血管收缩力减弱，因为药物激活了管壁内皮细胞相关受体，导致血管舒张，与突触前受体共同抑制儿茶酚胺的释放和增加迷走神经的活性，从而导致降压。

17. 除镇静镇痛作用外,右美托咪定对中枢神经系统还有哪些作用?

右美托咪定可使脑部血流量减少和脑代谢需氧量降低,从而使颅内压略有下降。右美托咪定通过减少循环和脑内儿茶酚胺的释放,具有神经保护作用,且可改善缺血脑组织血液供应。右美托咪定还能降低谷氨酸水平,从而减轻脑损伤。

18. 为什么右美托咪定是理想的 ICU 镇静药物?

右美托咪定最初被美国的食品与药品监督管理局(FDA)批准作为 ICU 患者的镇静药物来应用,因其具有清晰的线性药代动力学特征、较短的消除半衰期,起效快、停药后恢复快,该药的去交感作用能降低应激反应,减少炎性因子的释放。应用右美托咪定维持镇静期间具有可唤醒的特点,唤醒后能交流合作,很好地耐受气管导管和机械通气,不延长拔管时间和出室时间。右美托咪定引起的睡眠状态与苯二氮䓬类不同,它与自然睡眠相似,且没有呼吸抑制。右美托咪定与丙泊酚在重症监护中的镇静效果相似,还能够维持稳定的血流动力学。因此,右美托咪定是ICU 镇静的理想药物。

19. 手术前如何应用右美托咪定?

术前应用中,鼻内途径是最常用的给药途径。对儿科患者,右美托咪定术前用药可产生较好的镇静作用。对成人及儿童鼻内应用右美托咪定 $1\sim4$ μg/kg,发现可以产生显著的镇静效果,起效时间 15~45 分钟,耐受性良好。同时鼻内应用 $1\sim2$ μg/kg 右美托咪定可减弱气管插管引起的应激反应。

20. 右美托咪定在麻醉维持中可发挥什么作用?

右美托咪定可增强静脉和吸入麻醉药的效果,可降低所需麻醉维持药物的剂量。右美托咪定还可减少肌肉松弛药物的需求量,这可能是因其导致肌肉松弛药物的药代动力学发生了变化。右美托咪定对交感型神经元的效应而引起的降压作用,使其成为各种围术期控制性降压用药的良好选择,从而最大限度减少出血量,为脊柱手术、鼻内镜手术等提供了良好的术野。

21. 右美托咪定在术后使用中有哪些优势?

右美托咪定因没有呼吸抑制作用,可在拔除气管导管过程中继续小剂量静脉输注,从而保持镇静作用,有助于缓解部分患者拔管应激反应和谵妄。右美托咪定选择性阻断 α₂ 受体,可以提供良好的术后镇痛和减少阿片类药物的使用量。右美托咪定还可以减少手术后恶心、呕吐的发生，有助于减轻手术后寒战的发生，减少术后氧代谢需求，对合并冠心病患者非常有益。

22. 肝肾功能受损的患者可以使用右美托咪定吗？

右美托咪定代谢主要经肝脏进行，肾功能受损时不会影响其药物药代动力学。然而，肾病患者应用右美托咪定时其镇静作用持续时间较长。右美托咪定在肝病患者中药物代谢能力下降，而且未结合的药物系数较高。有研究报道，右美托咪定在健康受试者中的平均半衰期为 2.5 小时，在轻度、中度和重度肝损伤患者的平均半衰期分别延长至 3.9 小时、5.4 小时和 7.4 小时。总之，肝脏受损患者应减少右美托咪定术中给药剂量。

23. 右美托咪定在儿童中的应用有何进展？

尽管右美托咪定在儿童中的应用没有获批，但近年其相关文献报道数量增加。2013 年欧洲药品管理局发布的《右美托咪定评估报告》中更新的儿科药理学部分指出，术后 ICU 患儿（1 个月至 17 岁）右美托咪定在使用 24 小时内安全有效。有文献报道，在 1 个月以上的儿童中，右美托咪定表现出与成人相似的疗效水平，并且具有相当好的耐受性。年龄 2 个月至 6 岁的儿童与年龄相对较大的儿童和成人相比，右美托咪定血浆清除率稍高，2 个月至 6 岁儿童血浆清除率为每小时 $0.8 \sim 1.2$ L/kg，而年龄相对较大儿童和成人血浆清除率为每小时 $0.6 \sim 0.7$ L/kg。

24. 鼻内使用右美托咪定有何优缺点？

鼻内使用右美托咪定可以产生良好的镇静效果，小剂量右美托咪定滴鼻可产生明显的镇静作用和轻度的中枢降压效果，增强麻醉期循环稳定，而不产生呼吸抑制作用，可协助患者平稳度过围麻醉期。经鼻给予右美托咪定是一种有效、可耐受、便利的途径，其缺点是起效相对较慢，另外还需进一步评估它用作非侵害途径给药可能的作用及最佳剂量。

25. 右美托咪定还有哪些潜在用途？

有动物研究发现，右美托咪定有显著的利尿作用，原理是其抑制了血管加压素在集合管中的作用，并且还发现右美托咪定可通过保护肾皮质血流来减弱放射性造影剂肾病。近来还有研究发现，右美托咪定可有效控制室上性和交界性快速性心律失常。

26. 如何理解右美托咪定在区域麻醉中的使用?

右美托咪定对脂肪有较高的亲和力,使其在神经系统可迅速分布。右美托咪定硬膜外用药作为佐剂与局部麻醉药联合,可延长人体感觉和运动阻滞时间,具有突出的术后镇痛效应。右美托咪定硬膜外用药与静吸复合麻醉联合,可以降低围术期对其他麻醉药物的需求,改善患者氧合,延长患者术后镇痛效应时间。右美托咪定鞘内应用可以延长局部麻醉药的感觉阻滞时间,产生较好的运动阻滞,降低局部麻醉药的所需剂量。也有部分动物实验表明,硬膜外应用右美托咪定可能对脊髓鞘膜有害,需要进一步的临床和动物实验来确定其在鞘内注射的疗效及安全性。

27. 右美托咪定在心脏手术中有什么作用?

因右美托咪定对交感神经系统的效应使其早已应用于心脏手术,其可有效维持心肌氧供需比例,故可降低围术期缺血风险。有研究表明,通过减少肺血管阻力,降低肺动脉压力和肺毛细血管楔压,右美托咪定可广泛应用于合并肺动脉高压的二尖瓣置换手术。

28. 老年人使用右美托咪定需注意什么?

在老年人群体中,右美托咪定的镇静效果更为明显。与年轻患者相比,较小剂量的右美托咪定便可为老年患者提供足够镇静。有研究报道,在分别接受 0.5 μg/kg 和 1 μg/kg 剂量的右美托咪定老年患者(年龄＞65 岁)中,有 46% 和 60% 的患者发生过度镇静作用。因此,老年人使用右美托咪定时需注意控制剂量,谨防产生过度镇静。

29. 右美托咪定常见不良反应有哪些?

右美托咪定较为常见的不良反应包括,低血压、心动过缓、口干、恶心呕吐、血氧饱和度降低、肺水肿发生及肺不张等。如果长时间输注右美托咪定还可以导致受体上调,从而产生药物的戒断综合征。右美托咪定突然中止表现为紧张、激动、头痛和高血压危象。对严重心脏传导阻滞和心室功能不全患者,不建议使用该药物。

30. 哪类人群禁忌使用右美托咪定？

对右美托咪定过敏人群禁忌使用。怀孕、哺乳期妇女，18岁以下儿童，严重心脏传导阻滞患者及心室功能不全患者应慎用。

（闫华磊　张文颉　田首元）

第八章

其他镇静药物的临床应用

1. 氯胺酮分离麻醉是一种什么样的状态?

氯胺酮选择性抑制皮质及丘脑部分神经元的提示,同时兴奋部分边缘系统,从而产生中枢不同区域功能状态的不一致性变化而出现"分离"现象。氯胺酮麻醉后患者神志完全消失,但肌张力增强,眼球呈凝视状或震颤,外观似浅麻醉,此现象称为"分离麻醉"。

2. 异丙嗪作为冬眠合剂的原因是什么?

异丙嗪有比较强的镇静作用,故与氯丙嗪、哌替啶组成冬眠合剂,但已被其他疗效更佳的神经安定合剂替代。

3. 氟哌利多为什么禁用于 Q-T 间期延长的患者?

氟哌利多可延长心肌复极化过程,引起 Q-T 间期延长,可诱发尖端扭转性室性心动过速。

4. 为什么说氯胺酮是一个全能的麻醉药物?

因为氯胺酮是唯一具有确切镇痛作用的静脉镇静药物,且对呼吸和循环系统影响轻微。给药途径多样(静脉注射、肌内注射、口服等),可广泛用于各种体表的短小手术,烧伤清创及小儿麻醉。

5. 氟哌利多用于嗜铬细胞瘤为什么会引起显著高血压?

氟哌利多引起嗜铬细胞瘤患者高血压的原因可能与诱发肾上腺髓质释放儿茶酚胺或抑制嗜铬细胞摄取儿茶酚胺有关。

6. 氟哌利多和芬太尼合剂临床使用减少的原因是什么？

因为两者作用时间不一致，氟哌利多的作用持续时间长，而芬太尼作用持续时间短，术中需反复增加。

7. 儿童使用氯胺酮导致喉痉挛发作的原因是什么？

氯胺酮麻醉后唾液和支气管分泌物增加，在小儿中尤为明显，不利于保持呼吸道通畅。喉头分泌物的刺激可能诱发喉痉挛，可提前使用阿托品来预防。

8. 为什么哮喘患者使用氯胺酮是有益的？

氯胺酮具有松弛支气管平滑肌，使用时肺顺应性增加，呼吸道阻力降低，能缓解支气管痉挛，故可用于哮喘患者。

9. 神经松弛药恶性高热综合征是一种什么样的状态？

使用吩噻嗪类药物治疗的患者中，有部分患者可发生类似高热反应综合征，临床表现为血压变化、心率增快、心律失常等自主神经不稳定的症状，随后可出现高热、意识模糊、全身骨骼肌张力增高，甚至影响呼吸。氨基转移酶和肌酸磷酸酶增高，有一定的病死率。其原因不明，可能与多巴胺受体过度阻滞所致的多巴胺能神经传递功能障碍有关。

10. 神经松弛药恶性高热综合征与恶性高热的区别是什么？

两者的区别在于，神经松弛药恶性高热综合征的骨骼肌张力增高，可被非去极化肌肉松弛药松弛。恶性高热的骨骼肌张力增高是在使用氯琥珀胆碱后出现咬肌痉挛，表现为牙关紧闭、气管插管时张口困难，是恶性高热最早出现的特异性表现，不能被非去极化肌肉松弛药松弛。

11. 氯胺酮在急诊、野战医院应用广泛的原因是什么？

因为氯胺酮具有确切的镇痛镇静作用，同时对呼吸和循环系统影响较轻，使用相对安全。

12. 氯胺酮用于心包填塞患者麻醉的优势在于？

氯胺酮可兴奋交感神经系统，使心率增快，血压升高，心排血量增加，特别适用于心包填塞患者的麻醉。

13. 氯胺酮的作用机制是什么？

氯胺酮是 N-甲基-D-天冬氨酸(N-methyl-D-aspartic acid,NMDA)受体的非竞争性阻滞剂,阻断 NMDA 受体产生全身麻醉作用。选择性阻滞脊髓网状结构束对痛觉信号的传入,阻断疼痛向丘脑和皮质区传导,产生镇痛作用,同时还激活边缘系统。

14. 影响氯胺酮苏醒期发生梦境因素有什么？

主要因素有年龄、性别、剂量、神经敏感性及合用药物。梦境发生比例上,成人多于儿童、女性高于男性、短时间手术多于长时间手术、剂量增大患者多见。合用氟哌利多、苯二氮草类药物可减轻。

15. 依诺伐的特点是什么？

氟哌利多与芬太尼合用具有较强的麻醉、镇静、镇痛作用,同时可预防术后恶心呕吐及不安等不良反应,适合年老体弱及合并心血管疾病患者的麻醉。

16. 异丙嗪降压、抗胆碱和抗组胺作用的机制是什么？

异丙嗪可阻滞 α 受体、M 胆碱受体和 H_1 受体,分别产生降压、抗胆碱和抗组胺作用。

17. 异丙嗪用于抗过敏的机制是什么？

异丙嗪具有很强的 H_1 受体阻断作用,产生明显的抗组胺作用,通过与组胺竞争 H_1 受体发挥抗过敏作用。

18. 异丙嗪的止吐作用的机制是什么？

异丙嗪可阻滞延髓催吐化学感受区多巴胺受体,产生止吐作用。

19. 氯丙嗪降温作用的作用机制是什么？

氯丙嗪可抑制下丘脑体温调节中枢,使体温调节功能降低,消除寒战反应,利于降温。

20. 氯丙嗪引起体位性低血压的原因是什么？

氯丙嗪阻断 α 受体,引起血管扩张、血压下降,对使用降压药的患者降压作用特别明显。这种血管扩张作用极易引起体位性低血压。

21. 氟哌利多可用于颅内压高患者的原因是什么？

氟哌利多收缩脑血管，使脑血流减少，进而降低颅内压。

22. 氟哌利多用于慢性阻塞性肺气肿患者的原因是什么？

氟哌利多不抑制呼吸中枢，能有效缓解组胺释放引起的支气管痉挛，同时能增强机体对低氧血症的通气反应，故可用于慢性阻塞性肺气肿患者。

23. 氯丙嗪引起梗阻性黄疸的原因是什么？

可能原因是氯丙嗪可导致机体产生免疫反应，引起肝内胆管阻塞，胆汁淤滞，出现类似梗阻性黄疸的临床表现。在已有肝损害和黄疸的患者多见。停药后该现象一般可自行消退。

24. 氯胺酮不能单独用于颅内压高患者的原因是什么？

氯胺酮可增加脑血流量，提高脑代谢率。单独应用氯胺酮时，颅内压随脑血流量增加而增高。这一作用可被过度通气、应用咪达唑仑或丙泊酚而减轻。

25. 氯胺酮的心血管效应是什么？

氯胺酮可兴奋交感神经中枢，增加内源性儿茶酚胺的释放。兴奋心血管系统，表现为心率增快、血压升高、心排血量增加。

26. 为什么氯胺酮禁用于精神病患者？

氯胺酮可使边缘系统兴奋，导致苏醒期出现精神运动性反应，使患者出现谵妄、狂躁、肢体乱动等，故禁用于精神疾病患者。

27. 为什么氯胺酮禁用于肺动脉高压患者？

氯胺酮单独使用可兴奋交感神经系统，显著升高肺血管阻力，不利于肺动脉高压患者的麻醉管理。

28. 为什么氯胺酮禁用于眼内压高的患者？

氯胺酮可升高眼内压，故禁用于眼内压高的患者。

（凡浙录　张文颉　田首元）

第九章

抗癫痫药和抗精神药物

1. 癫痫发作的原因是什么?

（1）内在原因：先天性缺陷、先天性新陈代谢障碍、感染、高热、颅内出血以及恶性肿瘤。

（2）外在原因：代谢紊乱、电解质紊乱、其他生物化学紊乱、低氧、低血糖、超量服用药物、骤然停药。

2. 抗癫痫药物的主要作用机制是什么?

抗癫痫药物主要作用机制有：① 膜稳定剂，如钠、钾通道阻滞剂；② 减少神经递质释放的药物，如 N/P/Q 型钙通道阻滞剂；③ 提高 GABA 介导的兴奋性抑制的药物，如 GABA 类似物；④ 其他，如 NMDA 受体阻滞剂等。

3. 强直阵挛性癫痫发作的表现有哪些?

强直阵挛性发作开始时，肢体强直变硬、背部弓起，然后肢体、躯体和头部的肌肉同时出现痉挛，伴随咬舌和行为不能自制；发作后出现昏睡、意识错乱和定向障碍。

4. 强直阵挛性癫痫发作的治疗药物有哪些?

常用药物有膜稳定剂中的钠通道阻滞剂卡马西平；提高 GABA 介导的兴奋性抑制的药物扑米酮；广谱作用药物丙戊酸（具有钠通道阻滞作用，改变 GABA 重吸收与讲解，T 型钙通道阻滞作用，NMDA 受体阻滞作用等）。

5. 癫痫持续状态的治疗药物?

地西泮、劳拉西泮。

6. 癫痫单纯部分性发作的表现?

对侧面部、肢体或躯体一侧出现麻木;肢体上端或下端出现强直阵挛;看到闪光、暗点、单侧或双侧的影像位移;听到响声或嘶嘶声;鬼脸、头部和眼睛转向对侧;出汗、面色发红或发白、上腹部感觉异常。

7. 癫痫复杂部分性发作的表现?

意识障碍:睡梦状态、表情茫然、似曾相识、似不相识、害怕;出现幻听(听见音乐);出现幻觉(看见房屋、树木,实际并不存在)及嗅幻觉(闻见坏的或罕见的味道);言语障碍;出现咀嚼运动、舔嘴唇、自动症(扯衣服等)。

8. 癫痫复杂部分性发作的治疗药物?

卡马西平、扑来酮、丙戊酸。

9. 癫痫小发作的表现?

周期性的出现眼神空洞或意识丧失、突发突止,一次发作持续约 20 秒,每天大概发生数百次,清醒后对发作无记忆;较常见于儿童,青春期生长过度,学习成绩下降。

10. 癫痫小发作的治疗药物?

乙琥胺、丙戊酸、氯硝西泮。

11. 抗抑郁药的主要作用机制?

三环类抗抑郁药和环杂类抗抑郁药非选择性抑制 5 - 羟色胺(5 - hydroxytryptamine, 5 - HT)和去甲肾上腺素(Noradrenaline, NE)摄取;选择性 5 - HT 再吸收抑制剂通过细胞色素 P450 途径促进药物代谢;单胺氧化酶抑制剂抑制单胺的代谢。

12. 抗抑郁药如何分类? 其代表药物有哪些?

基于单胺类神经递质的药物是抗抑郁药物发展的主流。按照机制不同,可分为以下几类:

(1)第一代抗抑郁药物包括三环类抗抑郁药物和单胺氧化酶的抑制剂,前者通过抑制 5 - HT 和 NE 的再摄取,提高脑中 5 - HT 和 NE 的含量发挥作用,后者可抑制单胺氧化酶的活性,防止单胺类神经递质被降解。由于存在着诸如胆碱能不良反应、5-HT综合征等风险,这两类药物已不再是临床的一线用药,但仍可用于治疗其他药物无效的重度抑郁症。此类药物代表有阿米替林、苯乙肼等。

(2)选择性5-HT再摄取抑制剂,通过阻断突触前的5-HT转运蛋白,使得突触5-HT水平瞬间升高,是目前临床上应用最为广泛的抗抑郁药物。代表性药物帕罗西汀、氟伏沙明等。

(3)选择性5-HT和NE再摄取抑制剂,通过抑制5-HT的再摄取同时抑制对NE的再摄取,代表性药物有文法拉辛、左旋文法拉辛等。

(4)NE能和5-HT能特异性拮抗剂,代表药物为米氮平。可抑制α_2肾上腺素能受体,促进NE从神经末端的释放。

(5)5-HT拮抗剂和再摄取抑制剂,代表药物是曲拉唑酮,一方面,拮抗5-HT2A/2B受体,部分激动5-HT1A受体,增加突触5-HT的浓度;另一方面,可抑制突触后的α_1和突触前的α_2肾上腺素能受体,提高突触的去甲肾上腺素浓度。

(6)NE和多巴胺再摄取抑制剂,代表药物是安非他酮,其特点是对5-HT没有影响,而是双重抑制了NE和5-HT的再摄取。

(7)5-HT部分激动剂-再摄取抑制剂,代表药物是维拉佐酮。

(8)5-HT调节/激动剂,代表药物是沃替西汀,它对5-HT受体有着复杂的激动和拮抗作用。

13. 三环类抗抑郁药的不良反应?

因为三环类抑郁药的抗胆碱作用而致口干、便秘、排尿困难等,此外还因阻断α_1受体、H_1受体而致过度镇静。同时还可引起心血管毒性反应,包括体位性低血压、心动过速、传导阻滞、心律失常及心搏骤停等。

14. 服用三环类抗抑郁药的患者,术中低血压应如何选择升压药?

因为三环类抗抑郁药引起的低血压是血管舒张所致,所以使用去氧肾上腺素和去甲肾上腺素效果较好。

15. 三环类抗抑郁药物与麻醉药物的相互作用有哪些?

三环类抑郁药可增强抗胆碱能效应,使患者出现意识模糊、幻觉及定向障碍,故应适当降低阿托品及东莨菪碱用量。三环类抗抑郁药可增强肾上腺素、去甲肾上腺素等拟交感类神经的反应性,导致患者出现高血压和心律失常甚至死亡。三环类抗抑郁药物还可增强阿片类药物的镇痛作用,同时也能增强其呼吸抑制作用。

16. 血清素综合征的表现?

服用抗抑郁药期间或停药 2 周内使用哪些麻醉药可能加重该反应是由药物引起的高血清素状态,精神状态改变可包括焦虑、躁动、定向障碍和激惹性谵妄。自主神经表现可包括出汗、心动过速、过热、高血压、呕吐和腹泻。神经肌肉活动过度可表现为震颤、肌阵挛、反射亢进和双侧巴宾斯基征,反射亢进和阵挛尤为常见。在严重情况下,肌强直可能掩盖肌阵挛和反射亢进。虽然不常见,但 5－HT 综合征的死亡病例与过热和癫痫发作相关,癫痫发作常为临终事件。服用抗抑郁药期间或停药两周内使用哌替啶或者苯哌利啶可能加重该反应。

17. 突然停止使用选择性 5－HT 再吸收抑制剂会发生什么情况?

会发生撤药症状,常见撤药症状有头晕、疲劳、头痛和恶心、情绪不良,易激惹及感觉异常也常会出现。

18. 单胺氧化酶抑制剂与哌替啶同时使用会有什么表现?

会出现 5－HT 综合征,表现为激动、头痛、发热和癫痫发作,并可能出现昏迷和死亡。

19. 锂治疗双相精神障碍的作用机制?

锂通过抑制细胞内磷酸肌醇途径(包括肌酸三磷酸和二酰甘油)来降低神经元兴奋性。

20. 锂制剂的不良反应是什么?

轻度毒性症状包括恶心、呕吐、腹痛、腹泻和细微震颤;较严重的毒性反应涉及神经系统,包括精神紊乱、反射亢进、明显震颤、发音困难、惊厥直至昏迷死亡。

21. 精神分裂症阳性症状的机制及治疗药物?

精神分裂症阳性症状有幻想、幻觉。治疗药物通过 D_2 受体阻断剂抑制多巴胺释放,减轻阳性症状如氟哌啶醇。

22. 精神分裂症阴性症状的机制及治疗药物?

精神分裂症阴性症状有情感缺乏、感情淡漠,还可能出现认知障碍。治疗药物通过 5-HT 受体阻断剂增加多巴胺释放,减轻阴性症状,如利哌力酮。

23. 氯丙嗪的不良反应及机制?

氯丙嗪可阻断 α 受体,导致血管扩张血压下降出现直立性低血压。

24. 简述精神病患者电休克治疗时的麻醉药物及注意事项?

使用药物有丙泊酚、依托咪酯、琥珀胆碱。使用丙泊酚的患者,其苏醒和血流动力学效应优于其他诱导药。依托咪酯是一种短效诱导药,适合可能发生心血管不稳定的患者。与丙泊酚相比,使用依托咪酯时诱导的癫痫发作持续时间更长。使用依托咪酯时,需要关注肾上腺皮质抑制。琥珀胆碱起效快、作用时间短且恢复快,是电休克操作的首选肌肉松弛剂,需要注意琥珀胆碱的禁忌证包括长期制动、肌营养不良、烧伤、恶性高热和瘫痪。

25. 帕金森综合征的发病机制?

黑质纹状体束多巴胺能神经元的退行性改变,导致多巴胺对纹状体 GABA 能神经元作用的抑制,以及纹状体胆碱能神经元的过度激活。

26. 帕金森综合征的治疗药物及作用机制?

多巴胺前体药物:左旋多巴、卡比多巴,迅速被多巴脱羧酶转化为多巴胺;直接作用的多巴胺受体激动药:溴隐亭、培高利特、普拉克索、罗平尼咯,与多巴胺受体结合并模拟多巴胺的作用;间接作用的多巴胺受体激动药:金刚烷胺,增加多巴胺释放,降低多巴胺重摄取入黑质神经元的多巴胺能神经末梢;单胺氧化酶抑制剂:司来吉兰,抑制多巴胺代谢;抗胆碱能药物:奥芬那君、苯海索、苯海索。

(韩丽娟 张文颉 田首元)

参考文献

[1] 喻田,王国林. 麻醉药理学(第4版)[M]. 北京:人民卫生出版社,2016.

［2］　杨宝峰,陈建国,臧伟进,等. 药理学(第9版)[M]. 北京:人民卫生出版社,2018.
［3］　邓小明,黄宇光,李文志,等主译. 米勒麻醉学(第9版)[M]. 北京:北京大学医学出版社,2021.
［4］　邓小明,姚尚龙,于布为,等. 现代麻醉学(第5版)[M]. 北京:人民卫生出版社,2021.
［5］　江开达. 精神药理学(第2版)[M]. 北京:人民卫生出版社,2011.
［6］　杜冠华主译. 奈特药理学彩色图谱[M]. 北京:人民卫生出版社,2006.
［7］　郝伟,陆林. 精神病学(第8版)[M] 北京:人民卫生出版社,2018.
［8］　中国抗癫痫协会. 临床诊疗指南——癫痫病分册. 2015修订版[M]. 北京:人民卫生出版社,2015.
［9］　叶铁虎,李大魁. 麻醉药理学基础与临床[M]. 北京:人民卫生出版社,2011.
［10］　薛富善,米卫东主译. 麻醉药理学与生理学手册(第2版)[M]. 北京:人民卫生出版社,2010.

术前用药的管理及调整策略

1. 手术前需要用药吗？

绝大多数住院患者手术前都非常紧张、焦虑、食欲不振或失眠，对于接受较大手术的患者还会出现恐惧，手术前的这种应激状态易诱发或加重原有的系统性疾病。因此，手术麻醉前，需要积极配合医生的指导，调整饮食习惯以及作息时间，通过药物可减轻手术前的应激反应，以维持良好的心态和身体健康，尽可能提高麻醉和手术创伤的适应能力，有利于进一步提高麻醉与手术安全，从而促进术后恢复。

2. 手术前用药要达到什么目的？

术前用药的目的在于消除患者的紧张、焦虑或恐惧的心情，提高疼痛阈值，抑制腺体分泌，消除因手术或麻醉引起的不良反应。特别是抑制因激动或疼痛引起的交感神经的兴奋，麻醉前能够稳定患者情绪，同时也可增强麻醉效果，减少麻醉药物的用量及不良反应，维持血流动力学的稳定，对不良刺激产生遗忘作用，以利于麻醉与手术的顺利进行和安全。

3. 手术前用药的种类有哪些？

手术前用药的种类主要有：第一是镇静类的药物，主要是减轻患者的紧张、焦虑或恐惧心理，改善睡眠质量。第二是镇痛类药物，主要是提高疼痛阈值，减少手术中麻醉药物的用量。第三是抗组胺类药物，主要作用是抗过敏，也有一定的镇静作用，可以预防或减轻手术期间使用某些药物引起过敏反应。第四是抑制腺体分泌的药物，主要是减少唾液、腺体及痰液的分泌，利于保持呼吸道通畅，减少误吸的危险。

4. 什么时候进行手术前用药呢？

麻醉前用药，通常根据患者具体情况、麻醉方法和手术种类的不同，在手术前晚和麻醉开始之前，选用某些药物（包括镇静、安定、催眠、镇痛、抗过敏或抗胆碱等），从而解除术前患者的焦虑和恐惧，便于麻醉的进行，提高麻醉的安全性。外科手术前预防用药，如抗生素类的药物主要是控制感染，应该在术前半小时或者 2 小时之内输入，术中可以酌情再使用一次，以利术中和术后更有效的控制感染。

5. 不同患者术前用药的种类都一样吗？

麻醉前用药对于不同年龄、不同疾病、不同心理承受能力的患者，术前用药应个体化，同时综合考虑患者的病理生理、心肺等重要脏器功能具体情况，选择合适的术用药种类及剂量，使患者更安全地度过围术期。

6. 手术前预防用药有什么意义？

手术前预防用药是指预防性使用抗生素，一般是手术前 0.5～1 小时注射一次抗生素，如果手术超过 3 小时，再补充使用一次，主要目的是预防手术中和手术后创面和切口感染。这种情况多用于对手术无菌要求高，手术时间长，创面大的一类切口的手术。

7. 术前预防性抗菌药物的原则是什么？

围术期抗菌药物预防用药，应根据手术切口类别手术创伤程度、可能的污染细菌种类、手术持续时间、感染发生机会和后果严重程度、抗菌药物预防效果的循证医学证据、对细菌耐药性的影响和经济学评估等因素，综合考虑决定是否预防用抗菌药物。

8. 术前用药的个体化是指什么？

个体化是指术前用药应"因人而异、量体裁衣"，在充分考虑每个患者性别、年龄、体重、手术方式、手术部位、重要脏器生理病理特征以及正在服用的其他药物等综合情况的基础上制订安全、合理、有效的术前用药方案。

9. 全身麻醉患者如何选择手术前用药？

一般来说，全身麻醉患者通常以镇静药和抗胆碱药为主，如有剧痛者可加用麻醉性镇痛药，不仅可缓解疼痛，还可增强全身麻醉药的作用。

10. 服用 β 受体阻滞剂手术前需要停药吗？

手术前如短期服用美托洛尔、比索洛尔或其他 β 受体阻滞剂，建议手术前 24 小时停药。如长期使用者应继续使用直至手术当日晨。因为长期应用 β 受体阻滞剂突然停用，有可能出现撤药综合征，并可伴随高肾上腺素能状态，从而增加心肌耗氧量，严重时可危及生命。但 β 受体阻滞剂引起的低血压和心动过缓效应与麻醉药物对心血管系统的抑制有叠加效应，因此术中可能需要给予大剂量的血管收缩药和抗胆碱能药物才可升高血压和心率。

11. 高血压患者手术长期服用复方利血平片是否需要停药？为什么？

长期服用复方利血平片的患者，建议手术前 1 周停药，改用其他降血压药物。因利血平为肾上腺素能神经抑制药，可阻止肾上腺素能神经末梢内介质的储存，将囊泡中有升压作用的介质耗竭。此外，复方利血平片中还有硫酸双肼屈嗪和氢氯噻嗪等成分，前者为血管扩张药，可松弛血管平滑肌，降低外周阻力，氢氯噻嗪为利尿剂，三药的联合具有显著的协同降压作用，如果术中出现大出血或低血压，血压会很难用药物提升，导致严重后果。

12. 手术长期服用抗血小板药是否需要停药？

临床常用抗血小板药为阿司匹林或氯吡格雷。阿司匹林是环氧合酶（cyclooxygenase，COX）抑制剂，多数手术宜在围术期继续使用，若需术前停用阿司匹林，停药时间宜为 5~7 天。阿司匹林明显相关出血宜考虑输注血小板。氯吡格雷为二磷酸腺苷（adenosine diphosphate，ADP）受体抑制剂，可增加围术期出血风险，患者出血加重时宜停用氯吡格雷，停药时间宜为 5~7 天。氯吡格雷明确相关的术中或术后出血宜考虑输注血小板。

13. 手术前长期服用抗凝血药是否需要停药？

长期服用抗凝血药，如华法林或利伐沙班等，建议术前应至少停用 5 天。因为华法林半衰期为 40~60 小时，作用维持 2~5 天，故手术前 4~5 天停用。但对于发生血栓的高危患者，停止华法林治疗时，术前常用小剂量低分子肝素皮下注射，预防深静脉血栓和心肌梗死等。利伐沙班是一种高选择性直接移植 Xa 因子的药物，半衰期为 5~13 小时，可增加硬膜外麻醉或腰椎穿刺以及手术出血风险，至少术前停药 24 小时。

14. 手术前长期服用单胺氧化酶抑制剂是否需要停药?

长期服用单胺氧化酶抑制剂,如苯乙肼、溴法罗明、托洛沙酮、异唑肼、苯环丙胺等,建议术前至少停用2周。因为单胺氧化酶是与儿茶酚胺类代谢有关的细胞内酶,通过单胺氧化酶抑制剂可以抑制这些细胞内酶而可导致儿茶酚胺类递质在释放池的蓄积。此外,使用单胺氧化酶抑制剂的患者在麻醉中可能出现多种严重的药物相互作用,且与阿片类合用可能发生呼吸抑制、嗜睡、低血压和昏迷,因此,麻醉手术前应停用2周。

15. 紧张失眠患者如何进行手术前用药?

患者手术前失眠多是由于精神紧张造成的,所以消除患者对麻醉及手术顾虑十分重要。首先要向患者简单介绍麻醉和手术施行方案及安全措施,消除其思想顾虑。对于术前失眠者在解释工作无效的情况下,可以给予口服催眠药物使其安静休息。对于年老、体弱及病情较重者,用药应酌情减半。年轻体壮、情绪高度紧张或者甲状腺功能亢进症患者,用药酌情增加。在手术前晚和麻醉开始之前,通常根据患者具体情况、按麻醉方法和手术种类的不同个体化给药。

16. 过敏体质的患者如何选择术前用药?

日常生活中,如有过敏体质的患者,手术前应高度重视,因围术期用药种类较多,有可能诱发机体过敏而造成严重并发症。麻醉前应仔细询问过敏史,避免使用已知有过敏史的抗生素及高致敏麻醉药物,术中严密监测生命体征及皮肤征象,及早发现过敏反应,并备齐急救药品及设备,明确各个环节的注意要点及急救措施,能够做到及时发现病情变化,及时配合抢救,确保手术安全。

17. 日间手术麻醉前用药如何实施?

日间手术大多选择对机体生理功能干扰小、手术风险相对较小、手术时间短(一般不超过3小时)、预计出血量少和术后并发症少、术后疼痛程度轻及恶心呕吐发生率低的手术。原则上不需要麻醉前用药,但对明显紧张焦虑、迷走张力高、过敏等特殊患者也可酌情选用适当的药物,有利于日间手术的顺利开展。

18. 术前用药是否能降低患者围术期的应激反应?

手术既是一个接受治疗,又是一个遭受创伤的过程。麻醉与手术相关的各种心理及躯体创伤刺激作为应激源贯穿整个围术期,可引起机体强烈的应激反应。

围术期应激反应受到多种因素影响,不同的手术部位、不同的刺激强度、不同的机体反应性会造成不同程度的应激,强烈的应激反应会给机体造成多方面的损害,合理的术前用药能够在一定程度上减轻机体不利的神经内分泌和代谢反应。

19. 手术前用药是否能减少术中麻醉药的用量?

术前用药通过提高疼痛阈值,减轻或消除患者的紧张、焦虑或恐惧的心情的同时在一定程度上抑制机体内分泌和应激反应,从而减少手术中麻醉药物的用量,有利于围术期患者的生命安全。

20. 手术前哪些药物应该停用?

许多患者术前合并有其他疾病(如高血压、糖尿病等)长期或正在服用某些药物,有些药物可能会对手术麻醉中安全产生隐患。在接受择期手术之前,患者要和医生沟通,并向医生详细说明自己的用药情况,以便医生能够根据患者的实际情况进行相关的用药调整及禁用药物说明,以保障围术期安全。

21. 麻醉前用药和麻醉辅助用药有什么区别吗?

麻醉前用药主要包括催眠药、安定镇静药、抗胆碱药、镇痛药,主要是在麻醉与手术前使用,安定镇静药可在手术前一天用药。而麻醉辅助用药主要是在麻醉与手术期间使用的药物,包括镇静、镇痛和肌肉松弛药等,目的是达到更好的麻醉效果。

22. 麻醉手术前为什么要用抗胆碱能药物?

抗胆碱能药物作为麻醉前用药,能通过阻滞节后胆碱能神经所支配的效应器上胆碱受体,抑制多种平滑肌的作用及腺体的分泌,抑制迷走神经反射,从而平衡自主神经系统的功能。应用抗胆碱能药物,能减少麻醉并发症,降低围术期风险。尤其对于患儿,术前给予足量的抗胆碱药,可有效减少口咽和呼吸道分泌物,预防气管插管操作及手术过程中可能出现的迷走神经反射。

23. 抗胆碱药物的常见不良反应?

常用的抗胆碱药物有阿托品、山莨菪碱、东莨菪碱、颠茄和溴丙胺太林等。该类药物常见不良反应主要有口干、皮肤干燥、颜面潮红、心悸、心率加快、瞳孔散大、尿潴留、头晕、兴奋、烦躁和惊厥等。通常慎用于伴有冠状动脉硬化性心脏病,心力衰竭,麻痹性肠梗阻,食管贲门失弛缓症,消化性溃疡合并幽门梗阻,急性胰腺炎合并肠麻痹、腹胀,前列腺肥大,青光眼,高热,脑出血急性期和急性胃出血等患者。

24. 麻醉前用药的原则是什么?

麻醉前用药应遵循下列原则:① 按麻醉方法、手术部位及病情特点选择麻醉前用药的种类和剂量。② 全身麻醉和腹腔手术宜选用颠茄类药,区域宜用地西泮或巴比妥类药物;③ 下列情况镇痛镇静药物剂量可适当加大,如过度紧张,伴有剧烈疼痛,或甲亢;④ 1 岁以内小儿、颅内压升高、呼吸功能不全和支气管哮喘及肝功能严重损害患者,慎用麻醉性镇痛药;⑤ 急症创伤患者,如无充足时间准备,术前用药可改为静脉注射,用量酌减。

25. 安定类药物术前用药的作用是什么?

安定类药物术前用药的主要作用是稳定情绪、减轻焦虑、提高睡眠质量,同时还可以减少术中麻醉药的用量和产生术后遗忘作用。

26. 什么是手术前心理护理?

手术前患者最常见的心理问题是焦虑,随着手术日的临近,患者的焦虑值增高,从而影响患者的食欲、睡眠和休息,导致患者健康状况下降,减低患者对手术的耐受性。术前针对患者开展心理护理,有效减轻患者的应激反应,减少体内糖皮质激素和儿茶酚胺的分泌,使患者心率、血压保持平稳,有利于减少术后并发症。

27. 阿片类镇痛药在术前用药的常见不良反应?

手术前使用阿片类镇痛药目的是提高疼痛阈值,常见的不良反应为眩晕、恶心、排尿困难,过量可致急性中毒,出现昏迷、呼吸深度抑制现象。对于诊断不明的急性腹痛,支气管哮喘、肺心病,颅脑损伤所致的颅内压升高患者禁用。

28. 肥胖患者术前用药的建议?

肥胖患者术前用药包括降压药、抗焦虑药、镇痛药、抗胆碱能药、抗生素以及预防吸入性肺炎和深静脉血栓形成的药物等。降压药物宜根据药理作用和手术特点,制定合适的术前用药计划,苯二氮䓬类药物可用于术前镇静和抗焦虑。但由于肥胖患者有发生上呼吸道梗阻的可能，因此术前用药中应尽量避免麻醉性镇痛药物的使用，术前可应用 H_2 受体阻滞剂预防和减轻误吸的危害。应根据手术种类和手术部位决定预防性使用抗生素的种类和剂量。

（徐浩　徐礼鲜）

阿片类镇痛药

1. 什么是阿片类镇痛药？

   阿片类镇痛药物是一类通过激动外周和中枢神经系统 μ、κ 和 δ 阿片受体而发挥镇痛作用的药物，包括 μ 阿片受体完全性激动剂、部分激动剂、阿片受体混合激动-拮抗剂或复方阿片类镇痛药物。

2. 阿片类药按化学结构如何分类？

   阿片类药物按化学结构分类，可分为吗啡类和异喹啉类，吗啡类里面含有吗啡、可待因等成分，而异喹啉类则主要含有罂粟碱，有平滑肌松弛作用。

3. 阿片类药按来源如何分类？

   阿片类药物按来源该类药物可分为天然阿片类、半合成衍生物和合成的阿片类镇痛药。

4. 阿片类药按受体如何分类？

   阿片类药物按受体类型可分为 μ、κ、δ 和 σ 受体激动剂。

5. 阿片类药按药理作用如何分类？

   阿片类药物按药理作用可分为激动药、激动-拮抗药、部分激动药和拮抗药。

6. 阿片类药按镇痛强度如何分类？

   阿片类药物按镇痛强度可分为强阿片药和弱阿片药，强阿片类药包括吗啡、芬太尼，弱阿片如可待因、双氢可待因等。

7. 阿片类镇痛药的优点是什么？

阿片类镇痛药优点是镇痛效果较为确切，可以有效缓解或者消除各种疼痛。

8. 阿片类镇痛药的主要不良反应是什么？

手术前使用阿片类药物的主要不良反应是，可产生镇静或增强镇静药物的作用，有些患者出现意识模糊、嗜睡、恶心、呕吐、瘙痒、呼吸抑制等短暂反应，持续用药数天或 1～2 周后这些症状都可以消失。

9. 哪些属于天然类阿片药？

阿片是罂粟科植物罂粟未成熟蒴果浆汁的干燥物，内含 20 多种生物碱，其中只有吗啡、可待因、罂粟碱 3 种在临床上具有药用价值。吗啡、可待因属于菲类生物碱，具有镇痛作用，吗啡是镇痛药的代表，主要作用于中枢神经系统及胃肠道平滑肌。可待因又称甲基吗啡，在阿片中含量约 0.5%，临床上可待因用于中等程度疼痛止痛，与解热镇痛药合用有协同作用，也是典型的中枢性镇咳药。罂粟碱无镇痛作用，但对血管、心脏或其他平滑肌有直接的非特异性松弛作用，主要用于治疗脑、心以及外周血管痉挛所致的缺血，肾、胆或胃肠道等内脏痉挛。

10. 哪些是合成类阿片药？

合成的阿片类镇痛药通常分为四类：① 苯丙吗啡烷类，如哌替啶、芬太尼等；② 吗啡喃类，如左吗啡喃；③ 苯异吗啡烷类，如喷他佐辛；④ 二苯甲烷类，如美散酮。

11. 作用于 μ 受体的阿片类药物有哪些？

作用于阿片 μ 受体的激动剂如吗啡、氢吗啡酮、芬太尼、舒芬太尼、瑞芬太尼、美沙酮、哌替啶、羟考酮、丁丙诺啡等。镇痛作用强，有呼吸抑制和成瘾等不良反应。

12. 围麻醉期阿片类药物主要应用于以下几方面？

（1）作为全麻诱导与麻醉术中维持用药，用以抑制操作性不良刺激和创伤疼痛所致的心血管应激反应。全麻术中常用的阿片类药物为芬太尼、瑞芬太尼、舒芬太尼等。

（2）椎管内应用，小剂量阿片类药物可在硬脊膜外隙或蛛网膜下隙应用，以治疗各种急性或慢性疼痛。

（3）术后自控镇痛。

（4）其他如脊神经干阻滞、臂神经丛或颈神经丛阻滞效果欠佳时使用阿片类镇痛药弥补前者镇痛不全。

13. 不同阿片受体激动后的主要作用是什么？

激动 μ_1 的作用为脊髓以上镇痛、镇静、催乳素分泌；激动 μ_2 的作用为呼吸抑制、心动过缓、欣快感、缩瞳、抑制胃肠道蠕动、恶心、呕吐。激动 κ 的作用为脊髓以上镇痛、镇静、致幻作用、利尿（抑制抗利尿激素释放）。激动 δ 的作用为脊髓镇痛、呼吸抑制、缩瞳、调控 μ 受体活性。激动 σ 的作用为呼吸增快、心血管激动（心率增快，血压升高）、致幻作用、瞳孔散大。

14. 阿片类镇痛药主要作用机制是什么？

阿片类镇痛药物通过与外周及中枢神经系统（脊髓及脑）的阿片受体结合，降低感觉神经元的去极化幅度，从而抑制痛觉传导。

15. 长期服用阿片类镇痛药引起便秘如何预防？

阿片类镇痛药作用于胃肠道的阿片受体导致胃肠蠕动减少，引起排便次数减少（每周 <3 次），粪便干硬和排便困难。预防措施主要是多饮水，多吃新鲜蔬菜、水果等富含纤维素的食物，适当锻炼身体，建立良好的排便习惯。其次可采用多库酯钠、乳果糖等大便软化剂，液状石蜡大便润滑剂，或选用大黄、番泻叶或比沙可啶等刺激性泻药预防。

16. 如何预防阿片类镇痛药引起的恶性呕吐？

恶心呕吐是口服阿片类止痛药物常见的不良反应，其发生率约为 40%。一般发生于阿片类药物的使用初期，症状多在 $1\sim2$ 周内缓解。建议在初用阿片类药物的数天内给予甲氧氯普胺（胃复安）等止吐药预防恶心、呕吐，必要时可采用昂丹司琼、格拉司琼或帕洛诺司琼等 5-HT3 受体拮抗剂。临床实践中，一些医生使用多潘立酮、地塞米松、维生素 B_6 等药物辅助治疗也取得了一定疗效。

17. 如何预防阿片类镇痛药引起嗜睡或过度镇静？

阿片类药物使用的最初几天内可能出现嗜睡或过度镇静等，一般 1 周左右症状自行消失。呼吸抑制是阿片类药物最严重的不良反应。如果患者出现显著的过度镇静症状,则应减少阿片类镇痛药的剂量,待症状减轻后再逐渐调整剂量至满意镇痛,也可采用茶、咖啡等饮食调节,必要时可给予咖啡因或右苯丙胺等兴奋剂治疗。少数情况下,患者的过度镇静症状持续加重,此时应警惕出现药物过量/中毒及呼吸抑制等严重不良反应。

18. 如何预防阿片类镇痛药引起的眩晕?

使用阿片类镇痛药眩晕的发生率为 6% 左右,眩晕主要发生于阿片类药物治疗的初期。晚期癌症、老年人、体质虚弱、合并贫血等患者,使用阿片类药时容易发生眩晕。应避免初始用药剂量过高。轻度眩晕可能在使用阿片类药数日后自行缓解,中、重度眩晕则需要酌情减低阿片类药物的用药剂量,严重者可以酌情考虑选择抗组胺类药物、抗胆碱能类药物或催眠镇静类药物,以减轻眩晕症状。

19. 如何防治阿片类镇痛药引起的尿潴留?

使用阿片类镇痛药尿潴留发生率低于 5% 左右,脊椎麻醉术后、合并前列腺增生或同时使用镇静剂患者可能增加发生尿潴留的危险性。如阿片类镇痛药和镇静剂联合使用,尿潴留发生率可能高达 20%。脊椎麻醉术后,使用阿片类药物发生尿潴留的危险率可能增加至 30%。预防的方法是避免同时使用镇静剂,避免膀胱过度充盈,给患者良好的排尿时间和空间。治疗方法首选采取流水诱导法、热水冲会阴部法或膀胱区按摩法诱导自行排尿,对于难以缓解的持续尿潴留患者可考虑换用镇痛药物或导尿。

20. 如何防治阿片类镇痛药引起的皮肤瘙痒?

阿片类镇痛药引起皮肤瘙痒的发生率低于 1%。但对于皮脂腺萎缩的老年、皮肤干燥、癌症晚期、黄疸及糖尿病等患者皮肤瘙痒发生率较高。通常采用皮肤护理减轻瘙痒刺激,贴身内衣宜选择质地松软的棉制品,并注意皮肤卫生,避免搔抓、摩擦、强刺激性外用品等不良刺激。严重者可适当选择凡士林、羊毛脂等润肤剂局部使用,也可口服苯海拉明、异丙嗪等治疗,但二类药合用可增强镇静作用,建议选择低剂量和个体化调整用药。

21. 如何防治阿片类镇痛药过量和中毒?

阿片类镇痛药过量临床表现是呼吸抑制,呼吸次数减少(<8 次/分)和(或)潮气量减少、潮式呼吸、发绀、心动过缓和低血压,严重时可出现呼吸暂停、深昏迷、心

脏停搏甚至死亡。解救呼吸抑制最有效的方法是保持呼吸道通畅,通过辅助或控制呼吸保证生理通气量,同时使用纳洛酮等阿片受体拮抗剂,严密监测生命体征,直到患者恢复自主呼吸。口服用药中毒者必要时洗胃减少阿片类镇痛药吸收。

22. 阿片类物质的戒断综合征主要有哪些表现?

阿片类物质的戒断症状多于停药后 5~6 小时出现,表现为强烈渴求阿片类药物,流涕流泪、肌肉疼痛或抽筋、胃肠痉挛、恶心、呕吐、腹泻、瞳孔扩大、反复寒战、心动过速、睡眠不安等。

23. 什么是阿片受体激动-拮抗药?

阿片受体激动-拮抗药有纳布啡、布托啡诺、喷他佐辛、地佐辛,主要激动 κ 受体,对 δ 受体有一定激动作用,对 μ 受体有不同程度的拮抗作用,可用于中、重度疼痛等。阿片受体激动-拮抗药可与 NSAIDs 联用,但与 μ 受体激动药联用需谨慎。

24. 什么是阿片受体拮抗剂?

阿片受体拮抗剂本身无明显的药理效应,但与阿片受体的亲和力比吗啡强,能阻止吗啡和阿片类物质与阿片受体结合产生竞争性拮抗作用。吗啡中毒患者仅需注射小剂量即能迅速翻转吗啡的作用,1~2 分钟使呼吸抑制现象消失,增加呼吸频率。吗啡依赖者应用阿片受体拮抗剂纳洛酮或纳曲酮后迅速诱发出戒断症状。

25. 阿片受体拮抗剂主要临床应用是什么?

阿片受体拮抗剂主要用于阿片类药物中毒,迅速缓解呼吸抑制及其他中枢抑制症状,使昏迷患者复苏。还可用于乙醇中毒、中重度一氧化碳中毒、缺血性脑血管疾病、心力衰竭等治疗。

(徐浩　徐礼鲜)

第十二章

非阿片类中枢性镇痛药

1. 什么是非阿片类镇痛药？

非阿片类镇痛药是指镇痛作用不是通过激动体内阿片受体而产生的镇痛药物，可单独用于术前或术后轻度至中度疼痛的短期治疗。

2. 非阿片类镇痛药按作用机制可分为哪几类？

非阿片类镇痛药按作用机制主要分为以下 2 类：① 非甾体抗炎镇痛药：具有解热镇痛作用，且多数兼具消炎、抗风湿、抗血小板聚集作用的药物。主要用于治疗炎症、发热和疼痛，如吲哚美辛、对乙酰氨基酚、布洛芬（芬必得）、萘普生、舒林酸（奇诺力）和塞来昔布（西乐葆）等。② 非阿片类中枢性镇痛药：作用于中枢神经系统，影响痛觉传递而产生镇痛作用，如曲马多、氟吡汀。

3. 对乙酰苯胺类镇痛药主要的代表药及药理作用是什么？

对乙酰苯胺类镇痛药是一种环氧化酶抑制剂，通过选择性抑制下丘脑体温调节中枢前列腺素的合成，导致外周血管扩张、出汗而达到解热的作用。通过抑制前列腺素等的合成和释放，提高痛阈而起到镇痛作用，属于外周性镇痛药。代表药物是对乙酰氨基酚。

4. 环氧合酶抑制剂镇痛药主要的代表药及药理作用是什么？

环氧合酶（cyclooxygenase，COX）抑制剂是一种非甾体抗炎药（nonsteroidal antiinflammatory drugs，NSAIDs），具有抗炎活性，通过抑制 COX 阻断前列腺素的合成，从而起到抗炎作用。主要代表药是氟比洛芬酯和酮咯酸。

5. 选择性 COX‐2 抑制剂镇痛药主要的代表药及药理作用是什么？

选择性 COX‐2 抑制剂是一类新型 NSAIDs，因其选择性地抑制 COX‐2 靶点的活性，对 COX‐1 靶点影响较小，不良反应较少、较轻。主要代表药是帕瑞昔布钠和塞来昔布。

6. α₂ 受体激动剂主要的代表药及药理作用是什么？

α_2 受体激动剂是一种相对选择性 α_2 受体激动的药物，具有镇静、抗焦虑、抗交感及镇痛作用，可用于手术期间不同的需求。主要代表药是右美托咪定。

7. NMDA 受体拮抗剂主要的代表药及药理作用是什么？

NMDA 受体拮抗剂主要的代表药是氯胺酮，是一种 NMDA 受体非特异性拮抗剂，除作用于 NMDA 受体外，还可在阿片类受体、单胺能类受体、胆碱能递质受体、γ 氨基丁酸受体和钙离子通道等位置产生作用。

8. 钙通道阻滞剂主要的代表药及药理作用是什么？

钙通道阻滞剂主要通过阻断心肌和血管平滑肌细胞膜上的钙离子通道，抑制细胞外钙离子内流，使细胞内钙离子水平降低而引起心血管等组织器官功能改变的药物。而具有镇痛作用的钙通道阻滞剂主要代表药为普瑞巴林和加巴喷丁，作为多模式镇痛的组成部分。

9. 对乙酰氨基酚主要临床适应证是什么？

对乙酰氨基酚主要适用于缓解轻度至中度疼痛，如感冒引起的发热、头痛、关节痛、神经痛、偏头痛以及痛经等。

10. 对乙酰氨基酚可能的不良反应是什么？

少数病例应用对乙酰氨基酚后可发生过敏性皮炎（皮疹、皮肤瘙痒等）、粒细胞缺乏、血小板减少、高铁血红蛋白血症、贫血及肝、肾功能损害等不良反应。

11. 对乙酰氨基酚与其他药物的相互作用？

对乙酰氨基酚与阿片类药物合用于术后急性疼痛的治疗，可明显减少阿片类药物的用量。长期饮酒或应用其他肝酶诱导剂者，长期或超量应用对乙酰氨基酚可增加肝损害的风险，可增强抗凝药的药效；长期大量与 NSAIDs 合用时增加肾毒

性的风险；与强磺胺嘧啶和磺胺甲噁唑合用有增加肝损害的风险；与长甲氧苄啶合
用可引起贫血、血小板及白细胞减少。

12. 氟比洛芬酯与其他药物的相互作用有哪些？

　　氟比洛芬酯与其他药物的相互作用主要为：① 与其他镇痛药合用可增加镇痛
效果，可减少阿片类药物的用量，并减少阿片类药物的相关不良反应如恶心、呕吐
等并发症；② 禁止与洛美沙星、诺氟沙星、伊诺沙星合用，合用有导致抽搐的可能；
③ 慎与双香豆素类抗凝剂（华法林等）、甲氨蝶呤、锂剂、噻嗪类利尿剂（氢氯噻嗪
等）、髓袢利尿剂、新喹诺酮类抗生素、肾上腺皮质类激素（甲泼尼龙等）药物合用。

13. 氟比洛芬酯常见的不良反应有哪些？

　　氟比洛芬酯一般的不良反应为注射部位疼痛及皮下出血，有时出现恶心、呕
吐，氨基转移酶升高，偶见腹泻，罕见胃肠出血，有时出现发热，偶见头痛、倦怠、嗜
睡、畏寒，偶见血压上升、心悸，偶见皮肤瘙痒和过敏反应。罕见血小板减少、休克、
急性肾衰、肾病综合征及再生障碍性贫血等。

14. 口服氟比洛芬酯有什么注意事项？

　　既往有消化道溃疡病史者，有出血倾向、血液系统异常，心、肝、肾功能不全及
高血压病史者，有过敏、支气管哮喘病史者，尽量避免与其他的非甾体抗炎药合用，
不能用于发热患者的解热和腰痛症患者的镇痛，长期使用氟比洛芬酯建议要定期
监测血尿常规和肝功能，及时发现异常情况，给予减量或停药。

15. 孕妇及哺乳期妇女能使用氟比洛芬酯吗？

　　妊娠妇女应用氟比洛芬酯的安全性尚不清楚，妊娠或可能妊娠的妇女必须在
治疗获益大于潜在危险时才能应用，尽量不在妊娠末期应用，应用本品过程中避免
哺乳（可能会转移到母乳中）。

16. 服用酮咯酸是否引起严重的皮肤不良反应？

　　服用酮咯酸可能引起致命的严重皮肤不良反应的风险，如剥脱性皮炎、
Stevens Johnson 综合征和中毒性表皮坏死溶解症。这些严重事件可在没有征兆
的情况下出现，在第一次出现皮肤皮疹或过敏反应的其他征象时，应立即停用酮
咯酸。

17. 临床哪种情况禁用帕瑞昔布钠？

　　曾有严重药物过敏反应史，有应用非甾体抗炎药后发生胃肠道出血或穿孔病史，活动性消化道溃疡或胃肠道出血，处于妊娠后 1/3 孕程或正在哺乳的患者，严重肝功能损伤、炎症性肠病、充血性心力衰竭、缺血性心脏疾病，外周动脉血管和（或）脑血管疾病和冠状动脉搭桥手术术后疼痛等情况禁用帕瑞昔布钠。

18. 塞来昔布的主要禁忌证是什么？

　　塞来昔布禁用于磺胺、塞来昔布过敏者及应用阿司匹林或其他非甾体抗炎药后诱发哮喘、荨麻疹或过敏反应的患者，禁用于冠状动脉搭桥手术围术期疼痛的治疗、有活动性消化道溃疡和（或）出血及重度心力衰竭患者。

19. 右美托咪定在特殊人群中应用的注意事项是什么？

　　在特殊人群中应用时应注意：

　　（1）尚未确定右美托咪定用于孕妇的安全性，不推荐用于围产期。尚未确定右美托咪定经乳汁分泌情况，哺乳期妇女应当慎用。

　　（2）老年患者应用本品后心动过缓和低血压的发生率较高，负荷剂量应减少。

　　（3）右美托咪定可能引起低血压、心动过缓及窦性停搏等严重不良反应；严重心脏传导阻滞或心脏功能衰竭的患者应慎用。

　　（4）右美托咪定主要经肾脏排泄，慢性肾脏疾病或急性肾损伤患者慎用。

20. 氯胺酮有什么新用途？

　　近年来随着人们对氯胺酮作用机制及其对映体药理性质的深入认识，它的应用范围不断拓宽，临床上有一种重新评价氯胺酮的趋势。

　　（1）氯胺酮作为镇痛药物在小儿临床诊断性检查、治疗与麻醉中有一定应用价值。

　　（2）关于使用 NMDA 受体拮抗剂氯胺酮治疗抑郁症越来越受到临床医生的重视。

　　（3）艾司氯胺酮是右旋氯胺酮，它与 NMDA 受体和阿片 μ 受体的亲和力更高，故较氯胺酮具有更强的镇痛效果，适合与安眠药联用诱导和实施全身麻醉，作为局部麻醉的补充，儿童麻醉，以及在急救护理中用于麻醉和镇痛，也可能成为一种新型抗抑郁药。

21. 氯胺酮是毒品吗？

氯胺酮是一种常用麻醉药品,主要适用于各种表浅、短小手术麻醉、不合作小儿的诊断性检查麻醉及全身复合麻醉。但具有很强的致瘾性,被称为 K 粉。氯胺酮和吗啡类制剂既是药品,也是毒品。

22. 临床应用加巴喷丁的注意事项是什么？

加巴喷丁结构与 γ 氨基丁酸类似,但并非 GABA 受体的激动剂,与脑组织神经元上所结合的受体尚未确定,故其作用机制尚未弄清。常见的不良反应为嗜睡、眩晕、运动失调、疲劳、眼球震颤、头痛、震颤、复视、鼻炎、恶心与呕吐。偶有惊厥、咽炎、发音不良、体重增加、消化不良、遗忘、神经过敏等。加巴喷丁过敏者和哺乳患者禁用,肾功能损害的患者慎用。

23. 临床应用普瑞巴林的注意事项是什么？

普瑞巴林为 GABA 类似物,结构和作用与加巴喷丁相似,具有抗癫痫、镇痛和抗焦虑活性。不良反应可见头晕、嗜睡、共济失调、头痛、语言障碍、震颤、健忘、神经错乱、思维紊乱、周围性水肿、P－R 间期延长,偶见唾液缺乏、便秘、血小板减少、视力模糊等。可增强中枢神经系统抑制药和酒精的镇静作用。

24. 曲马多的镇痛机制是什么？

曲马多为合成的可待因类似物,与阿片受体有很弱的亲和力,其机制是通过抑制神经元突触对去甲肾上腺素的再摄取,并增加神经元外 5－羟色胺浓度,影响痛觉传递而产生镇痛作用。镇痛作用强度为吗啡 $1/10 \sim 1/8$,无抑制呼吸作用,依赖性小。有镇咳作用,强度为可待因的 50％。不影响组胺释放,无致平滑肌痉挛作用。

25. 曲马多镇痛的主要适应证是什么？

曲马多用于各种中、重度急慢性疼痛,如癌症疼痛、骨折或各种术后疼痛、牙痛、关节痛、神经痛及分娩痛。

26. 曲马多的主要不良反应是什么？

曲马多常见的不良反应有出汗、眩晕、恶心、呕吐、食欲减退及排尿困难等。少见心悸、心动过缓或直立性低血压或循环性虚脱。偶见胸闷、口干、疲劳、瘙痒、皮疹。静脉注射速度过快还可出现面部潮红、多汗和一过性心动过速。肝、肾功能不全患者,心脏病患者酌情减量或慎用。严重脑损伤、视力模糊、呼吸抑制患者禁用。

27. 什么是多模式联合镇痛?

多模式联合镇痛是将作用机制不同的药物组合在一起,采用不同的给药方式,作用于疼痛传导路径的不同层面,发挥镇痛的协同或相加作用。并使每种药物使用剂量最低化,从而降低单一药物的剂量和不良反应,减少神经、内分泌及免疫系统等不利影响,最终达到平衡镇痛和高效镇痛,稳定术后内环境和加快术后康复。

28. 中药可以用来止痛吗?

临床上具有止痛功效的中药比较多,大多数都是一些具有活血化瘀、行气止痛的中药。常用的有元胡、乳香、没药、三棱、莪术、赤芍、丹参、当归、虎杖、鸡血藤、川芎、桃仁、郁金、姜黄、红花、香附、蒲黄、五灵脂、益母草、牛膝、水蛭、降香、泽兰、月季花、凌霄花、王不留行、苏木、干漆等。其中元胡所含有的延胡索素,具有很好的止痛作用,可以治疗各种疼痛。在临床具体应用这些止痛的中药时需要注意,不能长期服用,如果有血虚或者是出血等情况时禁止服用。具体用药情况要以面诊医生指导为准,不要盲目用药。如果用药不对症,不仅没有治疗效果,还会影响健康。

29. 最常见的止痛穴位有哪些?

中医认为人体很多穴位都是联通身体各个器官,因此找出身体的止痛穴位按摩就能消除或是减轻疼痛感。如列缺穴可缓解头项部疼痛,合谷穴主治头面部疼痛,内关穴主治胃痛,神门穴可治疗心绞痛,腰背疼痛疗效好的为委中穴。

（徐浩　徐礼鲜）

第十三章

非甾体抗炎镇痛药

1. 什么是非甾体抗炎药(NSAIDs)?

非甾体抗炎药(non-steroidal anti-inflammatory drugs,NSAIDs)是一类具有解热、镇痛和抗炎作用的药物,临床上广泛用于治疗急、慢性疼痛,包括风湿性疾病、头痛、痛经、外伤及术后疼痛等。

2. 非甾体抗炎药的作用有哪些?

(1) 解热作用:NSAIDs 通过抑制中枢前列腺素的合成发挥解热作用,这类药物只能使发热者的体温下降,而对正常体温没有影响。

(2) 镇痛作用:NSAIDs 产生中等程度的镇痛作用,镇痛作用部位主要在外周。

(3) 抗炎作用:NSAIDs 通过抑制前列腺素的合成,抑制白细胞的聚集,减少缓激肽的形成,抑制血小板的凝集等作用发挥抗炎作用。

(4) 抑制肿瘤作用:NSAIDs 对肿瘤的发生、发展及转移均有抑制作用,与其他抗肿瘤药物有协同作用。

3. 常用非甾体抗炎药有哪些?

常用 NSAIDs 有以下几类:

(1) 水杨酸类:阿司匹林。

(2) 苯胺类:对乙酰氨基酚。

(3) 吲哚类和茚乙酸类:吲哚美辛。

(4) 其他酸类:双氯芬酸、布洛芬、萘普生、吡罗昔康、塞来昔布、保泰松、尼美舒利等。

4. 不同类型的非甾体抗炎药可以联合使用吗?

不推荐同时使用 2 种或 2 种以上的 NSAIDs,因其增加风险而不增加临床获益。

5. 非甾体抗炎药的镇痛机制是什么?

NSAIDs 主要通过抑制环氧酶(COX)影响花生四烯酸的代谢,使前列腺素的合成减少,也可能通过对外周及中枢神经元的直接作用产生镇痛效应。

6. 非甾体抗炎药的常见不良反应有哪些?

(1) 消化系统不良反应:胃肠道刺激和组织损害。

(2) 神经系统不良反应:头痛、头晕、耳鸣等。

(3) 泌尿系统不良反应:急性肾功能不全、间质性肾炎、肾乳头坏死、水钠潴留、高血钾等。

(4) 血液系统不良反应:血细胞减少、凝血功能障碍。

(5) 肝损害。

(6) 过敏、皮疹。

7. 非甾体抗炎药不良反应的危险因素有哪些?

(1) 年龄:年龄越大,不良反应的发生率越高。

(2) 用药剂量越大、疗程越长,不良反应的发生率越高。

(3) 既往有消化性溃疡或出血史。

8. 与非甾体抗炎药有关的上消化道并发症的危险因素有哪些?

年龄、既往溃疡病史、不良饮食习惯、幽门螺杆菌感染、合并有心血管病史等是 NSAIDs 导致消化道不良反应发生的危险因素。

9. 非甾体抗炎药引起消化道溃疡和出血的原因是什么?

NSAIDs 可引起胃肠道黏膜损伤:NSAIDs 可削弱黏膜屏障,对胃肠道黏膜产生直接毒性作用;NSAIDs 通过抑制 COX,削弱了黏膜的保护作用,造成血管内皮细胞损伤、黏膜细胞缺血脱落;NSAIDs 可抑制血小板凝集,使原有的溃疡出血,同时可加重胃肠道原有的病变。

10. 选择性非甾体抗炎药更安全吗？

选择性 COX-2 抑制剂因为避免了抑制 COX-1 而产生的胃肠道不良反应，因此 COX-2 抑制剂的胃肠道安全性较佳。

11. 非甾体抗炎药对肾功能的影响是什么？

NSAIDs 可减少肾血流灌注，使肾素分泌减少，醛固酮下降，导致水钠潴留、高血钾。同时，NSAIDs 可影响肾小管功能和肾脏浓缩功能，可能造成急性肾功能不全、间质性肾炎、肾乳头坏死、肾衰竭等。

12. 冠心病患者应用非甾体抗炎药有什么风险？

NSAIDs 通过抑制 COX-2 的合成，导致水钠潴留，血压升高，增加心脏后负荷，加重冠心病的症状，增加心血管事件风险；选择性 COX-2 抑制药还会增加血栓形成的风险，增加房颤、深静脉血栓的发病风险，容易导致心肌梗死和缺血性脑卒中的发生。

13. 非甾体抗炎药会增加脑卒中风险吗？

NSAIDs 中的选择性 COX-2 抑制药会增加血栓形成的风险，因而易导致缺血性脑卒中的发生。

14. 非甾体抗炎药对血小板功能有什么影响？

非选择性 NSAIDs 通过抑制 COX 的活性而引起血小板聚集功能受损以及血管收缩不良。

15. 妊娠期可以使用非甾体抗炎药吗？

目前尚未发现 NSAIDs 有明显的致畸作用，但吲哚美辛可使胎儿动脉导管闭锁，引起持续性肺动脉高压，为妊娠期禁用。其余 NSAIDs 在妊娠早期可以使用，在孕末期应慎用。

16. 哺乳期患者可以使用非甾体抗炎药吗？

多数 NSAIDs 对哺乳期患者是安全的。吲哚美辛禁用于哺乳期。

17. 儿童患者疼痛治疗如何安全使用非甾体抗炎药?

NSAIDs 单次或重复给药可有效缓解儿童轻、中度疼痛,但对于有凝血障碍的儿童应慎用,避免大剂量及长期使用,长期用药应定期检查肝、肾功能及血常规。对造血功能不全的患者应避免使用此类药物,尤其是应禁用安乃近或含氨基比林的复方制剂。

18. 非甾体抗炎药的给药方式有哪些?

口服、外用、肌肉注射、静脉注射。

19. 什么是非甾体抗炎药的"天花板"效应?

在有效镇痛剂量增加至一定程度时,再增加用药剂量,其镇痛效果并不能增强,反而增加其不良反应和毒副作用。

20. 非甾体抗炎药在多模式镇痛中的方案有哪些?

NSAIDs 常与阿片类药物、非阿片类镇痛药用于患者静脉自控镇痛,或与区域阻滞组成多模式镇痛方案;亦可单独用于小手术术后镇痛。

21. 非甾体抗炎药最佳适用人群有哪些?

NSAIDs 适用于风湿性疾病、类风湿疾病、炎性疾病、软组织和运动损伤、牙痛、痛经、外伤或手术后疼痛及发热人群的治疗。

22. 非甾体抗炎药可以长期使用吗?

NSAIDs 应避免长期使用,以免增加其不良反应发生率,如消化道溃疡及出血、肝肾损害等,使用 NSAIDs 期间应定期随访,检查肝、肾功能。

23. 非甾体抗炎药的禁忌证有哪些?

(1) 目前有活动性溃疡或有消化道出血。

(2) 血小板减少症、血友病、溶血性贫血者。

(3) 严重肝、肾功能不全。

(4) 严重高血压和充血性心力衰竭者。

(5) 对本品过敏者。

24. 阿司匹林过敏的人可以用非甾体抗炎药吗?

根据患者的过敏史判断其属于哪一类过敏反应,必要时进行激发试验和皮肤试验。

若属于非免疫介导的过敏反应,阿司匹林为特异性的 COX-1 抑制剂,则应避免所有可抑制 COX-1 的 NSAIDs,可以通过 COX-2 口服激发试验进行选择替代。

若属于免疫介导的过敏反应,那么需避免病史中与阿司匹林化学结构同类的 NSAIDs。阿司匹林为水杨酸衍生物,可以进行其他化学结构类别 NSAIDs 激发试验选择替代,如乙酸衍生物双氯芬酸钠、丙酸衍生物布洛芬等。

25. 如何正确服用非甾体抗炎药?

(1) 尽量避免大剂量、长期应用 NSAIDs。

(2) 有禁忌证者禁用,孕期及哺乳期慎用。

(3) 用药过程中如出现可疑不良反应时应立即停药。

(4) 用药期间不宜饮酒。

(5) 不宜与抗凝药合用,可能增加出血风险。

(6) 不宜同时使用两种或两种以上的 NSAIDs。

26. 如何减少非甾体抗炎药的不良反应?

(1) 应使用最低有效剂量且疗程宜短。

(2) 药物种类及剂量的选择应个体化,对老年患者应注意心血管和胃肠道的双重风险。

(3) 有胃肠道危险因素者应用选择性 COX-2 抑制药或非选择性 NSAIDs 加用质子泵抑制药。

(4) 一种 NSAIDs 足量使用 1~2 周无效后再换用另一种,避免 2 种及以上同时使用。

(张蓬勃)

第十四章

肌 肉 松 弛 药

1. 什么是肌肉松弛药？

即神经肌肉阻滞药，指可以选择性地作用于神经肌肉接头，与突触后膜上的 N_2 胆碱受体结合，暂时阻断了神经肌肉之间的兴奋传递，从而产生肌肉松弛作用的药物。

2. 使用肌肉松弛药的目的是什么？

消除声带活动，顺利和安全地置入通气设备；满足各类手术或诊断、治疗对骨骼肌松弛的要求；减弱或终止某些骨骼肌痉挛性疾病引起的肌肉强直；消除患者自主呼吸与机械通气的不同步。

3. 肌肉松弛药分类包括哪些？

（1）按作用机制分为：去极化型肌肉松弛药、非去极化型肌肉松弛药。

（2）按作用时效分为：超短效、短效、中效、长效。

（3）按化学结构分为：胆碱酯类、甾体类、苄异喹啉类。

4. 肌肉松弛药的作用机制和作用位点是什么？

去极化型肌肉松弛药与运动神经终板膜上的 N_2 受体结合，使突触后膜去极化，对乙酰胆碱的反应减弱或消失，从而导致骨骼肌的松弛；非去极化型肌肉松弛药，与乙酰胆碱竞争骨骼肌运动终板膜上的 N_2 胆碱受体，其本身没有内在活性，但是通过阻断 N_2 受体进一步与乙酰胆碱结合而使突触后膜不能去极化，导致骨骼肌松弛。作用位点均在突触后膜乙酰胆碱受体的 α 亚单位。

5. 什么是肌肉松弛药的 ED_{95}？

在 N_2O、巴比妥类药物和阿片类药物平衡麻醉下，肌肉松弛药抑制单刺激肌颤搐 95% 的药量。

6. 肌肉松弛药对自主神经功能的影响是什么？

琥珀酰胆碱可兴奋自主神经系统的胆碱能受体，而非去极化肌肉松弛药泮库溴铵则有抗迷走神经作用（或兴奋交感神经作用）和儿茶酚胺释放作用。

7. 肌肉松弛药对循环的影响是什么？

释放组胺，降低血压；激动毒蕈碱样受体、抗迷走神经张力诱发的窦性心动过缓，高钾血症导致交界性心律和各种室性心律失常等。

8. 如何预防肌肉松弛药引起的组胺释放？

避免使用引起组胺释放的肌肉松弛药；插管剂量不超过 3 倍 ED_{95}；分次缓慢静脉注射；使用组胺 H_1 和 H_2 受体拮抗剂；预防性应用激素。

9. 过敏反应发生率最高的肌肉松弛药包括哪些？

琥珀酰胆碱和筒箭毒碱。

10. 肌肉松弛药过敏反应如何处理？

可给予肾上腺素（$1\sim10\ \mu g/min$），其具有正性肌力和支气管扩张作用；抑制炎性介质（氢化可的松或甲泼尼龙）；快速输注液体；使用扩张支气管药物（沙丁胺醇等）。

11. 如何预防去极化型肌肉松弛药琥珀酰胆碱引起的肌束震颤？

预先给予小剂量非去极化型肌肉松弛药。

12. 使用琥珀酰胆碱对血钾的影响是什么？

琥珀酰胆碱引起肌纤维去极化，使细胞内 K^+ 释放，导致血钾升高。

13. 肌肉松弛药起作用的顺序是什么？

机体不同部位的骨骼肌对肌肉松弛药的敏感性存在差异。眼部、颜面部、咽喉部及颈部负责精细动作的肌肉较易被松弛,其次为上下肢、肋间肌和腹部肌肉松弛,膈肌最后松弛。

14. 肌肉松弛药可以通过胎盘吗?

肌肉松弛药属于水溶性大分子药物,较少透过胎盘屏障。

15. 重症肌无力患者如何选择使用肌肉松弛药?

重症肌无力患者对琥珀酰胆碱不敏感,需要增加剂量;但是对非去极化型肌肉松弛药则比较敏感,需要减少用量。

16. 肥胖患者应按什么体重给予肌肉松弛药?

肥胖患者血液中假性胆碱酯酶的含量增加,琥珀酰胆碱给药应按照实际体重计算;而非去极化型肌肉松弛药建议按照理想体重给药,以避免作用时间延长。

17. 肝肾功能不全患者如何使用肌肉松弛药?

肝肾功能严重受损时,应避免使用其消除主要依赖于肝肾的药物。对肝肾功能严重受损患者,可选择经 Hofmann 消除的顺阿曲库铵。

18. 新生儿和婴幼儿如何使用肌肉松弛药?

新生儿和婴幼儿对肌肉松弛药敏感性高,血药浓度相对低,因此药物负荷量与成人相同。由于分布容积大,肝功能不完善,肌肉松弛药维持时间相对较长,应尽量选择对肝功能影响小的药物;婴幼儿使用肌肉松弛药易引起窦性心动过缓,建议术前应用阿托品。

19. 老年患者使用肌肉松弛药应注意什么?

老年患者使用非去极化型肌肉松弛药可能增加术后残余肌肉松弛和肺部并发症的风险,应适当减少药物用量,加强监测。

20. 恶性高热的特征是什么?

恶性高热是一种表达缺陷的遗传性疾病,临床上以接触诱发药物(主要是吸入麻醉药和某些肌肉松弛药)后迅速出现肌肉强直、高热、肌酶升高等症状为主要特征。

21. 哪些肌肉松弛药可引起的恶性高热？

　　琥珀酰胆碱。

22. 肌肉松弛作用怎么监测？

　　通过神经肌肉传导功能监测仪刺激外周神经干(尺神经)，诱发神经支配的肌群收缩。根据收缩效应评价肌肉松弛药的作用程度、时效及阻滞性质。常用的刺激模式有单刺激、强制刺激、4个成串刺激(TOF)、强直刺激后计数(PTC)及双短强直刺激。

23. 神经肌肉传导阻滞程度有哪些？

　　(1) 非去极化阻滞。① 极度阻滞：对任何刺激无反应；② 深度阻滞：TOF 无反应，PTC 有反应；③ 中度或手术所需阻滞：TOF 第一个反应出现；④ 恢复：TOF 第四个反应出现。

　　(2) 去极化阻滞。① I 相阻滞：TOF 或强直刺激的反应不衰减，不发生强直后易化。② II 相阻滞：TOF 或强直刺激的反应衰减，且出现强直后易化。

24. 理想的肌肉松弛药是什么样的？

　　作用强，起效快，时效短，无蓄积，毒性低，无组胺释放、心血管和其他不良反应，消除不依赖肝肾功能，代谢产物不再有肌肉松弛效能，能被抗胆碱酶药拮抗。

25. 术中追加肌肉松弛药的原则是什么？

　　以最少的肌肉松弛药剂量达到临床肌肉松弛的要求。

26. 非去极化型肌肉松弛药和去极化型肌肉松弛药可以联合使用吗？

　　可以。

　　(1) 用琥珀酰胆碱诱导，非去极化型肌肉松弛药维持麻醉。

　　(2) 给予琥珀酰胆碱前注射少量非去极化型肌肉松弛药，可减少肌颤，但非去极化型肌肉松弛药会减弱琥珀酰胆碱作用，随后给予琥珀酰胆碱的 ED_{95} 比单独使用时增加1倍。

　　(3) 在非去极化型肌肉松弛药药效减退时给予琥珀酰胆碱，常难以产生满意效果，甚至会出现 II 相阻滞，因此提倡麻醉全过程使用同一种肌肉松弛药。

　　　　　　　　　　　　　　　　　　　　　　　　　　　(张蓬勃)

第十五章

肌肉松弛拮抗药

1. 全身麻醉肌肉松弛残留的发生率是多少？

大量研究证明，在没有肌肉松弛监测的情况下，使用非去极化型肌肉松弛药的术后残余作用发生率可达 58%～88%。

2. 肌肉松弛残留的诊断标准是什么？

术后 4 个成串刺激（TOF）反应比值（TOFr）<0.9。

3. 肌肉松弛药残留阻滞的危害有哪些？

（1）呼吸肌无力，肺泡有效通气量不足，导致低氧血症和高碳酸血症。

（2）舌和咽喉部肌无力，不能维持上呼吸道通畅；吞咽肌群协调功能未完全恢复正常，增加反流误吸的风险。

（3）咳嗽无力，无法有效排出呼吸道内分泌物，引起术后肺部并发症。

（4）颈动脉体缺氧性通气反应受抑制，导致低氧血症。

（5）患者术后出现乏力、复视等不适征象。

4. 术后肌肉松弛药残留导致低通气的表现是什么？

SpO_2 正常或降低，血压升高，患者苏醒延迟，高碳酸血症，呼吸性酸中毒，眼结膜水肿，颅内高压，二氧化碳麻醉。

5. 肌肉松弛药残留阻滞的原因是什么？

（1）未能够根据患者病情特点和手术需求合理选用肌肉松弛药。

（2）长时间或多次应用中、长时效非去极化肌肉松弛药。

（3）复合应用与肌肉松弛药有协同作用的药物。

（4）个体差异：老年、女性、肌肉不发达和慢性消耗患者肌肉松弛药作用时间延长。

（5）低体温、水电解质紊乱及酸碱失衡，延长肌肉松弛药的代谢和排出，乙酰胆碱的合成和神经末梢乙酰胆碱囊泡释放受损。

（6）肝、肾功能严重受损，导致体内肌肉松弛药代谢、清除障碍。

（7）神经肌肉疾病。

6. 无肌肉松弛药残留的临床指征包括哪些？

（1）呛咳和吞咽反射恢复。

（2）头能持续抬离枕头 5 秒以上（反映肌肉强直收缩力）。

（3）呼吸平稳、呼吸频率 10～20 次/分，最大吸气压≤−50 cmH$_2$O。

（4）PEtCO$_2$ 和 PaCO$_2$≤45 mmHg。

上述 4 项为肌肉松弛药残留阻滞作用基本消除较为可靠的临床指征。

7. 肌肉松弛药残留阻滞作用怎么评估？

肌肉松弛监测仪能够及时、客观和定量地了解肌肉松弛药是否存在残留阻滞作用。早期认为，TOFr>0.7 时肌肉松弛药的残留作用已经消除。但进一步研究证实，呼吸肌从肌肉松弛药的作用中恢复较早，当 TOFr>0.7 时，呼吸功能已基本恢复，但咽喉部肌肉肌力恢复较晚，在 TOFr≥0.9 咽喉部肌肉的协调功能才能完全恢复正常，且颈动脉体缺氧性通气反应才能够不受损害。因此，TOFr<0.9 提示存在肌肉松弛药残留阻滞作用。

8. 如何预防肌肉松弛药残留阻滞作用？

（1）根据患者情况和手术需要，选用合适的肌肉松弛药和剂量，应给予能满足手术要求的最低剂量。

（2）改善患者全身情况，维持电解质和酸碱平衡正常。

（3）术毕无明确指征显示肌肉松弛药残留阻滞作用已完全消退的，应进行肌肉松弛药残留阻滞作用的拮抗。

（4）拔除气管内导管后，应在手术室或恢复室严密观测患者神志、保护性反射、呼吸道通畅度、肺泡通气量及氧合状态至少 30 分钟，确保患者安全。

（5）监测肌力恢复情况，注意肌肉松弛药药效的个体差异。

第十五章

9. 拮抗肌肉松弛药残余的重要性有哪些？

术后肌肉松弛药残余阻滞作用并非少见，应用拮抗肌肉松弛药残余阻滞作用的药物使骨骼肌收缩功能和反射活动完全恢复以减少手术后并发症和死亡率。

10. 肌肉松弛拮抗药有哪些？

新斯的明、溴吡斯的明、依酚氯铵、舒更葡糖钠；L-半胱氨酸。

11. 去极化型肌肉松弛药（琥珀酰胆碱）的肌肉松弛效应可以被拮抗吗？应如何终止其肌肉松弛效应？

不可以。人工通气维持足够通气量至自主呼吸恢复正常，改善全身状况，纠正低氧、电解质和酸碱平衡紊乱。琥珀酰胆碱由血浆和肝脏中的假性胆碱酯酶水解，必要时可以输注新鲜冰冻血浆。

12. 新斯的明拮抗非去极化型肌肉松弛药的原理是什么？

突触前膜中的突触囊泡释放乙酰胆碱，作用于突触后膜的乙酰胆碱受体，多余的乙酰胆碱被胆碱酯酶分解为乙酰辅酶和胆碱，再摄取到突触前膜中，合成乙酰胆碱储存起来。使用胆碱酯酶抑制剂后，乙酰胆碱的分解减少，与残余的肌肉松弛药竞争性结合乙酰胆碱受体，引起神经肌肉之间的兴奋传递。

13. 新斯的明给药时机是什么？

通常在给予中时效肌肉松弛药后 30 分钟以上、长时效肌肉松弛药 1 小时以上、TOF 计数≥2 或开始有自主呼吸时，拮抗肌肉松弛药残留阻滞作用。

14. 新斯的明给药剂量如何计算？

新斯的明 0.04～0.07 mg/kg，最大剂量 5 mg，起效时间 2 分钟，达峰时间 7～15 分钟，作用持续时间 2 小时。

15. 新斯的明的拮抗作用有封顶效应吗？

肌肉松弛药和乙酰胆碱竞争性与乙酰胆碱受体结合，具有明显的剂量依赖性。使用新斯的明后乙酰胆碱的分解减慢、浓度升高，可反复与肌肉松弛药竞争结合乙酰胆碱受体，一旦乙酰胆碱与受体结合的数量达到阈值，即可引起突触后膜去极化、肌肉收缩。因此，新斯的明的拮抗作用有封顶效应。

16. 为什么给予肌肉松弛拮抗药时需要给予抗胆碱药如阿托品？

给予抗胆碱酯酶药会出现肠蠕动增强、分泌物增多、支气管痉挛和心率减慢等毒蕈碱样胆碱能受体兴奋的不良反应，因此，须同时应用抗胆碱药。

17. 新斯的明和阿托品拮抗肌肉松弛时如何配比？

阿托品的剂量一般为新斯的明的半量或 1/3，需根据患者心率调整阿托品的剂量。

18. 使用新斯的明禁忌证包括哪些？

① 支气管哮喘；② 心律失常，尤其是房室传导阻滞、心肌缺血、瓣膜严重狭窄；③ 机械性肠梗阻；④ 尿路感染或尿路梗阻；⑤ 孕妇；⑥ 对溴化物过敏等。

19. 使用阿托品的禁忌证包括哪些？

① 痉挛性麻痹与脑损伤的小儿；② 心律失常、充血性心力衰竭、冠心病、二尖瓣狭窄；③ 反流性食管炎；④ 食管与胃的运动减弱；⑤ 青光眼；⑥ 溃疡性结肠炎；⑦ 前列腺肥大及尿路阻塞性疾患等。

20. 理想的肌肉松弛拮抗药是什么样的？

① 非去极化作用；② 起效快；③ 时效短，可控性好；④ 恢复迅速，无蓄积作用；⑤ 无心血管不良反应；⑥ 无组胺释放；⑦ 能被完全拮抗；⑧ 药效高；⑨ 代谢产物无药理学活性。

21. 新型非去极化型肌肉松弛拮抗药舒更葡糖钠可以拮抗哪种肌肉松弛药？

氨基甾体类肌肉松弛药，如目前常用的罗库溴铵。

22. 与新斯的明相比，舒更葡糖钠有什么优势？

舒更葡糖钠可以更精准、更快速，同时具有选择性的逆转深度或中度肌松状态，提高患者麻醉后自主呼吸、肌肉活动的恢复能力，改善其术后转归。舒更葡糖钠不需同时使用抗胆碱药物，血流动力学更平稳。

23. 舒更葡糖钠拮抗肌肉松弛药的原理是什么？

舒更葡糖钠是一种 γ-环糊精，只螯合甾体类非去极化型肌肉松弛药罗库溴铵和维库溴铵,对苄异喹啉类非去极化型肌肉松弛药(如阿曲库铵等)及去极化型肌肉松弛药(琥珀酰胆碱)无拮抗作用,是首个和唯一的选择性肌肉松弛拮抗剂。舒更葡糖钠按 1∶1 的比例结合血中游离罗库溴铵或维库溴铵,使得血中肌肉松弛药浓度迅速降低,神经肌肉接头处的罗库溴铵脱离乙酰胆碱受体,从而达到肌力恢复的效果。舒更葡糖钠和罗库溴铵结合后很难分离。

24. 舒更葡糖钠的推荐用法、用量是什么?

　　麻醉诱导后立即逆转罗库溴铵极深阻滞时(PTC=0),需静脉注射舒更葡糖钠 16 mg/kg;当罗库溴铵达到深度阻滞时(PTC=1～2),静脉注射舒更葡糖钠 4 mg/kg 可立即终止罗库溴铵作用;当 TOF 监测 T_2 再现时,静脉注射舒更葡糖钠 2 mg/kg,2 分钟内 TOFr 可恢复到 0.9;当 TOFr=0.5 时静脉注射舒更葡糖钠 0.2 mg/kg,亦可在 2 分钟内消除罗库溴铵残留阻滞作用。

25. 舒更葡糖钠的不良反应有哪些?

　　① 术后肌肉松弛药残余;② 过敏反应;③ 凝血功能障碍;④ 心血管作用;⑤ 支气管痉挛和喉痉挛;⑥ 负压性肺水肿;⑦ 其他不良反应:恶心呕吐、肾排泄时间延长、线粒体依赖的神经细胞凋亡、金属味异常味觉等。

(张蓬勃)

第十六章

局部麻醉药的分类

1. 什么是局部麻醉药？

简称局麻药，是一类在用药局部可逆地阻断神经冲动的发生和传导使神经支配的部位出现暂时、可逆性感觉（甚至运动功能）丧失的药物。

2. 局部麻醉药的基本结构包括哪些？

局部麻醉药的基本结构主要由三部分组成：芳香基团、中间链和氨基团。

3. 按照中间链的不同，局部麻醉药的分类？

依中间链的不同，局部麻醉药可分为两大类：中间链为酯键者为酯类局部麻醉药，常用药物有普鲁卡因、氯普鲁卡因和丁卡因；中间链为酰胺键者为酰胺类局部麻醉药，常用药物有利多卡因、丁哌卡因、罗哌卡因和依替卡因等。

4. 根据作用时效的不同，局部麻醉药的分类？

根据局部麻醉药作用时效进行分类：短效局部麻醉药有普鲁卡因、氯普鲁卡因；中效局部麻醉药有利多卡因、甲哌卡因和丙胺卡因；长效局部麻醉药有丁卡因、丁哌卡因、左丁哌卡因、罗哌卡因和依替卡因。

5. 临床上常用的酰胺类局部麻醉药有哪些？

常用的酰胺类局部麻醉药有利多卡因、丁哌卡因、罗哌卡因、依替卡因等。

6. 酰胺类局部麻醉药的代谢方式？

酰胺类局部麻醉药主要在肝脏内通过肝微粒酶体、酰胺酶分解。该类药物在肝内代谢的速率各不相同，代谢产物主要经肾脏排出，仅有不到 5％以原形从尿排出。利多卡因还有小部分通过胆汁排泄。

7. 酯类局部麻醉药的代谢方式？

酯类局部麻醉药主要通过假性胆碱酯酶水解，也有小部分以原形排出。酯酶主要存在于血浆中，肝细胞含量亦高，脑脊液中甚微。不同药物水解速率不同，氯鲁卡因最快，普鲁卡因居中，丁卡因最慢。

8. 与局部麻醉药亲脂疏水性有关的结构是什么？

局部麻醉药的结构主要由三部分组成：芳香基团、中间链和氨基团。芳香基团为苯核，是局部麻醉药亲脂疏水性的主要结构，使其具有脂溶性，易穿透神经细胞膜到达作用部位。改变这部分的结构，可产生不同脂溶性的局部麻醉药。

9. 酯类局部麻醉药发生变态反应的临床表现？

变态反应又称过敏反应，轻者仅见皮肤斑疹或血管性水肿，重者表现为呼吸道黏膜水肿、支气管痉挛、呼吸困难，甚至发生肺水肿及循环衰竭，可危及生命。这在酯类局部麻醉药较多见。

10. 普鲁卡因为什么不适用于表面麻醉？

因为普鲁卡因的扩散能力弱，对皮肤、黏膜的穿透能力差，不适用于表面麻醉。

11. 利多卡因不用于脊椎麻醉的原因？

（1）利多卡因有明显神经毒性。

（2）利多卡因扩散性强，脊椎麻醉时脊神经阻滞范围不易控制，麻醉平面难以调控，易引起呼吸抑制。

12. 利多卡因主要适用于哪些局部麻醉？

利多卡因具有起效快、穿透性强、扩散广、无明显扩张血管作用的特点。广泛用于表面麻醉、浸润麻醉、神经阻滞、硬膜外阻滞等。

13. 利多卡因主要的临床应用？

利多卡因是临床上最常用的中效酰胺类局部麻醉药，可用于多种局部麻醉，如表面麻醉、浸润麻醉、神经阻滞、硬膜外阻滞，由于扩散性强，麻醉平面难以调控，脊椎麻醉慎用；利多卡因也是临床常用的抗心律失常药。

14. 丁哌卡因药理特点？

丁哌卡因是酰胺类长效局部麻醉药，麻醉作用时间比利多卡因长 2～3 倍，比丁卡因长 25％，心脏毒性强，一旦发生很难复苏。适用于神经阻滞、硬膜外阻滞和脊椎麻醉。

15. 罗哌卡因主要的临床应用？

罗哌卡因是临床上常用的长效酰胺类局部麻醉药，麻醉效果确切，低浓度能产生运动神经阻滞与感觉神经阻滞的分离，已经广泛用于分娩镇痛和术后镇痛等神经阻滞麻醉和椎管内麻醉。

16. 罗哌卡因有感觉与运动阻滞分离作用的原因？

罗哌卡因对感觉纤维的阻滞程度比运动纤维强，低浓度时感觉神经与运动神经阻滞明显分离，对运动神经的阻滞较轻。

17. 丁卡因的药理特点？

丁卡因是酯类长效局部麻醉药，脂溶性高，穿透性较强，与神经组织结合快而牢固，表面麻醉效果较好。可用于表面麻醉阻滞、硬膜外阻滞，一般不单独用于浸润麻醉。丁卡因毒性大，麻醉指数小，应严格掌握剂量。只要无禁忌，均应加入肾上腺素以延缓药物的吸收。

18. 罗哌卡因适用于分娩镇痛的主要原因是什么？

低浓度罗哌卡因可产生感觉与运动阻滞分离作用，在阻滞感觉神经的同时，避免运动神经的阻滞，对产程无影响，且对中枢神经和心血管系统毒性均显著低于丁哌卡因。

（张蕊）

第十七章

局部麻醉药的作用原理

1. 局部麻醉药的局部麻醉作用机制?

局部麻醉药直接作用于细胞膜上的电压依赖性钠通道,抑制钠离子内流,通过降低动作电位的上升速度,使其不能达到阈电位。

2. 局部麻醉药欲获得满意的神经传导阻滞应具备什么条件?

(1)必须达到足够的浓度。

(2)必须有充分的时间,使局部麻醉药分子到达神经膜上的受体部位。

(3)有足够的神经长轴与局部麻醉药直接接触。局部麻醉药应至少接触长度为 1 cm 的神经,以保证传导的阻滞。

3. 影响局部麻醉药药理作用的因素?

(1)剂量:剂量大小可影响局部麻醉药的显效快慢、阻滞深度和持续时间。

(2)加入血管收缩药:可减慢局部麻醉药从作用部位的吸收。

(3)pH:pH 升高,碱基浓度增加,增强局部麻醉药透过神经膜。

(4)局部麻醉药的混合应用:不同药物的作用特点不同,可以相互补偿。

(5)快速耐药性:在反复注射局部麻醉药之后,出现神经阻滞效能减弱、时效缩短的现象。

4. 局部麻醉药对中枢神经系统的影响?

局部麻醉药对中枢神经系统的作用通常是抑制作用,但中毒时多表现为先兴奋后抑制。局部麻醉药对中枢神经系统的作用取决于血内局部麻醉药的浓度。低浓度有镇痛、抗惊厥作用,高浓度则诱发惊厥。

5. 局部麻醉药对心血管系统的影响?

局部麻醉药对心血管有直接抑制作用。通常是局部麻醉药阻碍心肌动作电位快速相,使心肌兴奋性降低,复极减慢,延长不应期。对心房、房室结、室内传导和心肌收缩力均呈剂量相关性抑制。

6. 周围神经完全阻滞的顺序是什么?

周围神经完全阻滞的顺序如下:交感神经阻滞→痛温觉消失→本体觉消失→触压觉消失→运动神经麻痹。

7. 局部麻醉药中加入适量肾上腺素的目的是?

局部麻醉药液中加适量肾上腺素,因其收缩血管作用可减慢局部麻醉药从作用部位的吸收,降低血内局部麻醉药的峰值浓度,延长局部麻醉药的作用时间,减少全身的不良反应。局部浸润、周围神经阻滞时,肾上腺素的浓度以 1:20 万 (5 μg/mL)为宜。

8. 在手指脚趾等外周末梢神经阻滞中,避免加入肾上腺素的原因?

肾上腺素的局部血管收缩作用,可减少末梢神经血液供应,容易发生神经组织缺血性损伤,应避免加入肾上腺素。

9. 肾上腺素延长局部麻醉药的时效与什么有关?

肾上腺素延长局部麻醉药的时效与局部麻醉药的种类、浓度及注药部位有关。在局部浸润麻醉和外周神经阻滞时,肾上腺素可显著延长所有局部麻醉药的作用时间。但肾上腺素延缓局部麻醉药在硬膜外腔内的吸收,因不同药物而异,如利多卡因约可延缓 33%、甲哌卡因为 22% 等。

10. 局部麻醉药的快速耐药性指什么?

局部麻醉药的快速耐药性是指在反复注射局部麻醉药之后,出现神经阻滞效能减弱、时效缩短,连续硬膜外阻滞时甚至有缩小阻滞节段范围的趋向。尤其当上次局部麻醉药消退的第一体征出现后 15 分钟才追加局部麻醉药,则更易于出现快速耐药性。

11. pH 影响局部麻醉药药理作用的机制？

局部麻醉药以非解离型进入神经细胞内,以解离型作用在神经细胞膜的内表面。具有亲脂性、为非解离型是局部麻醉药透入神经的必要条件。局部麻醉药属于弱碱性药物,不同局部麻醉药的解离型/非解离型的比例各不相同,两种形式的比例取决于解离常数与体液 pH。体液 pH 偏高时,非离子型较多,局部麻醉作用增强;反之,局部麻醉作用减弱。

12. 局部麻醉药的作用时效与什么有关？

(1) 局部麻醉药的药理性质。

(2) 剂量:剂量的大小直接影响局部麻醉药时效,剂量增加可使时效延长,增加浓度或容量均可使药量增加。

(3) 肾上腺素:若局部麻醉药中加适量肾上腺素可使阻滞深度和时效增加。

13. 局部麻醉药的作用强度与什么有关？

(1) 神经纤维的粗细:粗大的神经干有鞘膜包围,局部麻醉药对它的作用不如对神经末梢。

(2) 剂量:剂量增加可以使作用强度增加。

(3) 局部麻醉药物理化性质:可影响其麻醉性能,比较重要的包括解离常数、脂溶性和蛋白结合率。体液 pH 偏高时,非离子型较多,局部麻醉作用增强。

14. 局部麻醉药在体液中存在的形式有什么？

局部麻醉药在体内以 2 种形式存在:离子型(解离型),带正电的阳离子,在膜内阻断钠通道,但不能透过细胞膜;非离子型(非解离型),不带电的游离碱基,是药物透过细胞膜的必须形式。

15. 在不同部位注射局部麻醉药后血药浓度递减顺序是怎样的？

肋间＞骶管＞硬膜外＞臂丛＞蛛网膜下隙＞皮下浸润。

16. 局部麻醉药阻滞钠离子内流作用,具有的使用依赖性是指什么？

局部麻醉药阻滞 Na^+ 内流的作用,具有使用依赖性即频率依赖性:神经组织受到的刺激频率越高,开放的通道数目越多,受阻滞就越明显,局部麻醉作用也越强。因此,局部麻醉药的作用与神经状态有关,局部麻醉药对静息状态下的神经作用较弱,增加电刺激频率则使局部麻醉药作用加强。

17. 为什么酸中毒患者使用局部麻醉药作用较差?

具有亲脂性、为非解离型是局部麻醉药透入神经的必要条件。局部麻醉药属于弱碱性药物,酸中毒时细胞外液 pH 降低,非离子型少,局部麻醉作用减弱。

18. 局部麻醉药混合应用的目的是什么?

不同局部麻醉药的起效时间、作用强度和作用时间都不相同,不同局部麻醉药混合应用旨在利用不同药物的作用特点相互补偿,以期获得所需的临床效果。一般以起效快的中、短效局部麻醉药与起效慢的长效局部麻醉药混合应用。

(张蕊)

局部麻醉药的心血管及中枢神经系统作用

1. 什么是局部麻醉药的全身毒性反应?

血液中局部麻醉药的浓度超过机体的耐受能力,引起中枢神经系统和(或)心血管系统兴奋或抑制的临床症状,称为局部麻醉药的全身毒性反应。

2. 发生局部麻醉药中毒的常见原因?

(1)一次用量超过了患者的耐受量,或者一次用量超过最大剂量。

(2)药物浓度过高。

(3)注射的部位血液循环丰富,药物吸收过快。

(4)药物误注入血管。

(5)个体差异致对局部麻醉药耐受力降低。

3. 局部麻醉药的不良反应是什么?

局部麻醉药的不良反应可分为2类:一类是全身性不良反应,如毒性反应、变态反应、高敏反应以及特异质反应等;另一类是接触性不良反应,如神经毒性、组织毒性和细胞毒性等。

4. 局部麻醉药对中枢神经系统毒性反应的初期临床表现?

早期中枢神经系统毒性反应由于阻滞大脑皮质抑制通路,引起中枢神经系统兴奋,此时患者可出现眩晕、耳鸣、恶心、口周麻木、烦躁话多、震颤等症状。

5. 局部麻醉药短时间大量进入血液时,中枢系统的表现?

局部麻醉药短时间大量进入血液时,中枢神经系统直接表现为抑制状态,而不出现早期兴奋状态。表现为惊厥、嗜睡、昏迷和呼吸抑制等。

6. 局部麻醉药对心血管系统毒性反应的临床表现？

　　局部麻醉药吸收入血后可降低心脏的兴奋性、减慢传导速度、减弱收缩力，多数局部麻醉药还能使小动脉扩张，引起血压下降，甚至可以出现室性心律失常和（或）心搏停止。

7. 局部麻醉药毒性反应的预防措施？

　　预防局部麻醉药毒性反应，关键在于防止或尽量减少局部麻醉药吸收入血和提高机体的耐受力。其措施包括：

　　（1）使用安全剂量。

　　（2）局部麻醉药液中加入血管收缩药，延缓吸收。

　　（3）注药时注意回抽，避免血管内意外给药。

　　（4）警惕毒性反应先兆，如突然入睡、多语、惊恐、肌肉抽搐等。

　　（5）麻醉前尽量纠正患者的病理状态，如高热、低血容量、心力衰竭、贫血及酸中毒等，术中避免缺氧和 CO_2 蓄积。

8. 局部麻醉药毒性反应，出现惊厥的处理措施？

　　（1）立刻停止用药，开放静脉输液，保持患者呼吸道通畅，面罩吸氧。

　　（2）静脉注射地西泮或咪达唑仑，同时面罩加压给氧辅助呼吸。如继续加重，可辅用短效肌肉松弛药，并行气管插管，建立人工通气。

　　（3）注意生命体征监测，维持血流动力学和血氧指标稳定。对血管扩张或血容量不足的患者应重视扩容治疗。

9. 加重局部麻醉药心血管毒性反应的麻醉因素是？

　　注药部位（误入血管）、给药浓度和剂量（超过限量）、给药方式（单次大量给药）、未及早发现毒性反应等。

10. 影响局部麻醉药心血管毒性反应的全身因素？

　　① 贫血、缺氧和酸中毒；② 肝、肾功能异常，代谢性疾病；③ 患者年龄：老年及小儿。

11. 局部麻醉药对心血管系统产生毒性反应时,心电图的改变?

心电图主要改变有：P-R间期和QRS波延长,窦性心动过缓,部分或完全的房室分离,以及室性心律失常,甚至室颤的发生。

12. 局部麻醉药对中枢神经系统产生毒性反应先兴奋后抑制的原因?

中枢神经抑制性神经元对局部麻醉药比较敏感,首先被局部麻醉药所抑制,因此引起脱抑制而出现兴奋现象。

13. 为什么苯二氮䓬类有较好的对抗局部麻醉药中毒惊厥的效果?

局部麻醉药引起的惊厥是边缘系统兴奋灶扩散所致。苯二氮䓬类能加强边缘系统GABA能神经元的抑制作用,有较好的对抗局部麻醉药中毒性惊厥的效果。

14. 低浓度的局部麻醉药对中枢神经系统的作用?

局部麻醉药对中枢神经系统的作用取决于血内局部麻醉药的浓度。低浓度有抑制、镇痛、抗惊厥作用。

15. 利多卡因用于治疗心律失常的机制?

利多卡因抗心律失常的作用机制是促进心肌细胞内钾离子外流,降低心肌细胞的自律性;阻断心肌细胞的快速钠通道,不减慢动作电位零相的上升速度,但能缩短动作电位的时限,达到抗心律失常的作用。主要用于治疗室性心律失常。

16. 丁哌卡因不同于利多卡因对心脏的毒性作用?

与利多卡因相比,丁哌卡因心脏毒性有以下5点不同：

（1）产生不可逆心血管虚脱的剂量与产生中枢性惊厥的剂量之比（CC/CNS）,丁哌卡因要比利多卡因低。

（2）血管内误注入丁哌卡因引起室性心律失常与致死性室颤,而利多卡因则一般不会。

（3）孕妇比非怀孕患者对丁哌卡因的心脏毒性更为敏感。

（4）丁哌卡因引起的心搏骤停复苏困难。

（5）酸中毒和缺氧可显著强化丁哌卡因的心脏毒性。

17. 脂肪乳剂治疗局部麻醉药中毒的机制？

其机制可能与亲脂性的局部麻醉药分子溶于高脂血浆有关，其可以将局部麻醉药"隔离"于组织之外，继而通过再分布、代谢等方式延缓并削弱了局部麻醉药的心脏毒性。

（张蕊）

第十八章

拟交感神经药及其阻滞药

1. 肾上腺素能神经与交感神经之间的关系是怎样的?

肾上腺素能神经纤维是以去甲肾上腺素作为递质的神经纤维。外周肾上腺素能纤维分布于交感神经节后纤维。

2. 肾上腺素能神经是如何定义的?

肾上腺素能神经是指能在传出神经兴奋时,末梢释放的递质为去甲肾上腺素的神经。肾上腺素能神经末梢是由极细的串珠状神经纤维构成,串珠状膨胀部分称为膨体,与效应器细胞之间形成突触去甲肾上腺素的生物合成在肾上腺素能神经胞体内和轴突内开始进行,但主要部位是在神经末梢的膨体。

3. 去甲肾上腺素作用消失的主要机制是什么? 可分为几种? 各有什么区别? 哪种占据主要地位?

去甲肾上腺素被摄入神经后失活是其作用消失的主要机制。去甲肾上腺素被摄取可分为神经摄取与非神经摄取。神经摄取是指神经细胞通过主动运输的方式摄取去甲肾上腺素,并将其储存在囊泡中,其中小部分被线粒体膜上的单胺氧化酶分解。非神经摄取是指许多非神经组织摄取去甲肾上腺素并由儿茶酚胺甲基转移酶和单胺氧化酶破坏。神经摄取占据了去甲肾上腺素释放量的 $75\%\sim90\%$。

4. 什么是拟交感胺?

肾上腺素受体激动药是一类化学结构及药理作用和肾上腺素、去甲肾上腺素相似的药物,与肾上腺素受体结合并激动受体,产生肾上腺素样作用,又称拟肾上腺素药。它们都是胺类,作用亦与兴奋交感神经的效应相似,故又称拟交感胺类。

5. 肾上腺素受体有哪些种类？

　　肾上腺素受体分为 α 型肾上腺素受体和 β 型肾上腺素受体。其中 α 受体也分为两个亚型：α_1 和 α_2 受体。α 受体位于不同的染色体上，现已被克隆出 6 种亚型基因，即 α_{1A}、α_{1B}、α_{1D} 和 α_{2A}、α_{2B}、α_{2C}。β 受体依据激动药与拮抗药的相对选择性分为 β_1、β_2 和 β_3 受体。

6. 肾上腺素受体的各个类型是如何分布的？

　　α_1 受体主要位于突触后膜，α_2 受体主要位于突触前膜及非突触部位。β_1 受体主要分布在心肌，β_2 受体主要分布在气管平滑肌及其他部位，β_3 受体则分布在脂肪细胞上。

7. 肾上腺素受体药物通过何种途径发挥药理作用？

　　肾上腺素受体药物通过直接或间接的方式作用于肾上腺素受体发挥生物学效应，产生不同的药理作用。直接作用即药物直接结合肾上腺素受体。间接作用则通过影响递质的合成、影响递质的释放、影响递质的转运和贮存以及影响生物转化等方式。

8. 拟肾上腺素药与拮抗药作用过程中的相同点与区别是什么？

　　两者都可与肾上腺受体结合，当药物直接与肾上腺素受体结合后，产生与递质去甲肾上腺素相似的作用，称为拟肾上腺素药，或激动药如果不产生或较少产生去甲肾上腺素的作用，且阻碍递质或激动药与受体的结合，产生相反作用，则称为肾上腺素受体阻断药，或拮抗药。

9. 拟肾上腺素药分为哪些类？典型代表药物有哪些？

　　依据其对不同亚型受体的选择性，将其分为三大类：

　　（1）α、β 受体激动药，如肾上腺素、麻黄碱等。

　　（2）α 受体激动剂，如去甲肾上腺素、间羟胺等。

　　（3）β 受体激动剂，如异丙肾上腺素、多巴酚丁胺等。

10. 肾上腺素的保存及配伍有何注意事项？

　　肾上腺素化学性质不稳定，见光易失效，应当避光保存。其在酸性环境中较为稳定，而在碱性溶液中易氧化，呈粉红色或棕色而失去活性，因而不能与碱性药物配伍。

11. 肾上腺素对人体各系统造成什么影响？

（1）对心脏的作用：兴奋心肌、窦房结及传导系统的 β_1 受体，增强心肌收缩力，加速传导，增快心率，并且提高心肌兴奋性，并增加耗氧量。

（2）对血压的作用：血压治疗剂量的肾上腺素由于心脏收缩力增加，心排出量增加，故收缩压升高。

（3）对支气管的作用：可舒张支气管平滑肌，并减少过敏介质释放。

（4）对代谢的作用：可提高代谢水平，增加耗氧量 $20\%\sim30\%$。

12. 肾上腺素的临床适应证有哪些？不良反应及禁忌证有哪些？

肾上腺素的临床适应证包括心搏骤停、过敏性休克、支气管哮喘以及局部止血等。其与局部麻醉药配伍可延缓吸收，提高安全性。

主要不良反应为心悸、头痛，甚至发生心律失常。剂量过大或快速静脉注射可致血压骤然上升，有发生脑出血或严重心律失常，甚至心室颤动的危险，临床应用应严格控制剂量。禁用于高血压、脑动脉硬化、器质性心脏病、甲状腺功能亢进症、糖尿病等患者，老年人慎用。

13. 过敏性休克的首选药物是什么？该药通过什么机制减轻病情？

肾上腺素是治疗过敏性休克的首选药物。通过迅速扩张支气管平滑肌缓解呼吸困难，提高肥大细胞 cAMP 的含量，从而抑制过敏介质释放。同时升高血压，通过减少渗出，减轻声门水肿。

14. 什么是快速耐受性？其机制是什么？

麻黄碱短时间内反复应用时，其作用会逐渐减弱，称为快速耐受性。发生快速耐受性的原因有：

（1）麻黄碱占据肾上腺素受体时间较长或趋于饱和，再次给药对受体的兴奋作用减弱，因而升压反应轻微。

（2）重复用药后，肾上腺素能神经末梢贮备与释放的去甲肾上腺素减少或耗竭，因而作用减弱。

15. 去甲肾上腺素应用过程中应注意哪些不良反应？预防这些不良反应时应注意观察哪些指征？

（1）局部组织坏死：静脉输注时间过长、浓度过高或漏出血管外，可引起局部缺血坏死。应关注注射部位的肤色，苍白或发黑可能说明有药物渗漏。

（2）其他不良反应：剂量过大或输注时间过长可致肾血管强烈收缩，肾血流减少，产生少尿、无尿及肾实质损伤。应用时，应保持每小时尿量在 25 mL 以上。

16. 异丙肾上腺素主要激活什么受体？

异丙肾上腺素为最强的 β 受体激动剂，对 β 受体的各亚型无选择作用，对 α 受体几乎无激动作用。

17. 异丙肾上腺素的升血压机制与去甲肾上腺素有何区别？

去甲肾上腺素小剂量静脉输注使心脏兴奋，收缩压升高，舒张压升高幅度不大，平均动脉压升高，脉压增大。大剂量因血管强烈收缩，外周阻力明显增高，使收缩压、舒张压均明显升高。

异丙肾上腺素的心血管作用为肾上腺素的 2～3 倍，去甲肾上腺素的 100 倍。激动心脏 β 受体，使心肌收缩力增强，心率增快，心脏传导速度加快。因而使收缩压升高，心排出量增加，但会降低外周血管阻力，降低舒张压。

18. 异丙肾上腺素为何慎用于急性心梗合并心源性休克？如必须用，用当注意什么？

在补足血容量时，异丙肾上腺素虽可使血压回升，但心肌耗氧也明显增加，冠状动脉血流降低，导致梗死区扩大及心律失常，因此急性心肌梗死并发心源性休克的患者不宜应用。如果必须应用时，应控制心率在 120 次/分以下。

19. 异丙肾上腺素有何缺点？为什么其临床应用日益减少？

（1）异丙肾上腺素对 β 受体选择性差，激动性强，不良反应明显。

（2）长期应用可出现失敏或耐受。加上近来由于选择性激动 β_2 受体药物的发展，异丙肾上腺素的临床应用已日渐减少。

20. 何为肾上腺素受体阻滞剂？可分为哪些种类？

肾上腺素受体阻滞剂又称肾上腺素受体拮抗剂，是一类能与肾上腺素受体相结合,且本身不产生或较少产生拟肾上腺素作用,从而阻滞肾上腺素能神经递质或外源性激动药与受体相互作用的药物。根据这类药物对 α 受体、β 受体的选择性不同,主要分为 α 受体阻滞药和 β 受体阻滞药,以及 α、β 受体阻滞药三大类。

21. 什么是"肾上腺素作用的翻转"?

当 α 受体阻滞药阻断 α 受体后,外源性肾上腺素收缩血管、升高血压的作用被拮抗,并可将肾上腺素的升压作用翻转为降压作用,该现象称为"肾上腺素作用的翻转"。

22. "肾上腺素作用的反转"发生的机制是什么?

肾上腺素作用的反转发生在肾上腺素与 α 受体阻滞药并用时,肾上腺素同时激动 α 与 β 受体,α 受体阻滞药阻断收缩血管的受体,但不影响舒张血管的 β_2 受体,使外周阻力降低,最终使肾上腺素的升压作用转为降压作用。

23. α 受体阻滞剂有哪些典型药品?

与儿茶酚胺互相竞争受体而发挥 α 受体阻滞作用的药物,因为与 α 受体结合不甚牢固,起效快而维持作用时间短,被称为短效 α 受体阻滞剂。又称竞争性 α 受体阻滞,包括酚妥拉明、妥拉唑嗪等。

与 α 受体以共价键结合,结合牢固,具有受体阻滞作用强作用、时间长等特点称为长效类 α 受体阻滞药。又称非竞争型 α 受体阻滞药,如酚苄明和哌唑嗪等。

24. 酚妥拉明的不良反应有哪些?

酚妥拉明的不良反应主要包括:用量不当或低血压时引起的严重低血压;迷走神经亢进症状,如肠蠕动增加,腹泻、腹痛及组胺样作用;胃酸分泌增加和皮肤潮红;静脉注射可引起心率增快、心律失常及心绞痛等。

25. β 受体阻滞药的典型代表有哪些药物?

β 受体阻断药分三代。第一代阻断药为非选择性阻滞 β_1、β_2 受体,如普萘洛尔、吲哚洛尔、纳多洛尔、噻吗洛尔;第二代阻滞药是选择性阻断 β_1 受体,如美托洛尔、阿替洛尔及艾司洛尔;第三代阻滞药对 α、β 受体均有阻断作用,如拉贝洛尔。

26. β受体阻滞药对心血管系统的影响包含哪些方面?

β受体阻滞药对心脏的作用:

(1) 阻断 β_1 受体,使心率减慢,心肌收缩力减弱,心排出量下降,血压也随之稍有下降。

(2) 心肌收缩力减弱,心率减慢,使心肌耗氧减少;心率减慢,舒张期延长,增加了心肌血液灌注,改善心肌供氧。

(3) 血压下降明显可反射性地引起交感神经兴奋,致使血管收缩,加之外周血管上的 β_2 受体阻断,外周阻力增加,冠状动脉血流减少。

(4) 抑制窦房结的自律性,减慢心房及房室结的传导速度。

27. 什么是内在拟交感活性?

有些β受体阻滞药与β受体结合后,除有阻滞β受体的作用外,还有部分β受体激动效应,称为内在拟交感活性。其激动过程缓慢而微弱,远低于纯激动剂,且作用强度决定于用药前交感神经张力的大小。静息时其部分激动作用可阻断交感神经冲动引起的心脏抑制作用,但运动时交感神经活动增加,β受体阻断作用较强,内在拟交感活性就难以表现出来。

28. β受体阻滞药的临床应用有哪些?

β受体阻滞药的临床应用:用于抗高血压、抗心绞痛与心肌缺血、抗心律失常、充血性心力衰竭、手术前甲状腺功能亢进症及甲状腺危象的治疗,以及用于青光眼降低眼压。

29. β受体阻滞药不良反应有哪些?

β受体阻滞药不良反应:

(1) 胃肠道反应,如恶心、呕吐及轻度腹泻。

(2) 增加气道阻力,加重或诱发支气管哮喘。

(3) 抑制心脏功能;脂溶性高的普萘洛尔可通过血-脑屏障,长期应用可出现疲劳、抑郁。

(4) 偶见发热、皮疹、肌痛、血小板减少、血中三酰甘油增加、尿酸增高、高密度脂蛋白降低。外周血管痉挛;突然停药可出现或加剧原有的症状。因此,长期服药患者应逐渐减量直至停药。

30. 长期服用 β 受体阻滞药的患者停药时应注意什么？为什么？

　　长期服用 β 受体阻滞药的患者，突然停药可出现或加剧原有的症状，所以停药时应逐渐减量直至停药。

31. 非选择性 β 受体阻滞药应慎用于哪些患者？为什么？

　　非选择性 β 受体阻滞药可减低心排出量及肝血流量，所以慎用于心肌梗死和肝功能不全者。

（王士雷）

参考文献

［1］ 邓小明,姚尚龙,于布为,等. 现代麻醉学(第 4 版)[M]. 北京：人民卫生出版社,2014.
［2］ 王庭槐,罗自强,沈霖霖,等. 生理学(第 9 版)[M]. 北京：人民卫生出版社,2018.
［3］ 戴体俊,刘功俭,姜虹,等. 麻醉学基础[M]. 上海：第二军医大学出版社,2013.

第二十章

拟副交感神经药及其阻滞药

1. 胆碱能神经元与去甲肾上腺素能神经元的区别是什么？

根据释放递质的不同，传出神经可分为胆碱能神经和去甲肾上腺素能神经，前者释放乙酰胆碱，后者主要释放去甲肾上腺素。

2. 传出神经系统中，哪些神经元为胆碱能神经元？

胆碱能神经主要包括：

（1）全部交感神经的节前纤维和极少数交感神经节后纤维，如支配汗腺分泌和骨骼肌血管舒张的神经。

（2）全部副交感神经的节前和节后纤维。

（3）运动神经。

（4）支配肾上腺髓质的内脏大神经分支（相当于节前纤维）。

3. 胆碱受体有哪些类型？其效应是什么？

胆碱受体分为 M 受体和 N 受体。M 受体有 5 种亚型。

（1）M_1 主要分布于交感节后神经和胃壁细胞，激动引起神经兴奋和胃酸分泌。

（2）M_2 受体主要分布于心肌、平滑肌器官，激动引起心肌收缩力和心率降低。

（3）M_3 受体主要分布于血管平滑肌和腺体，引起平滑肌松弛和腺体分泌。

（4）M_4、M_5 的分布目前仍未明确。

（5）N 受体分为位于神经节和中枢的 $N_N(N_1)$ 受体，以及位于神经肌肉接头的 $N_M(N_2)$ 受体。前者激动引起中枢神经系统兴奋、儿茶酚胺释放，后者激动引起骨骼肌收缩。

4. 什么是"拟胆碱药"？有哪些种类？

　　能激动胆碱能神经支配的效应器、神经节、神经肌肉接头等部位的胆碱受体，产生拟 ACh 作用的药物，称为胆碱受体激动药，又称拟胆碱药。拟胆碱药分为胆碱受体激动药和胆碱酯酶抑制药。胆碱受体激动药分为：① M、N 受体激动药，如卡巴胆碱；② M 受体激动药，如毛果芸香碱；③ N 受体激动药，如烟碱。新斯的明是胆碱酯酶抑制药。

5. 抗胆碱药物的分类及作用机制是什么？

　　抗胆碱药分为胆碱受体阻断药和胆碱酯酶复活药。前者分为 M 受体阻断药和 N 受体阻断药。M 受体阻断药分为：非选择性 M 受体阻断药，如阿托品；M_1 受体阻断药，如哌仑西平；M_2 受体阻断药，如戈拉碘铵。N 受体阻断药分为：N_1 受体阻断药，如六甲双铵；N_2 受体阻断药，如筒箭毒碱。碘解磷定是胆碱酯酶复活药。抗胆碱药作用机制是：与胆碱受体结合，妨碍 ACh 或拟胆碱药与受体结合，但是不产生或较少产生拟胆碱作用。

6. 什么是 M 样作用与 N 样作用？其典型表现是什么？

　　ACh 能直接激动 M 和 N 胆碱受体，分别产生 M 样作用和 N 样作用。

　　M 样作用的典型表现：心率减慢，心肌收缩力减弱，血管扩张，血压下降，胃肠道、泌尿道及支气管平滑肌等收缩，腺体分泌增加，眼瞳孔括约肌和睫状肌收缩等。

　　N 样作用的典型表现：激动 N_1 胆碱受体，全部自主神经节兴奋，包括交感和副交感神经节后纤维的兴奋；ACh 还能兴奋肾上腺髓质嗜铬细胞，使之释放肾上腺素。激动 N_2 受体，引起骨骼肌收缩。

7. 为什么乙酰胆碱不作为临床药物使用？

　　乙酰胆碱的药理作用过于广泛，选择性差，且在体内迅速被胆碱酯酶水解，故无临床应用价值，仅作为医学研究用的工具药。

8. 毛果芸香碱是通过什么机制降低眼内压的？

　　房水可使眼球内具有一定压力，称为眼内压，房水回流障碍导致眼内压升高，长期眼内压升高可致青光眼。毛果芸香碱通过缩瞳作用使虹膜向中心拉紧，虹膜根部变薄，从而使前房角间隙扩大，房水易于通过巩膜静脉窦而进入循环，导致眼内压降低。

9. 使用阿托品对心率有何影响？原因是什么？

阿托品对心率的影响与剂量、迷走神经的张力有关。低剂量阿托品阻断副交感神经节后纤维 M_1 受体，使 ACh 对递质释放的负反馈抑制作用减弱，从而促进 ACh 释放，导致部分患者的心率短暂性减慢。中高剂量阿托品因阻断窦房结的 M_2 受体，解除了迷走神经对心脏的抑制，使心率加快。阿托品能对抗迷走神经兴奋引起的传导阻滞和心律失常，也可缩短房室结的有效不应期，增加心房扑动或心房颤动患者的心室率。

10. 阿托品的绝对禁忌证有哪些？相对禁忌证有哪些？

阿托品的绝对禁忌证：青光眼、幽门梗阻及前列腺肥大。相对禁忌证：心肌梗死、心动过速以及高热患者。

11. 阿托品应用于抗心律失常时应注意什么？

阿托品能解除迷走神经对心脏的抑制作用，常用于治疗迷走神经过度兴奋所致的窦房传导阻滞、同房室传导阻滞等缓慢心律失常，对窦房结功能低下引起的室性异位节律有较好的疗效。但对于器质性的房室传导阻滞无效，即使增大剂量仍不可能使情况改善，甚至引起心率进一步紊乱。

12. 什么是中枢抗胆碱能综合征？中枢抗胆碱能综合征的原因是什么？

阿托品作用非常广泛，当某一药效作为治疗作用时，其他作用便成为不良反应。大剂量使用阿托品，其不良反应加重，引起中枢中毒症状，临床上把这种中枢毒性反应叫中枢抗胆碱能综合征，静脉注射毒扁豆碱可迅速纠正。

13. 中枢抗胆碱能综合征的典型症状是什么？

中枢抗胆碱能综合征的典型症状是中枢中毒症状，如躁动、不安、呼吸加深加快、谵妄、幻觉、定向障碍、震颤、木僵、惊厥等，最后可致昏迷和呼吸衰竭。

14. "654-2"是什么？主要用途是什么？有什么优点？

654 是指山莨菪碱，因其在 1965 年 4 月被从茄科植物唐古特莨菪中天然分离出来而得名。654-2 是山莨菪碱的人工合成品，是一种消旋化合物。山莨菪碱的优点是作用选择性高，不良反应少，主要用于治疗各种感染中毒性休克、内脏平滑肌绞痛、急性胰腺炎等。

15. 什么是神经节阻断药？

神经节阻断药又称 N_1 胆碱受体阻断药，能选择性地与神经节细胞的 N_1 胆碱受体结合但不激动受体，竞争性地阻断 ACh 与受体结合，使节前纤维释放的 ACh 不能引起神经节细胞的除极化反应，从而阻断了神经冲动在神经节中的传递。

16. 神经节阻断药药理作用是什么？

神经节阻断药对交感神经节和副交感神经节都有阻断作用。多数器官由交感和副交感神经双重支配，因此其药效视两类神经对该器官的支配以何者占优势而定。交感神经对血管的支配占优势，用神经节阻断药后，引起小动脉和静脉扩张，总外周阻力下降，血压下降。副交感神经对睫状肌、瞳孔括约肌、内脏平滑肌和腺体的支配占优势，用药后，肌肉松弛，腺体分泌受抑制，引起扩瞳，调节麻痹，胃肠道运动减慢，尿潴留，口干等。

17. 神经节阻断药控制高血压的优缺点是什么？

神经节阻断药的降压作用过强过快，常使血压调节失灵，易导致直立性低血压，因此不用于治疗轻、中度高血压，仅用于高血压脑病、高血压危象和其他降压药无效的危重高血压患者。神经节阻断药还可用于麻醉时控制血压，以减少手术区出血。也可用于主动脉瘤手术，尤其是禁忌使用 β 肾上腺素受体阻断剂时，应用神经节阻断药，不仅能降压，而且能有效防止因手术剥离而撕拉组织所造成的交感神经反射，使患者血压不会明显升高。

18. 神经节阻断药有什么常见的不良反应？

神经节阻断药常见的不良反应：直立性低血压、心悸、视力模糊、口干、便秘、排尿困难、阳痿，以及由于血压下降导致的心、脑、肾等器官供血不足。

19. 可用于救治有机磷农药中毒的药物有哪些？

用于抢救有机磷农药中毒的药物有：阿托品、盐酸戊乙奎醚。

解救有机磷酸酯类中毒，要足量、反复、持续使用阿托品，直至 M 胆碱受体兴奋症状消失或出现阿托品轻度中毒症状。对于中度和重度中毒病例，还必须合用胆碱酯酶复活剂。盐酸戊乙奎醚能透过血脑屏障，故兼有中枢和外周抗胆碱作用。且其能阻断 M、N 胆碱受体，消除半衰期长达 10 小时，因此，与阿托品相比，能更全面地对抗有机磷酸酯类中毒。

20. 可用于维持阿托品化的药物有哪些？

盐酸戊己奎醚临床上有解救有机磷毒物中毒的用途,可用于有机磷毒物中毒急救治疗和中毒后期或胆碱酯酶老化后维持阿托品化。

21. 可用于阿托品中毒解救的药物有哪些？

临床上把阿托品的中枢毒性反应叫中枢抗胆碱能综合征,静脉注射毒扁豆碱可迅速纠正。

22. 为什么青光眼往往禁用 M 受体阻断药？

M 受体阻断药阻断瞳孔括约肌上的 M 受体,括约肌松弛,使得瞳孔扩大,虹膜退向边缘,前房角间隙变窄,房水回流入巩膜静脉窦受阻,以致房水积聚,眼内压升高。因此,M 受体阻断药禁用于青光眼。

23. 什么是调节麻痹？机制是什么？

调节麻痹是指看不清近物,只能看清远物,M 受体阻断药可引起调节麻痹。其机制为：M 受体阻断药阻断了睫状肌上的 M 受体,引起睫状肌松弛而退向外缘,并使悬韧带拉紧,晶状体变为扁平,屈光度降低,不能将近距离的物体清晰地成像于视网膜上,故视近物模糊不清,只适于看远物。

24. 胆碱受体的是怎样分布的？

胆碱受体分为 M 受体和 N 受体。M 受体有五种亚型。M_1 主要分布于交感节后神经和胃壁细胞,M_2 受体主要分布于心肌、平滑肌器官,M_3 受体主要分布于血管平滑肌和腺体,M_4、M_5 的分布目前仍未明确。N 受体分为位于神经节、神经中枢与肾上腺髓质的 N_1 受体,以及位于神经肌肉接头的 N_2 受体。

25. 阿托品对心脏活动有什么调节作用？其机制是什么？

阿托品对心率的影响与剂量、迷走神经张力以及合用的全身麻醉药有关。治疗量阿托品阻断副交感神经节后纤维 M_1 受体,从而促进乙酰胆碱释放,导致部分患者的心率轻度短暂性地减慢。较大剂量阿托品因阻断窦房结的 M_2 受体,从而解除迷走神经对心脏的抑制,使心率加快。心率加快的程度取决于迷走神经张力的高低。阿托品能对抗迷走神经过度兴奋所致的传导阻滞和心律失常,也可缩短房室结的有效不应期,增加心房扑动或心房颤动患者的心室率。

(王士雷)

参考文献

［1］ 邓小明,姚尚龙,于布为,等. 现代麻醉学(第 4 版)［M］. 北京：人民卫生出版社,2014.
［2］ 王庭槐,罗自强,沈霖霖,等. 生理学(第 9 版)［M］. 北京：人民卫生出版社,2018.
［3］ 戴体俊,刘功俭,姜虹,等. 麻醉学基础［M］. 上海：第二军医大学出版社,2013.

第二十一章

强心苷类药物

1. 什么是强心苷类药物?

强心苷是一类具有强心作用的苷类化合物,是临床上治疗心功能不全的主要药物。该类药物的治疗安全范围小,治疗剂量和中毒剂量很接近,易发生中毒反应引起致命性的心律失常。

2. 强心苷类药物分类及其代表药物有哪些?

毛花苷丙、去乙酰毛花苷丙起效快,作用时间短,属短效强心苷;地高辛属中效强心苷;洋地黄毒苷属长效强心苷。

3. 强心苷类药物产生正性肌力作用的机制是什么?

强心苷增强心肌收缩力的机制可能与心肌细胞内的 Ca^{2+} 增加有关。强心苷与心肌细胞膜上的强心苷受体 Na^+-K^+-ATP 酶结合并抑制其活性,使细胞内 Na^+ 增加,K^+ 减少。胞内 Na^+ 增加后,通过 Na^+-Ca^{2+} 双向交换机制,使 Na^+ 外流增加,Ca^{2+} 内流增加;或使 Na^+ 内流减少,Ca^{2+} 外流减少,最终导致心肌细胞内的 Ca^{2+} 增加,心肌收缩力加强,发挥正性肌力作用。

4. 强心苷类药物中毒的主要表现有哪些?

(1)心脏反应:强心苷最重要、最危险的不良反应。包括快速型心律失常和房室传导阻滞、窦性心动过缓。

(2)胃肠道反应:强心苷最常见的早期中毒症状,表现为食欲缺乏、恶心呕吐、腹痛等。

(3)中枢神经系统反应:眩晕、头痛、谵妄等,视觉异常通常是强心苷中毒的先兆,可作为停药的指征。

5. 强心苷类药物为什么禁止与钙剂合用?

　　心肌细胞的主要活动是通过兴奋-收缩耦联过程来完成的,而钙离子是该过程中的关键因素。钙离子能加强心肌收缩力抑制 Na^+-K^+-ATP 酶,与强心苷对心脏有协同作用,两者合用可增强强心苷对心肌的作用同时毒性亦增强。由于强心苷本身安全范围小,药物半衰期长,且中毒量的强心苷亦可增加钙的摄取和组织中的钙浓度。因此,在应用强心苷时,快速静脉注射钙剂可导致突然死亡。在应用强心苷期间以及停药 1 周以内,应禁止静脉注射钙剂。

6. 强心苷类药物中毒的诱因有哪些?

　　强心苷治疗安全范围小,个体差异较大,一般治疗剂量已接近中毒剂量的 60%,易发生中毒反应。尤其是合并有电解质紊乱、酸碱平衡失调、发热、心肌病理状态、高龄等因素时更易发生。

7. 强心苷类药物对心脏的毒性包括什么?

　　(1) 快速型心律失常:主要与强心苷高度抑制 Na^+-K^+-ATP 酶和引起延迟后除极有关。最多见和最早见的是室性期前收缩;也可发生二联律、三联律及心动过速,甚至发生室颤。

　　(2) 房室传导阻滞、窦性心动过缓:强心苷高度抑制 Na^+-K^+-ATP 酶后,细胞内 K^+ 丢失,静息膜电位变小,使 0 相除极速率降低,发生传导阻滞;也与兴奋迷走神经有关。强心苷抑制窦房结、降低其自律性而发生心动过缓。

8. 强心苷类药物心律失常的防治措施有哪些?

　　注意诱发因素,如低血钾、低血镁、心肌缺血等。警惕中毒先兆,如室性期前收缩、窦性心动过缓(低于 50～60 次/分),应及时停药,监测强心苷血药浓度及早发现。

9. 强心苷类药物对房颤的治疗作用是什么?

　　强心苷使心搏出量增加,可反射性地兴奋迷走神经,增加心肌对迷走神经的敏感性,抑制窦房结、房室结,自律性降低、心率减慢。心房发生不规则纤颤(400～600 次/分),过多的冲动下传到心室,心室率过快,影响心脏排血致严重循环衰竭。强心苷能够抑制房室传导,减慢心率,增加心排血量。

10. 强心苷类药物对心力衰竭患者利尿的作用机制是什么？

强心苷抑制肾小管 Na^+-K^+-ATP 酶，减少肾小管对 Na^+ 的重吸收，促进 Na^+ 和水的排出；改善心力衰竭患者的心功能后使肾血流量和肾小球滤过率增加，发挥利尿作用。

11. 麻醉手术过程中常用的强心苷类药物有哪些？

最常用的是毛花苷丙、去乙酰毛花苷丙，理化性质稳定，静脉给药显效快，作用时间短。静脉注射后迅速分布到各组织，10～30 分钟起效，1～3 小时作用达高峰，持续时间 2～5 小时。

12. 强心苷药物中毒的心电图改变？

（1）快速性心律失常：室性早搏，室性心动过速，甚至室颤。

（2）房室传导阻滞：Na^+-K^+-ATP 酶高度抑制→心肌细胞严重失 K^+→静息膜电位变小（负值变小）→零相斜率↓→传导速度↓。

（3）窦性心动过缓：抑制窦房结，降低自律性所致。若心率<60 次/分，是停药指征之一。

13. 强心苷类药物对神经内分泌系统的影响？

强心苷降低充血性心力衰竭患者血浆中的肾素活性，进而减少血管紧张素Ⅱ及醛固酮含量，对心功能不全时过度激活的肾素-血管紧张素-醛固酮系统（RAAS）产生拮抗作用。

14. 与强心苷药物配伍用药有哪些影响？

（1）琥珀胆碱：使用强心苷的患者，尤其是洋地黄化后，再用琥珀胆碱可能因一过性高血钾而引起室性心律失常，严重者甚至停搏。

（2）新斯的明：洋地黄化的患者在注射新斯的明时可能引起心率减慢。

（3）吸入麻醉药：洋地黄化的患者在吸入麻醉药过程中因对迷走神经的影响而出现心动过缓。

（4）利血平：伍用强心苷常引起严重的心动过缓，并诱发异位节律。

（5）其他：洋地黄化的患者须禁用儿茶酚胺，甲状腺激素或钙盐，即使在大量输血后补充少量钙盐也应谨慎，以免诱发心律失常。

15. 强心苷类药物的停药指征是什么?

若在使用强心苷类药物过程中,出现下列症状,应立即停药:视觉异常(黄绿视),窦性心动过缓(低于 50~60 次/分),室性期前收缩、胃肠道反应加重等。

16. 为什么强心苷类药物可以用来控制室上性心动过速?

阵发性室上性心动过速静注强心苷常常有效,可能是因为强心苷增强迷走神经兴奋性,降低心房自律细胞的自律性来终止室上性心动过速。但强心苷有诱发心室颤动的危险,因此室性心动过速禁用强心苷。

17. 强心苷类药物治疗心力衰竭心肌耗氧量的变化有哪些?

强心苷可使心力衰竭患者的心肌收缩力增强,虽然使心肌耗氧量增加,但由于其正性肌力作用,可使心脏射血时间缩短,心室内残余血量减少,心室容积缩小,心室壁张力下降以及心率减慢,心肌总耗氧量并不增加。这是强心苷治疗心力衰竭的显著特点。值得注意的是,对正常人或心室容积未见扩大的冠心病、心绞痛患者,强心苷可增加其心肌耗氧量,需谨慎。

18. 强心苷类药物对肾脏的影响有哪些?

强心苷抑制肾小管 Na^+-K^+-ATP 酶,减少肾小管对 Na^+ 的重吸收,促进 Na^+ 和水的排出。改善心力衰竭患者的心功能后,使肾血流量和肾小球滤过率增加,发挥利尿作用。强心苷还能降低充血性心力衰竭患者血浆中的肾素活性,进而减少血管紧张素 II 及醛固酮含量,对心功能不全时过度激活的肾素-血管紧张素-醛固酮系统(RAAS)产生拮抗作用。

19. 强心苷类药物用药原则及给药方法有哪些?

(1)全效量:先在短期内给予能充分发挥最大疗效的剂量,在达到全效量后,每日给一定剂量以维持药效。全效量后再用维持量是经典的给药方法,特点是显效快,但易导致强心苷中毒。

(2)每日维持量疗法:对病情不急的心功能不全,目前倾向于小剂量维持法,即每日给维持量的地高辛,经过 4~5 个半衰期(7 天左右),达到稳态血药浓度而发挥治疗作用,可减少强心苷中毒的发生。

20. 三种常用强心苷类药物的药代动力学特点？

(1) 毛花苷丙、去乙酰毛花苷丙理化性质稳定，只能静脉注射给药，属短效强心苷。静脉注射后迅速分布到各组织，10～30 分钟起效，1～3 小时慢作用达高峰，持续时间 2～5 小时；绝大部分以原形从肾脏排出。

(2) 地高辛属中效强心苷，口服生物利用度个体差异大，为 60%～80%。口服吸收后分布广泛，能通过血脑屏障，大部分以原形从肾脏排出。

(3) 洋地黄毒苷属长效强心苷，半衰期长达 5～7 天，脂溶性好、吸收好，大多数在肝脏代谢。

21. 治疗强心苷中毒引起的窦性心动过缓可选用什么？

对于合并房室传导阻滞、窦性心动过缓的强心苷中毒不能补钾，可用 M 受体阻断药阿托品治疗，无效时运用起搏器。

22. 强心苷类药物的禁忌证是什么？

强心苷禁与钙剂合用，禁用于房室传导阻滞、肥厚性阻塞性心肌病和预激综合征。

23. 强心苷类药物对血管系统的药理作用有哪些？

强心苷能直接收缩血管平滑肌，使外周阻力增加，但心力衰竭患者用药后因交感神经活性降低的作用超过直接收缩血管的效应，因此血管阻力下降、心排出量增加，动脉压不变或略升。

24. 强心苷类药的来源是什么？

主要从植物中提取，如洋地黄、夹竹桃、羊角拗、铃兰、万年青等。

（梁映霞）

参考文献

［1］ 杨宝峰,陈建国. 药理学[M]. 北京：人民卫生出版社,2018.

［2］ 喻田,王国林. 麻醉药理学[M]. 北京：人民卫生出版社,2020.

［3］　喻田，王国林. 麻醉药理学学习指导与习题集［M］. 北京：人民卫生出版社，2017.

［4］　郭曲练，姚尚龙. 临床麻醉学［M］. 北京：人民卫生出版社，2016.

［5］　邓小明，黄宇光，李文志. 米勒麻醉学［M］. 北京：北京大学医学出版社，2021.

第二十二章

非强心苷类强心药物

1. 非苷类正性肌力药包括哪些？

非苷类正性肌力药包括 β 受体激动药、磷酸二酯酶抑制药等。

2. 抗心力衰竭药物的分类有哪些？

（1）强心苷类药：地高辛、毛花苷丙。

（2）非苷类正性肌力药：米力农、维司力农、多巴胺。

（3）肾素-血管紧张素-醛固酮系统（RAAS）抑制药：卡托普利、氯沙坦、螺内酯。

（4）β 受体阻断药：美托洛尔。

（5）利尿药：呋塞米、氢氯噻嗪。

（6）扩血管药：硝普钠、硝酸异山梨酯。

3. 磷酸二酯酶抑制药的作用机制是什么？

磷酸二酯酶抑制药（PDEI）是通过抑制 PDE Ⅲ 而明显提高心肌细胞内 cAMP 含量，增加细胞内 Ca^{2+} 浓度，增加心肌收缩力，发挥正性肌力作用；并扩张动、静脉，使心排血量增加，心脏负荷降低，缓解心力衰竭症状，属于正性肌力扩血管药。

4. 临床上常用的磷酸二酯酶抑制药和钙增敏剂有哪些？

磷酸二酯酶抑制药包括米力农、氨力农、依诺昔酮、维司力农、左西孟旦等，麻醉期间常用的是氨力农和米力农。左西孟旦属于"钙增敏剂"，但兼具抑制 PDEⅢ 和提高心肌收缩成分对细胞内 Ca^{2+} 敏感性的作用，适用于罹患缺血性心脏病和正使用 β 受体阻滞剂治疗需增强心肌收缩力的患者。

5. 磷酸二酯酶抑制药用于抗心力衰竭的临床适应证?

用于心力衰竭时短时间的支持疗法,尤其是对强心苷、利尿药及血管扩张药反应不佳的患者。对于急性心力衰竭导致的心源性休克、低血压及肺水肿有较好的治疗作用。最常用于心脏手术中的心功能支持,可防止体外循环结束后的低心排综合征。

6. 米力农的药理作用是什么?

米力农能选择性抑制 PDE Ⅲ 活性而提高细胞内的 cAMP 含量,具有正性肌力作用和血管扩张作用。米力农抑制 PDE Ⅲ 的作用与其正性肌力作用成正相关,可降低肺循环和体循环阻力。小剂量时主要表现为正性肌力作用,剂量增大时血管扩张作用逐渐增强。

7. 米力农的主要临床适应证是什么?

各种原因引起的急性心力衰竭,慢性心力衰竭急性加重期的短期治疗。心脏手术后低心排综合征和肺动脉高压,尤其是常规治疗无效时。临床研究证实,治疗量的米力农可扩张冠脉搭桥中桥血管,对移植动脉有强大的抗痉挛作用。

8. 使用米力农的时候,有哪些注意事项?

对合并有低血压、肾功能障碍、心房颤动或扑动、电解质紊乱、严重主动脉或肺动脉瓣疾病的患者要慎用。急性心肌梗死患者禁用。

9. 为什么急性心肌梗死患者禁用米力农?

急性心肌梗死(24 小时之内)患者,应用正性肌力药米力农会增强心肌收缩力,导致心肌耗氧增加,心肌梗死时本身心脏供氧欠佳,因而会加重病情。

10. 钙增敏剂左西孟旦增强心肌收缩力的机制?

左西孟旦是钙增敏剂中作用最强的一种,它通过增高钙离子与肌钙蛋白的亲和力,提高心肌细胞肌丝对 Ca^{2+} 的敏感性,增强心肌收缩力;同时左西孟旦还能抑制心脏的 PDE Ⅲ,提高心肌细胞内 cAMP 含量,增强心肌收缩力,改善心功能。

11. 钙增敏剂左西孟旦不增加心肌耗氧量的原因?

左西孟旦并不直接增加心肌细胞内 Ca^{2+} 浓度,而是通过与肌钙蛋白 C(TnC)

的氨基酸氨基末端结合，增加 TnC 与 Ca^{2+} 复合物的构象稳定性，以提高胞内 Ca^{2+} 浓度而增加心肌收缩力，该效应呈 Ca^{2+} 浓度依赖性，在收缩期作用较强，舒张期作用较弱，这可能是增强心肌收缩力而不增加心肌耗氧量的原因。

12. 左西孟旦的药理作用有哪些？

（1）正性肌力作用：增强心肌收缩力及心排量，改善心功能。

（2）血流动力学作用：可激活 ATP 敏感性钾通道产生扩血管作用，降低心脏前、后负荷；使肺动脉压、外周血管阻力下降，每搏量、心排量增加。

（3）扩张血管及抗心肌缺血的作用：能扩张冠状动脉血管、肺血管、脑血管等，冠脉血流量增加同时氧耗量减少。

13. 左西孟旦的不良反应？

左西孟旦缺乏心肌舒张期的松弛作用，使舒张期缩短，张力提高。左西孟旦可能会导致冠状动脉窃血，所以严重冠状动脉狭窄、局部心肌缺血的患者需谨慎使用。

14. 多巴胺的药理作用机制？

多巴胺主要兴奋心血管系统和肾脏的 β_1 受体、α_1 受体，以及多巴胺受体，对 β_2 受体的作用很弱。

15. 不同剂量的多巴胺对心血管的影响是什么？

（1）小剂量：主要激动外周多巴胺受体，通过激活腺苷酸环化酶，使细胞内的 cAMP 水平提高，导致血管舒张。主要引起肾血管及肠系膜血管扩张，冠状动脉血管及脑血管也扩张，周围血管阻力下降。

（2）中等剂量：除作用于多巴胺受体外，激动心脏 β_1 受体的作用更明显，使心肌的收缩力增强，每搏量及心排血量增加，收缩压升高，心率轻度增快或变化不明显。

（3）大剂量：主要作用 α_1 受体，多巴胺受体及 β_1 受体的兴奋作用在很大程度上被取消。此时表现为外周阻力增加，舒张压升高，肾血流量降低，心率加快，甚至出现室上性、室性快速性心律失常。

16. 多巴胺对肾脏的药理作用是什么?

小剂量时,激动多巴胺受体,肾血管舒张,肾血流量增加,肾小球滤过增加,同时抑制钠离子重吸收,具有排钠利尿作用。此作用不依赖肾血流量的增加。这一作用可被多巴胺受体阻滞药所拮抗。大剂量时,兴奋 α 受体,使肾血管明显收缩。

17. 多巴胺常见的不良反应有哪些?

偶见恶心、呕吐、心悸、头痛,大剂量可见心律失常、呼吸困难,若发生药物外渗,可导致局部组织坏死。

18. 异丙肾上腺素激动哪些受体?

异丙肾上腺素是儿茶酚胺中最强的 β 受体激动药,对 β_1、β_2 受体无选择性。激动心脏 β_1 受体,使心肌收缩力增强,心率增快,心脏传导速度加快。激动血管 β_2 受体,舒张小动脉,使外周阻力降低,舒张压下降,平均动脉压下降,脉压增大。

19. 多巴酚丁胺的药理作用是什么?

多巴酚丁胺主要激动 β_1 受体,对 β_2 受体和 α 受体作用较弱。治疗剂量的多巴酚丁胺可使每搏量增加,心排出量增加,肺血管阻力、肺动脉楔压可下降,外周阻力不变或中度降低,后负荷往往下降。此外,心室充盈压也下降,室壁张力降低,心肌耗氧量下降。动脉压变化不明显。大剂量的多巴酚丁胺可致心率增加,血压明显升高,甚至出现心律失常。房室传导加快,可明显提高房颤患者的心室率。

20. 多巴酚丁胺适用于低心排血量的心力衰竭作用机制?

治疗剂量的多巴酚丁胺可提高衰竭心肌的收缩力,使每搏量增加,外周阻力不变或中度降低,后负荷往往下降。心室充盈压也下降,室壁张力降低,心肌耗氧量下降,使心脏负荷减轻,对心力衰竭病情起到缓解的作用。

21. 多巴酚丁胺引起的不良反应有哪些?

多巴酚丁胺的不良反应发生率较低,偶有恶心、头痛、心悸,甚至心律失常,也可以引起高血压、心绞痛。一旦发现减慢输注速度或停药。

22. 多巴酚丁胺的禁忌证有哪些?

多巴酚丁胺禁用于心脏射血功能严重障碍者,例如特发性肥厚性主动脉瓣下狭窄患者。心房纤颤、心肌梗死和高血压患者慎用。

23. 多巴酚丁胺的临床应用包括?

　　用于治疗心肌梗死并发心力衰竭,增加心肌收缩力,增加心输出量和降低肺毛细血管楔压,并使左室充盈压明显降低,使心功能改善,继发地促进排钠排水,增加尿量,有利于消除水肿。

(梁映霞)

参考文献

［1］　杨宝峰,陈建国. 药理学［M］. 北京：人民卫生出版社,2018.
［2］　喻田,王国林. 麻醉药理学［M］. 北京：人民卫生出版社,2020.
［3］　喻田,王国林. 麻醉药理学学习指导与习题集［M］. 北京：人民卫生出版社,2017.
［4］　郭曲练,姚尚龙. 临床麻醉学［M］. 北京：人民卫生出版社,2016.
［5］　邓小明,黄宇光,李文志. 米勒麻醉学［M］. 北京：北京大学医学出版社,2021.

第二十三章

血管扩张药

1. 麻醉医生为什么要使用血管扩张药？

　　血管扩张药，顾名思义，是一类调节血管收缩张力的药物，能作用于血管平滑肌，使血管平滑肌舒张，从而降低血管张力。麻醉医生通过使用血管扩张药来降低血管张力，以此来降低血压、调节组织灌注压力与微循环血流量、降低心脏前负荷与后负荷。因此，血管扩张药可用于围术期高血压、缺血性心脏病、肺动脉高压、瓣膜性心脏病、心力衰竭等疾病的治疗及控制。

2. 泊肃叶定律是什么？

　　泊肃叶定律是指单位时间内液体的流量（Q），与管道两端的压力差（$P_1 - P_2$）及管道半径（r）的 4 次方成正比，但与管道的长度（L）和液体的黏滞度（η）成反比。公式：$Q = (P_1 - P_2)\pi r^4 / 8\eta L$。

3. 泊肃叶定律的临床意义是什么？

　　泊肃叶定律是理解血管扩张药对血流动力学影响的理论基础。在短时间内，机体的血液黏滞度（η）与血管长度（L）不会出现明显变化。容易发生变化因素为血液流量（Q）、血管两端压力差（$P_1 - P_2$，ΔP）与血管半径（r）。如果 r 增加 2 倍，Q 与 ΔP 在理论上可能直接受到 16 倍的影响：如果 Q 不变，则 ΔP 减少 16 倍，血管压力急剧降低；如果维持 ΔP 不变，则 Q 将显著升高。因此，血管半径轻微的改变，也可能对血流量与血管压力带来剧烈变化。

4. 硝酸甘油和硝普钠扩血管的机制是什么？

　　硝酸甘油和硝普钠扩血管的机制是通过释放一氧化氮或直接作用，增加平滑肌细胞内环磷酸鸟苷的生成，抑制蛋白激酶 C 磷酸化，减少肌球蛋白与肌动蛋白间的相互作用,从而舒张血管平滑肌。

5. 在心力衰竭时使用扩血管药物有何益处?

在心力衰竭时,心肌收缩力下降,使每搏量与心输出量降低,导致组织器官血流量下降与静脉系统血液淤积。与此同时,交感神经代偿性兴奋,外周血管阻力增加,心率增快,心肌耗氧量增加,从而加重心脏负荷,形成恶性循环。在此过程中,合理使用血管扩张药,可以降低外周血管阻力、降低心肌耗氧量,增加心输出量,并扩张静脉,改善呼吸困难和肺水肿。

6. 围术期使用血管扩张药的适应证有哪些?

围术期使用血管扩张药的指征包括围术期控制性降低血压;血压剧烈升高需要迅速降压,如恶性高血压、高血压脑病、高血压危象等危急情况;急、慢性心力衰竭;心源性肺水肿;心肌梗死等。

7. 使用血管扩张药对心功能曲线有何影响?

心输出量＝每搏量×心率。而每搏量与前负荷、心肌收缩力、后负荷密切相关。血管扩张药对心功能曲线的影响见图 23-1。在正常人或充盈压尚未增高的患者(B 箭头),血管扩张药可引起静脉扩张、左室充盈压减少,前负荷下降、每搏量减少,引发低血压和代偿性心动过速。而在充盈压已升高的患者(A 箭头),每搏量早已达到平台期,甚至已开始下降,使用血管扩张药可改善每搏量。由于每搏量增加,动脉压可不变或升高,心率也可无明显改变。

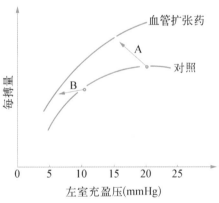

图 23-1　血管扩张药对心功能曲线的影响
A. 对用药前(对照)充盈压增高的患者,使用血管扩张药后每搏量增加;B. 对用药前(对照)充盈压正常或降低的患者,使用血管扩张药后每搏量下降。

8. 血管扩张药的主要不良反应是什么?

使用血管扩张药的主要不良反应是低血压。如表 23-1 所示,当小剂量使用血管扩张药时,心输出量增加,肺毛细血管轻度扩张,肺毛细血管楔压及左室充盈压降低,动脉血压可维持不变;使用中等剂量血管扩张药,可进一步增加心输出量、降低左心室充盈压,同时动脉压有轻度下降;当大剂量使用血管扩张药时,血管显著扩张,会导致心输出量、心室充盈压和动脉血压显著降低,且常伴有反射性心率增加,这时血管扩张药的作用则是有害的。

表 23 - 1　不同剂量血管扩张药对血流动力学的作用

药物剂量	心输出量	肺毛细血管扩张	动　脉　压
小	↑	↓	—
中	↑↑	↓↓	↓
大	↓↓	↓↓	↓

9. 使用血管扩张药应遵循什么原则?

使用血管扩张药应从小剂量开始用药,根据血压、心率等血流动力学变化逐渐加量,以完成所需的治疗;期间密切监测血压、心率、心电图、中心静脉压等变化;观察周围循环状态,如皮肤色泽、肢端温度;尿量监测;内环境监测如血气分析等。根据患者身体的情况选择合适的监测项目,尽可能维持其在正常范围内。

10. 血管扩张药分为哪几类?

根据作用部位和机制不同,可将血管扩张药以分为以下 8 类:血管平滑肌松弛剂,如硝普钠、硝酸甘油等;α 受体阻滞剂,如乌拉地尔、酚妥拉明等;钙通道阻滞剂,如硝苯地平、维拉帕米等;血管紧张素转化酶抑制剂,如卡托普利等;血管紧张素受体阻滞剂,如缬沙坦等;肾上腺素能神经阻滞剂,如利血平等;钾通道开放药,如吡那地尔等;交感神经节阻滞剂等。

11. 目前选择性肺血管扩张药是什么?

一氧化氮是唯一真正的选择性肺血管扩张药。因为它能扩张肺部血管,且只能经过吸入给药,其作用只局限于肺部血管,故为唯一的选择性肺血管扩张药。

12. 一氧化氮治疗的适应证是什么?

一氧化氮治疗治疗肺动脉高压,尤其是新生儿及婴儿呼吸窘迫综合征。临床研究发现,一氧化氮在治疗新生儿持续性肺动脉高压、其他形式的肺动脉高压和成人呼吸窘迫综合征中均有一定的效果。

13. 临床中如何使用一氧化氮进行治疗？

通过混合稀释的一氧化氮为患者吸入,其治疗的浓度范围是百万分之 0.5～80(0.5～80 ppm)。治疗时应使用最低有效浓度,并注意密切监测。同时,应密切关注气体分析仪器,避免一氧化氮接触空气或氧气,以免发生中毒反应。

14. 一氧化氮的前体药物有哪些,其作用机制是什么？

一氧化氮有显著的扩血管作用,在体内能转化为一氧化氮的药物为前体药物,主要包括硝酸酯及亚硝酸酯类药物,如硝酸甘油进入体内后通过谷胱甘肽途径转化产生一氧化氮;硝普钠则直接降解为一氧化氮与氰化物发挥作用。

在体内,一氧化氮能刺激鸟苷酸环化酶,产生第二信使环磷酸鸟苷(cyclic guanosine monophosphate,cGMP),cGMP 通过蛋白激酶降低血管平滑肌细胞内的钙离子浓度,产生扩血管效应。

15. 硝普钠的药理作用是什么？

硝普钠是一氧化氮的前体药物,在体内能直接降解产生一氧化氮。然后通过 cGMP 途径激活蛋白激酶,降低血管平滑肌细胞内的钙离子浓度,发挥松弛血管平滑肌、扩张血管的作用。

16. 硝普钠对动静脉有何影响？

硝普钠对动脉及静脉血管均可产生明显的扩张作用,因此能通过扩张动脉降低体循环阻力,同时通过扩张静脉以扩张容量血管。

17. 如何配置硝普钠溶液？

用 5% 葡萄糖溶液稀释,避光使用。可使用 50 mL 注射器配制硝普钠溶液:患者千克体重×3,算得使用总量(如 60 kg 患者,需要 180 mg 硝普钠);当泵速调为 1 mL/h,泵注剂量为则 1 μg/(kg·min),以此类推。

18. 硝普钠对颅内压有何影响？

由于有显著的扩血管作用,硝普钠可使颅内压升高,但这种效应与给药速度与降压程度密切相关:相较于缓慢降压(>5 分钟),快速降压更容易导致颅内压升高;对降压程度而言,当硝普钠引发的血压降低范围<基础值 30% 时,颅内压可能会升高,但血压降低>基础值 30% 时,颅内压升高的可能性较小,甚至还可能降低。

19. 硝普钠对缺氧性肺血管收缩机制有何影响？

缺氧性肺血管收缩机制是指当肺泡内的氧浓度降低甚至肺泡塌陷时，肺血管会发生代偿性收缩，以减少该部分肺泡的血液灌注，维持通气/血流比值平衡。由于有扩血管作用，硝普钠可抑制缺氧性肺血管收缩，尤其是对肺功能正常的患者，这种效应更为明显。

20. 硝普钠对凝血功能有何影响？

使用较快的速度输注硝普钠时，如给药速度$>3\ \mu g/(kg \cdot min)$，硝普钠可能会抑制血小板的凝聚功能，这可能与细胞内的 cGMP 浓度增加有关。因此，当硝普钠以较大剂量输注时，需注意患者的凝血功能。

21. 硝普钠在体内如何代谢？

静脉注射后，硝普钠会迅速与氧合血红蛋白结合，然后发生降解：氧合血红蛋白转化为高铁血红蛋白，而硝普钠则释放出一氧化氮，并分解为 5 个氰离子，其中 1 个氰离子与高铁血红蛋白结合，形成氰-高铁血红蛋白；其余 4 个氰离子主要在血浆中形成氰化物，通过硫氰合成酶与硫代硫酸钠结合，形成无毒的硫氰化物，再由肾脏排出；其余少部分氰离子可经肺部排出体外。

22. 当硝普钠使用剂量过大会产生何种影响？

大剂量使用硝普钠$[>10\ \mu g/(kg \cdot min)]$，可导致高铁血红蛋白形成过多，从而导致高铁血红蛋白血症。另外，自由氰离子也会大量产生，很可能与含有高铁离子的细胞色素氧化酶结合，这便会引发细胞色素氧化酶抑制，导致细胞呼吸链中断，造成细胞缺氧。此时的临床表现为组织缺氧、代谢性酸中毒、混合静脉血氧含量增高等。

23. 使用硝普钠的适应证有哪些？

硝普钠的适应证包括控制性降压；高血压危象：适用于高血压危象的早期降压处理，如血压降至适当水平后后续应用其他降压药物；心功能不全：对于由二尖瓣或主动脉瓣反流引起的心功能不全患者，可改善心功能，尤其当其左心室前负荷增加时，改善效果更为明显，且对心率的影响也较小；主动脉手术及体外循环心脏手术：适用于此类手术的术中降压与扩容。

24. 使用硝普钠降压有哪些优点?

硝普钠作用时间很短,停药后 1～2 分钟扩血管作用可消失,因此,在使用时可精确调节其给药速度;肺血管扩张作用:硝普钠除了具有扩张体循环血管作用外,还具有肺血管扩张效果;降血压效果好:硝普钠几乎对各种原因引起的高血压都有很好的降压治疗效果;较为精确地调控前、后负荷的下降:当低剂量使用硝普钠时,后负荷(体循环外周血管阻力)的下降比前负荷更为明显。

25. 使用硝普钠降压有哪些缺点?

使用硝普钠可导致氰化物中毒,大剂量使用时可能发生氰化物和硫氰化物中毒;易分解失效,光解可使硝普钠在数小时后失活;引发心血管代偿性反应:可导致反射性心动过速及心肌收缩力增加;脏器缺血:可能导致心肌、脑或肾脏的缺血;血管窃血效应;停药后反跳性升压作用:突然停药可能使体循环或肺循环压反跳性升高;减少前负荷:因显著扩张静脉,前负荷减少,心输出量降低;颅内压升高;抑制血小板功能。

26. 什么是血管窃血效应?

血管窃血效应是指在用药前,缺血区域的血管因局部代偿作用达到了最大限度地扩张,而非缺血区域却会发生适当的血管收缩,以将血液"节省"下来供应缺血区域,但硝普钠将所有血管"无差别"扩张,破除了之前的调节作用,在某些情况下(如心肌缺血时),缺血反应反而可能会加重。

27. 硝普钠的使用剂量范围及注意事项是什么?

使用硝普钠时需注意从小剂量开始,起始剂量通常为 $0.3\sim0.5~\mu g/(kg \cdot min)$,然后根据治疗效果逐步调整,可将递增幅度设置为 $0.5~\mu g/(kg \cdot min)$,常用剂量为 $3~\mu g/(kg \cdot min)$,最大剂量为 $10~\mu g/(kg \cdot min)$;当应用剂量为 $10~\mu g/(kg \cdot min)$ 时,使用时间应＜10 分钟。另外,当使用硝普钠降压效果不佳时,不要一直增加剂量,此时应考虑合并使用其他药物,尽可能减少氰化物的中毒风险。

28. 使用硝普钠时导致氰化物中毒的危险因素有哪些?

使用硝普钠易导致氰化物中毒。常见原因包括长时间使用时输注剂量＞$2~\mu g/(kg \cdot min)$,或者在短时间内使用时剂量达到 $10~\mu g/(kg \cdot min)$;严重肝肾功能损伤的患者;孕妇使用硝普钠时可能导致胎儿氰化物中毒,因此对孕妇慎用;某些遗传性疾病如家族遗传性视神经萎缩的患者等。

29. 使用硝普钠时发生氰化物中毒后的征象有哪些？

使用硝普钠过程中易发生氰化物中毒。如内环境异常，由于氰化物中毒可导致组织氧利用障碍，因此血气分析结果可表现为动脉血及混合静脉血的氧饱和度升高，代谢性酸中毒，血乳酸水平＞10 mmol/L；快速耐药性，氰化物中毒在代偿期可引发心输出量增加，升高血压，使硝普钠降压效果受损，产生快速耐药性；意识异常，对神志清楚的患者，氰化物中毒可能引发患者出现疲乏、恶心等症状，严重时出现抽搐或昏迷。

30. 氰化物中毒的治理措施有哪些？

立即停止给药，维持患者呼吸，行纯氧通气；纠酸：可给予碳酸氢盐纠正代谢性酸中毒；解除氰化物中毒：对轻、中度氰化物中毒者，可使用硫代硫酸钠治疗，剂量为 150 mg/kg 静脉注射，于 15 分钟输注完毕，以将氰离子转化为硫代硫酸盐；对重度中毒患者，可经静脉缓慢注射 5 mg/kg 的亚硝酸盐。此外，还可使用维生素 B_{12} 静脉注射，给药速度为 25～100 mg/h，以将氰离子转化为维生素 B_{12}。

31. 硝酸甘油的药理作用是什么？

与硝普钠类似，硝酸甘油也是通过生成 NO，经 cGMP-蛋白激酶途径，降低血管平滑肌细胞内的钙离子浓度，引发血管平滑肌扩张。但与硝普钠直接降解产生 NO 所不同的是，硝酸甘油是在体内必须有硫化物存在的情况下，经谷胱甘肽途径发生化学转化，间接产生 NO 而发挥扩血管作用。

32. 硝酸甘油对动静脉有何影响？

与硝普钠不同的是，硝酸甘油对静脉容量血管的扩张作用强于动脉阻力血管，因此，硝酸甘油主要扩张容量血管，能有效降低心室的前负荷，达到一定的降压效果，且其对血压的影响在很大程度上取决于血容量是否充足。相较于硝普钠，硝酸甘油对体循环阻力的影响较小，但能有效地扩张肺血管，降低肺循环阻力，且这种效果要优于硝普钠。

33. 硝酸甘油的给药途径有哪些？

硝酸甘油的给药途径有多种。经静脉给药，单次给药时药物作用时间很短，因此多采用静脉持续输注；舌下含服，该途径简洁方便，是治疗心绞痛或冠脉痉挛时最常用的给药途径，药物吸收后仅 15％ 的血流流经肝脏，因此药物首关效应较低，生物利用度较好；经皮肤贴剂或软膏，常用 5～10 mg 的贴片，经皮吸收可保持 4 小时的恒定血药浓度，有效时间甚至可达 24 小时。

34. 如何用硝酸甘油行控制性降压？

硝酸甘油用于手术期间控制性降压时，可在起始时静推 1～2 μg/kg，以提高起效速度，然后以 0.5～5 μg/(kg·min) 的输注速度维持，需密切监护患者血压变化，并根据血流动力学参数调整剂量，使血压降至所希望的水平；停药后也有反弹效应，血压回升较硝普钠略慢，但也要注意逐渐减量。

35. 硝酸甘油在体内的代谢过程是什么？

硝酸甘油主要经肝脏代谢，其代谢产物为二酰甘油、甘油单硝酸酯等，消除半衰期约 1.5 分钟。需注意硝酸甘油的血浆蛋白结合率较高，使用时应注意患者的血浆蛋白情况，因为其有效药物浓度受药物蛋白结合率影响较大。

36. 使用硝酸甘油的适应证有哪些？

降低血压：可用于麻醉手术中的控制性降压，也可以用于高血压危象、高血压脑病的降压处理；治疗心绞痛：冠心病患者心绞痛发作时，可舌下含服 0.3～0.6 mg 硝酸甘油；急、慢性心功能不全：硝酸甘油能减少心脏的前、后负荷，降低心肌耗氧量，用于治疗多种原因导致的急、慢性心功能不全。使用时由小剂量开始，初始剂量可为 0.1～0.2 μg/(kg·min)，根据需要逐渐增加，直至外周血管舒张、心输出量适当增加为宜。

37. 使用硝酸甘油的不良反应及注意事项有哪些？

使用硝酸甘油后的不良反应包括头痛及面部潮红；严重低血压，使用时需密切监测血压，慎用于低血容量、低血压的患者，使用时如出现口干或视物模糊，应立即停药；反射性心动过速；快速耐药性，间断性使用可降低其发生率；颅内压升高，对颅内压升高患者，在手术开放硬脑膜之前需慎用；加重心绞痛，可能加重肥厚型梗阻性心肌病所诱发的心绞痛；高铁血红蛋白血症：长时间超过 7～10 μg/(kg·min) 输注可能导致高铁血红蛋白血症。

38. 硝酸甘油的禁忌证有哪些?

　　硝酸甘油的禁忌证包括对硝酸盐过敏者;心肌梗死早期,此时常伴有严重的低血压与心动过速;颅内压增高;严重贫血;青光眼等。

（王贤裕　蒙臣）

参考文献

［1］　罗自强,闵苏. 麻醉生理学(第4版)［M］. 北京：人民卫生出版社,2016.
［2］　喻田,王国林. 麻醉药理学(第4版)［M］. 北京：人民卫生出版社,2016.
［3］　邓小明,姚尚龙,于布为,等. 现代麻醉学(第5版)［M］. 北京：人民卫生出版社,2021.
［4］　Ronald D. Miller, Lars I. Eriksson, Lee A. Fleisher, et al. Miller Anesthesia. 8th Ed ［M］. Canada：Elsevier Inc, 2014.

第二十四章

其 他 降 压 药

1. 钙通道阻滞剂的作用机制是什么？

钙通道阻滞剂的作用机制有：（1）对血管平滑肌的作用。通过抑制钙离子通道，使血管平滑肌细胞松弛，但不同的血管平滑肌细胞对这种阻滞作用的敏感性也有差异，其中冠状动脉＞周围动脉，小动脉＞小静脉；（2）对心肌的作用：① 负性肌力作用，通过阻止 Ca^{2+} 内流，降低心肌收缩力，减少心肌耗氧量；② 负性频率及负性传导作用，通过降低窦房结及房室结动作电位 0 相上升速率和振幅，降低窦房结的自律性，减慢房室结的传导速度，延长有效不应期，减慢心率。

2. L 型和 T 型钙通道有什么区别？

电压依赖性钙通道广泛存在于心肌、血管平滑肌、骨骼肌、肠系膜、腺体以及神经细胞等。心血管系统有 L 和 T 两种类型的钙通道，其中 L 型是主要的慢通道，能维持 Ca^{2+} 进入血管平滑肌细胞。L 型钙离子通道有 5 个亚单位，即 α_1、α_2、β、γ 和 δ。其中 α_1 亚单位作为通道的中心部分，是 Ca^{2+} 进入细胞内的主要通道。虽然平滑肌细胞膜上也有 T 型通道，但仅有少量的 Ca^{2+} 经 T 型通道进入细胞内，且钙通道阻滞剂对其作用也较弱。

3. 钙通道阻滞剂分哪几类？

根据阻滞部位不同，分为以下三大类：

（1）1 类：选择性作用于 L 型钙通道，结合于 α_1 亚基，根据结合位点又分为 4 个亚类。1a 类：二氢吡啶类，如硝苯地平；1b 类：地尔硫䓬类，如地尔硫䓬；1c 类：苯烷胺类，如维拉帕米；1d 类：如氟桂利嗪。

（2）2 类：选择性作用于其他电压依赖性钙离子通道，根据位点不同又可分为 3 个亚型：作用于 T 通道，如米贝地尔；作用于 N 通道，如 $\omega - CTX$；作用于 P 通道,如 AgeIVA。

(3) 3 类:非选择性 Ca^{2+} 通道阻滞剂,如芬地林。

4. 围术期钙通道阻滞剂主要用于哪些方面?

围术期钙通道阻滞剂主要用于治疗高血压;抗心律失常;控制性降压;抗心肌缺血等。

5. 钙通道阻滞剂对心肌氧供有何影响?

钙通道阻滞剂通过抑制血管平滑肌与心肌细胞的 Ca^{2+} 内流,扩张冠状动脉,从而增加冠脉血流量而增加氧供。另外,钙通道阻滞剂能扩张外周血管,减少外周血管阻力,从而减轻心脏后负荷,同时通过抑制心肌收缩力和减慢心率,降低心肌耗氧量。

6. 使用硝苯地平对血流动力学有何影响?

硝苯地平主要作用为扩张外周阻力血管,使全身血管阻力显著降低,血压下降,但会引起交感神经反射性兴奋,表现为心率增快、心肌收缩力增强;对静脉的作用较小,因此心脏前负荷无变化或仅轻微降低。

7. 硝苯地平的优点是什么?

硝苯地平扩张血管的特点:① 主要效应为剧烈的血管舒张。通过扩张冠状动脉,缓解冠脉痉挛,减少心肌缺血;通过舒张外周血管,降低左心室后负荷而增加心输出量;② 不引起心肌抑制。临床剂量的硝苯地平几乎不抑制心肌细胞的收缩力,因此可用于心室功能较差的患者;③ 不抑制心肌细胞的电生理传导。硝苯地平几乎不抑制心肌细胞间的信号传导,在和 β 受体阻滞剂同时使用时,不增加房室传导阻滞作用。

8. 硝苯地平的缺点是什么?

硝苯地平的缺点包括:见光易降解,硝苯地平对光极度敏感;临床上多为片剂,无法静脉用药;可引起严重低血压,用药后需密切监护;无显著抗心律失常效应,硝苯地平不用来治疗心律失常,但心肌在缺血状态下,会诱发某些心律失常,而硝苯地平可缓解心肌缺血,因此可用于减少心肌缺血所诱发的心律失常。

9. 硝苯地平的临床使用方法是什么？

硝苯地平通常为口服，用于治疗心绞痛及高血压。治疗心绞痛时，剂量为每次10～40 mg，每日 3 次，通常从小剂量开始服用，根据病情情况进行调整。治疗高血压时，多使用硝苯地平缓释片，每次 30～90 mg，每日 1 次。需注意硝苯地平过量会引起严重低血压，使用时需注意患者体位、症状及生命体征监测。

10. 使用地尔硫䓬对血流动力学有何影响？

地尔硫䓬可扩张血管，使外周血管阻力下降，血压降低，同时伴有心率轻度降低，而心肌收缩力可能无变化或仅轻度下降，心脏前负荷几乎无改变。

11. 使用地尔硫䓬的优点是什么？

地尔硫䓬可减慢患者的窦性心律；能治疗心肌缺血，可预防和治疗血管狭窄或痉挛引起的心肌缺血；可控制室上性心动过速；能治疗高血压；地尔硫䓬静脉注射可用于控制围术期高血压。

12. 血管紧张素 I 转化酶抑制剂的作用机制是什么？

肾素-血管紧张素-醛固酮系统在血压调节及高血压发病中都有重要的影响。血管紧张素转化酶抑制剂可抑制血管紧张素转化酶的活性，抑制血管紧张素 I 转换为血管紧张素 II，减少血液中血管紧张素 II 的含量，从而取消其收缩血管、刺激醛固酮释放、增加血容量、升高血压等作用。

13. 卡托普利的适用范围有哪些？

治疗原发性高血压，在围术期高血压的治疗中卡托普利为常用药物；治疗慢性充血性心力衰竭；预防心肌梗死；预防肾功能不全，尤其适用于高风险人群。

14. 使用卡托普利的优点是什么？

卡托普利口服用药扩张血管，能有效治疗慢性高血压；无快速耐药性；无反射性血流动力学改变；可改善预后，对充血性心力衰竭、高血压及心肌梗死的患者，卡托普利可改善症状并延长生命；可抑制左心室的病理性重构。

15. 使用卡托普利的缺点是什么？

卡托普利的缺点有：高钾血症，卡托普利抑制了醛固酮的生成，可减少 K^+ 排泄,引发高钾血症;诱发低血压,长期服用该类药物的患者,可能在全麻诱导期间发生严重低血压;降低肾功能,这是因为卡托普利降低肾灌注压所致,但这种效果是可逆的;咳嗽,卡托普利可导致患者发生慢性无痰性咳嗽;致胎儿畸形,卡托普利可导致妊娠中、晚期的孕妇发生胎儿畸形和羊水过少;过敏反应,卡托普利可能导致严重的皮肤反应,不过这种反应较罕见。

16. 血管紧张素受体阻滞剂的作用机制是什么?

血管紧张素受体阻滞剂(angiotensin receptor blockers,ARB)可直接阻滞血管紧张素Ⅱ受体,从而抑制血管紧张素Ⅱ产生的效应,这些直接被抑制的效应包括:血管收缩、去甲肾上腺素释放、左心室肥大及纤维化等。

17. 使用 ARB 类药物的优点是什么?

ARB 类药物的优点有:口服给药,使用方便;无快速耐药性;停药后无反射性血流动力学反弹;可改善充血性心力衰竭、高血压及心梗后患者的预后;预防高血压患者脑卒中;抑制心室重构,可拮抗心肌梗死后左心室的异常重构;延缓肾病进展,尤其是对糖尿病患者,可延缓其肾病发展;无咳嗽等不良反应。

18. 常见的 ARB 类药物有哪些?

常见的 ARB 类药物有:氯沙坦、厄贝沙坦、坎地沙坦、依普沙坦、替米沙坦、缬沙坦、奥美沙坦等。

19. β 受体阻滞剂的药理作用是什么?

β 受体阻滞剂的药理作用有:心血管系统,主要阻断心脏 β_1 受体,使心率降低,心收缩力减弱,导致心输出量下降,血压轻微降低,心肌耗氧量减少;支气管平滑肌,可抑制支气管平滑肌上 β_2 受体,使支气管收缩而增加呼吸道阻力;肾素,阻断肾小球旁器细胞的 β_1 受体,抑制肾素释放;代谢,β 受体阻滞剂可抑制交感神经兴奋所引起的脂肪分解,当 β 受体阻滞剂与 α 受体阻滞剂合用时则可拮抗肾上腺素的升高血糖的作用。

20. β 受体阻滞剂分哪几类?

β 肾上腺素能受体有 β_1、β_2 和 β_3 3 种亚型,这些亚型以不同的比例分布于各种组织和器官中,所以可根据药物对受体亚型的选择性,将 β 受体阻滞剂分为以下几类：

(1) 非选择性 β_1、β_2 受体阻滞剂：如普萘洛尔、吲哚洛尔、喷布洛尔等；

(2) 选择性 β_1 受体阻滞药：如比索洛尔、美托洛尔、艾司洛尔、阿替洛尔等；

(3) 兼有 α_1 阻滞的 β 受体阻滞剂：如拉贝洛尔、卡维地洛等；

(4) 激动 β_2 受体但阻滞 β_1 受体的 β 受体阻滞剂：如塞利洛尔。

21. 艾司洛尔的作用机制是什么？

艾司洛尔具有典型的 β 受体阻滞作用，通过作用于心脏组织细胞的 β_1 肾上腺素受体，降低窦房结自律性，延长窦房结恢复时间，延长窦性心律与房性心律时的 AH 间期，延长前向的文氏传导周期，从而降低正常人运动及静息时的心率，还能拮抗异丙肾上腺素引起的心率增快。小剂量的艾司洛尔主要作用于心肌细胞的 β_1 受体，而大剂量时对气管和血管平滑肌的 β_2 受体也有阻滞作用。

22. 艾司洛尔的作用特点有哪些？

艾司洛尔可选择性地阻断 β_1 受体，对 β_1 受体的亲和力较高；作用迅速、持续时间短；作用强度弱，艾司洛尔对 β_1 受体的阻滞强度为美托洛尔的 $1/5 \sim 1/10$，普萘洛尔的 $1/40 \sim 1/70$；无内源性拟交感活性；无 α 受体阻滞作用。

23. 艾司洛尔的围术期适应证有哪些？

艾司洛尔在围术期可用来治疗窦性心动过速；心房颤动、扑动伴快速心室率时，控制心室率；室上性心动过速：发生室上性心动过速时，心肌耗氧量明显增加，可使用艾司洛尔 $50 \sim 300\ \mu g/kg$ 控制；减少气管插管的心血管反应，静脉注射艾司洛尔 $0.5\ mg/(kg \cdot min)$，4 分钟后以 $0.3\ mg/(kg \cdot min)$ 维持，同时行静脉麻醉诱导，可抑制患者的插管反射，特别适合患有缺血性心脏病的患者；心脏手术后高血压的治疗，艾司洛尔适用于心脏手术后中度高血压患者，效果确切。

24. 艾司洛尔的临床使用方法是什么？

控制围术期心动过速或高血压：起始剂量为 $0.5 \sim 1\ mg/kg$，于 30 秒内静脉注射完毕，之后以 $0.15\ mg/(kg \cdot min)$ 的剂量维持，最大维持剂量为 $0.3\ mg/(kg \cdot min)$；用于高血压的治疗用药剂量通常大于治疗心动过速的治疗剂量；控制心房颤动、扑动时的快速心室率：成人先静脉注射负荷量 $0.5\ mg/(kg \cdot min)$，维持 1 分钟，随后减少剂量，从 $0.05\ mg/(kg \cdot min)$ 的给药剂量开始静脉注射，4 分钟后若效果理想则继续维持；若疗效不佳可重复给予负荷量，然后将维持剂量以 0.05 mg/(kg·min) 的幅度递增。维持剂量最大可增加至 0.5 mg/(kg·min)。

25. 使用艾司洛尔的不良反应有哪些？

艾司洛尔的不良反应有低血压，最常见的不良反应，老年患者及房颤患者较多见；精神症状，可出现头昏、嗜睡、头痛、精神错乱、激动等精神症状；呼吸系统异常，可导致支气管痉挛，引起哮喘患者或慢性气管炎患者的哮喘发作。

26. 使用艾司洛尔的注意事项有哪些？

注意局部血管刺激症状，使用药物浓度较高（>10 mg/mL），可能造成严重的静脉反应，如血栓性静脉炎；而当药物浓度高达 20 mg/mL，给药部位的局部反应可能更为严重，甚至有组织坏死，故应注意药物配制浓度，尽可能经大静脉给药；肾功能损伤患者注意代谢异常，代谢产物主要经肾脏消除，半衰期约为 3.7 小时，而肾病患者的药物消除半衰期可能为正常的 10 倍，故对肾功能损伤患者使用时，需注意密切监测；可掩盖糖尿病患者低血糖时心率增快反应。

27. 常用的利尿剂分哪几类？

常用的利尿剂主要有以下几类：袢利尿剂；噻嗪类利尿剂；保钾利尿剂；渗透性利尿剂；碳酸酐酶抑制剂。

28. 利尿剂对机体内环境有何影响？

袢利尿剂和噻嗪类利尿剂可能引起电解质紊乱，尤其是钾离子和钠离子缺失，也会引起低镁血症。噻嗪类利尿剂可能会引起血钙升高（轻度升高，通常少于 0.125 mmol/L）。绝大部分利尿剂都会增加近曲小管对尿酸的重吸收，使血中的尿酸水平升高，这可能会导致高尿酸血症患者的痛风发作。

29. 何为袢利尿剂？

袢利尿剂是一类作用于髓袢升支粗段、阻断 Na^+ 和 Cl^- 重吸收的利尿剂。髓袢升支粗段存在着同时转运 1 个 Na^+、1 个 K^+ 和 2 个 Cl^- 的同向转运体系，可双向进行，能吸收超滤液中 25% 的 NaCl。袢利尿剂主要抑制髓袢升支粗段对 Na^+、Cl^- 的重吸收，使水、Na^+、Cl^- 排泄增多。另外，因 Na^+ 的重吸收减少，从髓袢升支粗段流至远端小管的 Na^+ 浓度升高，促进 Na^+-K^+ 交换和 Na^+-H^+ 交换，使 K^+ 和

H^+ 排出也增加。而且袢利尿剂还能抑制亨氏袢对 Ca^{2+}、Mg^{2+} 的重吸收,从而增加 Ca^{2+} 与 Mg^{2+} 的排泄。

30. 袢利尿剂的适应证有哪些?

袢利尿剂的适应证包括水肿性疾病,袢利尿药常用于治疗充血性心力衰竭、肝硬化水肿以及肌酐清除率过低的肾病患者;急性左心衰竭,可减轻前负荷,改善肺水肿;围术期预防急性肾损伤,适用于各种原因导致的肾脏灌注不足,如休克、低血压、中毒等,但需要在纠正容量不足的情况下使用;高钾血症;高钙血症;稀释性低钠血症,尤其当血钠浓度<120 mmol/L 时使用。

31. 袢利尿剂的不良反应有哪些?

袢利尿剂的不良反应包括:① 水、电解质平衡失调,是最常见的不良反应,大量应用袢利尿药可引起 Na^+、Cl^- 丢失,出现低钠血症、细胞外液容量不足,表现为低血压、循环衰竭、血栓栓塞等;对有肝病的患者,可引发肝性脑病;Na^+ 向远曲小管转运增多,加上肾素-血管紧张素系统激活,可使 K^+、H^+ 在尿液中排泄增加,引起低钾血症与低氯性碱中毒,甚至引发心律失常。另外,Mg^{2+}、Ca^{2+} 的排泄增加可导致低镁血症和低钙血症,这也是心律失常的危险因素。② 耳毒性,袢利尿剂还有可逆性耳毒性,表现为耳鸣、听力损害、耳聋、眩晕和耳胀的感觉,以耳聋最为常见,因此使用时应注意密切监护。

32. 袢利尿剂的禁忌证是什么?

袢利尿药的禁忌证包括:严重的低钠血症和容量不足;对磺胺过敏的患者,禁忌使用含磺胺基的袢利尿药;无尿以及对袢利尿药试验剂量无反应:因此使用时应密切注意患者尿量。

33. 呋塞米的使用方法是什么?

呋塞米的使用方法为:(1)成人。对于未接受过利尿剂治疗的患者,静脉注射的起始剂量为 2.5~5 mg,根据效果可逐渐追加,必要时可提高到 200 mg 的负荷剂量;对已经接受利尿剂治疗的患者,通常需要静脉注射 20~40 mg 初始剂量,以产生利尿作用。(2)小儿。治疗水肿性疾病时,起始静脉注射 1 mg/kg,必要时每隔 2 小时可追加 1 mg/kg,直至每天最大剂量 6 mg/kg;对新生儿使用时应延长用药间隔。

34. 什么是渗透性利尿剂?

有一种利尿剂进入体内后几乎不被代谢,其血浆渗透压较高,导致组织间液进入血管内,该利尿剂经血液循环流入肾脏肾小管时很少被重吸收,连同大量水分随尿液排出体外,这种利尿剂被称为渗透性利尿剂。

35. 渗透性利尿剂的作用机制是什么?

渗透性利尿剂发挥利尿作用的机制主要包括:在体内几乎不被代谢,增加有效循环血容量,使得肾血流量增加、入球小动脉扩张、球内毛细血管静水压升高,从而增加肾小球滤过率;抑制近曲小管、髓袢和集合管内水、钠的重吸收;增加髓质血流量,降低髓质部的高渗性,破坏髓质部的渗透压梯度差。

36. 渗透性利尿剂对血流动力学的影响是什么?

渗透性利尿剂可舒张入球小动脉,使肾小球毛细血管静水压升高,因而血浆得以稀释,降低了肾小球毛细血管的平均胶体渗透压。在渗透利尿的同时,也增加了近曲小管腔内的压力。

37. 甘露醇的临床使用范围是什么?

降低颅内压:可减轻脑水肿,降低颅内压,防治脑疝发生;降低眼内压:可降低眼内压,控制青光眼的眼内压升高;可作为术中冲洗液:常用于经尿道内前列腺切除术的冲洗液;治疗透析失衡综合征:可升高细胞外液渗透压,促使细胞内水分转移至细胞外,改善血液透析时细胞水肿引起的症状;心脏手术:心脏手术时可静脉滴注、注射或置于体外循环预充液中;肾移植手术:可作为利尿剂和肾保护药物用于肾移植手术中。

38. 甘露醇的使用剂量和方法?

(1) 成人。甘露醇用于利尿、降低颅内压、眼内压时,单次可用 20% 溶液 125～250 mL,输注速度为 10 mL/min,必要时可每隔 8～12 小时重复给药。

(2) 小儿。治疗脑水肿、颅内压升高时按 1～2 g/kg 计算用量,使用 20% 溶液于 30～60 分钟内静脉注射。

39. 甘露醇的不良反应有哪些?

甘露醇的不良反应有:① 水、电解质紊乱。最为常见,通常为短时间内大量注射甘露醇所致,导致血容量显著增加(如肾功能衰竭时),出现稀释性低钠血症,偶尔可能出现高钾血症;② 组织脱水。可能导致血容量减少,使大量细胞内液转移至细胞外,引发组织脱水,严重时可能出现中枢神经症状;③ 局部组织坏死。甘露醇外渗可导致组织水肿甚至坏死;④ 过敏反应。出现皮疹、呼吸困难等过敏症状,甚至发生过敏性休克;⑤ 血栓性静脉炎;⑥ 排尿困难等。

（王贤裕 蒙臣）

参考文献

［1］ 罗自强,闵苏. 麻醉生理学(第4版)[M]. 北京:人民卫生出版社,2016.
［2］ 喻田,王国林. 麻醉药理学(第4版)[M]. 北京:人民卫生出版社,2016.
［3］ 邓小明,姚尚龙,于布为,等. 现代麻醉学(第5版)[M]. 北京:人民卫生出版社,2021.
［4］ Ronald D. Miller, Lars I. Eriksson, Lee A. Fleisher, et al. Miller Anesthesia. 8th Ed [M]. Canada:Elsevier Inc,2014.

抗心律失常药

1. 心律失常的定义是什么?

心律失常是指心肌细胞电活动异常而导致心脏冲动频率、节律、起源部位、传导速度、兴奋次序的异常。

2. 心律失常的发生机制有哪些?

心律失常的主要发生机制有:

(1)冲动形成障碍:包括正常自律机制改变和异常自律机制产生。

(2)后除极与触发活动:包括早后除极和延迟后除极。

(3)冲动传导障碍:折返激动是引起快速型心律失常的重要机制。

3. 心律失常有哪几种类型?

(1)按心律快慢分为缓慢型和快速型心律失常。

缓慢型:窦性心动过缓、传导阻滞等;

快速型:阵发性室上性心动过速、室性心动过速。

(2)按发生部位分为室上性和室性心律失常:

室上性:心房扑动、心房颤动;

室性:室性早搏、室性心动过速、心室颤动。

4. 抗心律失常药的基本作用机制是什么?

抗心律失常药的基本作用机制包括:

(1)降低自律性。

(2)减少后除极。

(3)消除折返激动。

5. 抗心律失常药分为哪几类?

根据药物的主要作用通道和电生理特点将抗心律失常药物分为 4 类:

(1) Ⅰ相治疗药(钠通道阻滞药):如利多卡因、苯妥英钠和普罗帕酮等。

(2) Ⅱ相治疗药(β受体拮抗药):如普萘洛尔等。

(3) Ⅲ相延长动作电位时程药(钾通道阻滞药):如胺碘酮等。

(4) Ⅳ相钙通道阻滞剂:如维拉帕米、地尔硫䓬等。

6. Ⅰ相钠通道阻滞药分为哪几类?

依据复活时间常数($T_{recovery}$,药物对通道产生阻滞作用到阻滞作用解除的时间),将Ⅰ相钠通道阻滞药分为 3 类:

(1) Ⅰa 类钠通道阻滞药:$T_{recovery}$ 1~10 秒,适度阻滞钠通道,以延长有效不应期(ERP)最为显著,如奎尼丁、普鲁卡因胺等。

(2) Ⅰb 类钠通道阻滞药:$T_{recovery}$<1 秒,轻度阻滞钠通道,以缩短动作电位时程(APD)更显著,如利多卡因、苯妥英钠等。

(3) Ⅰc 类钠通道阻滞药:$T_{recovery}$>10 秒,明显阻滞钠通道,减慢传导性的作用最为明显,如普罗帕酮等。

7. Ⅱ相β受体拮抗药的作用机制是什么?

Ⅱ相β受体拮抗药的作用机制如下:

阻断心脏β受体,抑制交感神经兴奋所致的起搏电流、钠电流和 L 型钙电流增加,表现为减慢 4 相舒张期除极速率而降低自律性,降低动作电位 0 相上升速率而减慢传导性。

8. Ⅲ相延长动作电位时程药的作用机制是什么?

Ⅲ相延长动作电位时程药(钾通道阻滞药)的作用机制如下:

降低细胞膜钾电导,选择性延长 APD 及 ERP,抑制多种钾电流,对动作电位幅度和除极速率影响小。

9. Ⅳ相钙通道阻滞剂的作用机制是什么?

Ⅳ相钙通道阻滞剂的作用机制如下:

抑制 L 型钙通道,减少钙电流,降低窦房结、房室结自律性,减慢房室传导,延长其不应期。

10. 奎尼丁的作用机制是什么？

奎尼丁属于Ⅰa类抗心律失常药，能适度阻滞心肌细胞膜上的Na^+通道，抑制3相复极的K^+外流，使动作电位时程（APD）和有效不应期（ERP）均延长，但延长ERP较为显著，是绝对延长ERP。

11. 利多卡因的作用机制是什么？

利多卡因属于Ⅰb类抗心律失常药，可轻度阻滞Na^+通道，促进3相复极的K^+外流，可使APD和ERP均缩短，但缩短APD更为明显，使ERP/APD比值较正常为大，故可相对延长ERP。

12. 利多卡因抗心律失常的用药方法及注意事项？

用药方法：负荷量$1.0\,mg/kg$，3～5分钟内静脉注射，继以$1～2\,mg/min$静脉滴注维持。如无效，5～10分钟后可重复负荷量。

注意事项：（1）1小时内利多卡因最大用量不超过$200～300\,mg$（$4.5\,mg/kg$）。

（2）连续应用24～48小时后半衰期延长，应减少维持量。

（3）在低心排血量状态，70岁以上高龄和肝功能障碍者，可接受正常的负荷量，但维持量为正常的$1/2$。

（4）应用过程中随时观察疗效和毒性反应。

13. 胺碘酮的主要作用机制是什么？

胺碘酮属于Ⅲ相延长动作电位时程药（钾通道阻滞药），能选择性延长心房、心室和浦氏纤维的动作电位时程和有效不应期；降低窦房结自律性，使心率减慢；减慢浦氏纤维和房室结的传导速度；为广谱抗心律失常药，适用于各种原因引起的室上性和室性心律失常。

14. 胺碘酮的用药注意事项有哪些？

（1）胺碘酮用药期间应定期检查甲状腺功能及肺功能：因为胺碘酮含碘，可能会影响甲状腺的功能，且个别患者也可发生间质性肺炎、肺纤维化。

（2）胺碘酮不可用生理盐水配置：因胺碘酮是苯环上二碘取代所形成的，性质不稳定，当用生理盐水来配置时会使胺碘酮发生降解导致药效降低；且生理盐水中的氯离子易取代碘的位置，形成不溶于水的沉淀物，静脉注射时可能造成不良后果。

15. 阿托品纠正眼心反射的机制是什么?

阿托品是胆碱能受体阻滞剂,大多数副交感神经节后纤维是胆碱能纤维,当副交感神经被阿托品等胆碱能受体阻滞剂阻断时,它对心脏的抑制作用就会削弱,心率就会增加,从而可以用来纠正眼心反射。

16. 丁哌卡因一般不作为抗心律失常药在临床中应用的原因是什么?

由于丁哌卡因对心肌的毒性作用较大,酸中毒和低氧血症增强其心脏毒性作用,且复苏困难,故丁哌卡因一般不作为抗心律失常药在临床中应用。

17. 利多卡因的心脏毒性作用有哪些?

(1) 明显降低浦肯野纤维和心肌的最大去极化速率,降低心肌动作电位去极相的幅度和传导速度。

(2) 随着用量的增加,心室传导时间延长,心电图表现 PR 间期延长,QRS 波增宽,最终则抑制窦房结起搏功能,引起严重窦性心动过缓、房室传导阻滞。

18. 腺苷的不良反应有哪些?

腺苷是一种遍布人体细胞的内源性核苷,毒性较低,可使阵发性室上性心动过速转为窦性心律,主要用于与房室有关的室上心律失常。腺苷的不良反应有:

(1) 常见颜面潮红、头痛、恶心、呕吐、咳嗽、胸闷、胸痛等,但均在数分钟内消失。

(2) 严重时有窦性停搏、房室传导阻滞等。

19. 与奎尼丁合用时,地高辛应减量的原因是什么?

因为奎尼丁可减少地高辛的经肾排泄,增加地高辛的血药浓度,故联合应用时应减少地高辛的用量。

20. 异丙肾上腺素用于房室传导阻滞合并哮喘患者的机制是什么?

异丙肾上腺素兴奋心脏 β_1 受体,传导加速,加快心率及传导的作用较强,对正位起搏点的作用比对异位起搏点的作用强,与肾上腺素相比,不易引起心律失常。同时可作用于支气管平滑肌 β_2 受体,对支气管平滑肌有较强的舒张作用,解除支气管痉挛,作用强于肾上腺素。

21. 毛花苷丙用于房颤合并心力衰竭患者的机制是什么？

　　毛花苷丙属于洋地黄类药物，具有正性肌力作用，可以抑制 Na^+-K^+-ATP 酶的活性，使细胞内钠离子浓度增加，出现了钠离子和钙离子的交换，引起细胞内钙离子浓度的增加，使心肌收缩力增强，同时抑制房室结的传导，使心率减慢，从而改善心力衰竭合并房颤患者的临床症状。

（邹小华　史静　熊兴龙）

第二十六章

围术期心血管类药物的
剂量调整策略

1. 合并有哪些疾病的人需使用心血管类药物？

合并有冠脉综合征、严重心率失常、瓣膜疾病、高血压、慢性心力衰竭等的患者需使用心血管类药物。

2. 患有心血管疾病患者的基础用药有哪些？

心血管疾病患者的基础用药有：降压药、抗心律失常药、抗心肌缺血药、正性肌力药物以及其他一些抗血小板药、抗凝药、中成药等。

3. 降压药分为哪几类？

按照作用机制可将降压药分为以下 6 类：

（1）利尿类降压药

① 噻嗪类利尿药：如氢氯噻嗪等。

② 保钾类利尿药：氨苯蝶啶，阿米洛利。

③ 醛固酮拮抗剂：螺内酯等。

④ 袢利尿剂：呋塞米等。

（2）交感神经抑制类降压药

① 中枢性降压药：如可乐定、利美尼定等。

② 神经节阻滞药：如美加明等。

③ 影响交感神经递质的药物：如利血平等。

④ 肾上腺素受体阻滞药：如普萘洛尔等。

（3）肾素-血管紧张素系统抑制药类降压药

① 血管紧张素转换酶（ACE）抑制药：如培哚普利、卡托普利等。

② 血管紧张素Ⅱ受体阻断药：如氯沙坦 坎地沙坦等。

（4）钙拮抗剂类降压药

① 二氢吡啶类：硝苯地平，左旋氨氯地平等。

② 非二氢吡啶类：地尔硫草，维拉帕米等。

（5）血管扩张药：如硝普钠等。

（6）钾离子通道开放剂：如吡那地尔等。

4. 抗心律失常药分为哪几类？

抗心律失常药物可分为以下 4 类：

（1）Ⅰ相治疗药（钠通道阻滞药）：如利多卡因、苯妥英钠和普罗帕酮等。

（2）Ⅱ相治疗药（β受体拮抗药）：如普萘洛尔等。

（3）Ⅲ相延长动作电位时程药（钾通道阻滞药）：如胺碘酮等。

（4）Ⅳ类钙通道阻滞剂：如维拉帕米、地尔硫草等。

此外Ⅰ相治疗药又可分为以下 3 类：

（1）Ⅰa 类钠通道阻滞药：如奎尼丁等。

（2）Ⅰb 类钠通道阻滞药：如利多卡因、苯妥英钠等。

（3）Ⅰc 类钠通道阻滞药：如普罗帕酮等。

5. 抗心肌缺血药分为哪几类？

抗心肌缺血药分为以下 4 类：

（1）β受体阻滞剂：如美托洛尔。

（2）硝酸酯类：如硝酸甘油。

（3）钙通道阻滞剂：如维拉帕米、氨氯地平。

（4）抗血小板聚集药物：如阿司匹林。

6. 正性肌力药分为哪几类？

可将正性肌力药分为以下 3 类：

（1）洋地黄类：如西地兰。

（2）磷酸二酯酶抑制剂：如米力农。

（3）β受体兴奋剂：如多巴胺、多巴酚丁胺。

7. 合并有哪些疾病的患者需长期口服抗血小板药或抗凝药？

合并有经皮冠状动脉介入治疗患者、房颤合并糖尿病及高血压患者、瓣膜置换术后患者、所有支架术后的急性 ST 段抬高型心肌梗死患者等均需要长期口服抗血小板药物或是抗凝药物。

8. 术前需调整心血管类药物用法的原因是什么？

术前需调整心血管类药物使用的主要原因如下：

（1）血管紧张素转换酶抑制剂（ACEI）及血管紧张素 II 受体拮抗剂（ARB）可能导致手术中顽固低血压。

（2）抗凝药物及抗血小板药物增加手术中的出血风险，出血可导致神经压迫、失血性休克等一系列并发症发生风险增高。但突然停药后，引起血栓栓塞的风险会对患者预后产生严重影响。

9. 降压药的术前用药原则是什么？

（1）钙通道阻滞剂、β 受体阻滞剂可用至术晨。

（2）血管紧张素转换酶抑制剂（ACEI）、血管紧张素 II 受体拮抗剂（ARB）建议在手术当日停用，待体液容量恢复后再服用。

（3）利尿剂在术前 2～3 日停用。

10. 抗心律失常药的术前用药原则是什么？

所有抗心律失常药均可用至术晨。

11. 抗心肌缺血药的术前用药原则是什么？

（1）β 受体阻滞剂、硝酸酯类、钙通道阻滞剂可用至术晨。

（2）抗血小板聚集药物是否需要调整，需要衡量患者基础疾病是否必须行抗栓治疗：如果不继续使用该类药物，引起血栓栓塞的风险是否会对患者预后产生严重影响，由此决定继续现有治疗方案或使用桥接方案。

12. 合并有高血压的择期手术患者术前降压目标是什么？

（1）除紧急手术外，择期手术一般应在血压得到控制之后进行，并调整受损器官功能的稳定。

（2）中青年患者血压控制＜130/85 mmHg，老年患者＜140/90 mmHg 为宜。

（3）对于合并糖尿病的高血压患者，应降至 130/80 mmHg 以下。

（4）高血压合并慢性肾脏病者，血压应控制＜130/80 mmHg 甚至 125/75 mmHg 以下。

13. 不可在术前进行紧急降压的原因是什么？

术前重度以上高血压患者（＞180/110 mmHg），不建议在数小时内进行紧急降压，因易引起重要靶器官缺血及出现降压药物相关的不良反应。

14. 抗血小板药分为哪几类？

可将抗血小板药分为以下 4 类：

（1）非甾体抗炎药：如阿司匹林；

（2）血小板 P2Y12 受体抑制剂：如氯吡格雷和普拉格雷（噻吩并吡啶类），替格瑞洛和坎格瑞洛（非噻吩吡啶类）。

（3）血小板糖蛋白（GP）Ⅱb/Ⅲa 受体拮抗剂：如阿昔单抗、依替巴肽和替罗非班。

（4）血小板磷酸二酯酶（PDE）ⅢA 抑制剂：如西洛他唑。

15. 抗凝药分为哪几类？

可将抗凝药分为以下 4 类：

（1）肝素及其衍生物：如肝素、低分子肝素。

（1）直接凝血酶抑制剂：比伐卢定、阿加曲班。

（2）维生素 K 拮抗剂：华法林。

（3）非维生素 K 拮抗剂：达比加群、利伐沙班。

16. 抗血小板药和抗凝药的术前用药原则是什么？

（1）单纯口服阿司匹林的患者，行小手术治疗时，可不用停药。

（2）其他抗血小板药及抗凝药都需要结合手术出血风险及停药后的血栓栓塞风险进行综合评估，必要时可使用肝素进行替代治疗。

17. 患有哪些疾病的患者术前需使用肝素进行替代治疗？

患有高血栓风险的患者，如房颤、机械瓣/生物瓣置换术后、二尖瓣修复后 3 个月、3 个月内新发生的静脉血栓患者，停用华法林可能导致血栓栓塞的风险，是有害的。这类患者普遍使用桥联抗凝，即静脉或皮下使用普通或低分子肝素替代长效抗凝药。

18. 什么是桥连抗凝？

桥连抗凝是围术期的一项重要的抗凝策略，即应用短效药物替代长效药物，减少血栓事件发生的时间窗，同时有效避免不必要的出血事件，可以很好地降低围术期的血栓形成及出血的风险。

19. 桥连抗凝具体做法是什么？

术前 5 日停用华法林：华法林停药 2 天后开始每天 1 次低分子肝素预防性治疗或者静脉注射普通肝素至术前 12 小时完成最后 1 次注射或者术前 4 小时最后 1 次使用肝素。术后 1～2 日根据凝血功能，恢复术前剂量的低分子肝素或普通肝素治疗，直至 INR 恢复治疗范围。

20. 术前可不停用抗凝药的手术类型有哪些？

一些出血风险低的手术，如小的皮肤手术、小的眼科手术、白内障，可不停用抗凝药物。

21. 为什么在实施椎管内麻醉前需要停用抗血小板或抗凝药？

长期服用抗血小板和抗凝药的患者在实施椎管内镇痛治疗前，较易发生椎管内血肿等严重并发症，严重时可引起脊髓神经功能障碍症状。

22. 在实施椎管内镇痛治疗前，停用抗血小板药的原则是什么？

美国区域麻醉与疼痛协会（ASRA）认为，椎管内麻醉时，单纯使用非甾体抗炎药（NSAIDs）不会增加椎管内血肿的风险，所以可不停用。

23. 在实施椎管内麻醉时，血小板 P2Y12 受体抑制剂的围术期用药原则是什么？

（1）噻吩并吡啶类药：噻氯匹定停用 10 日，氯吡格雷停用 5～7 日，普拉格雷停用 7～10 日，替格瑞洛停用 5～7 日。

（2）使用普拉格雷或替格瑞洛治疗的患者不应进行椎管内麻醉。

（3）噻氯匹定和氯吡格雷：不给予负荷剂量的抗血小板药物冲击治疗，硬膜外导管可留至术后 1～2 日。如果不使用负荷剂量,应在拔除穿刺针/导管后立即恢复抗凝药的口服治疗;如果使用负荷剂量,建议拔除导管和术后首次用药之间的时间间隔为 6 小时以上。

24. 在实施椎管内麻醉时,血小板糖蛋白(GP)Ⅱb/Ⅲa 受体拮抗剂的用药原则是什么?

阿昔单抗使用后血小板聚集功能恢复正常需要 24～48 小时,依替巴肽和替罗非班为 4～8 小时。术前用药患者,建议避免使用椎管内阻滞技术,直至血小板功能完全恢复。

25. 在实施椎管内麻醉时,血小板磷酸二酯酶(PDE)ⅢA 抑制剂的围术期用药原则是什么?

(1)椎管内阻滞实施至少 2 日前停用西洛他唑,拔除硬膜外导管 6 小时后恢复使用西洛他唑。

(2)椎管内阻滞实施至少 24 小时前停用双嘧达莫,拔除硬膜外导管 6 小时后恢复使用西洛他唑。

26. 在实施椎管麻醉时,肝素的围术期用药原则是什么?

(1)停止肝素静脉输注 4～6 小时,并在实施椎管内麻醉前明确凝血功能正常,对存在其他凝血功能障碍的患者避免进行椎管内麻醉。

(2)在椎管内麻醉至少 1 小时后恢复肝素治疗。

(3)在最后一次肝素给药(并评估患者的凝血功能)4～6 小时后拔出留置的硬膜外导管,拔出导管 1 小时后再次肝素化。

27. 在实施椎管内麻醉时,直接凝血酶抑制剂的围术期用药原则是什么?

接受肠外直接凝血酶抑制剂的患者,不建议进行椎管内麻醉。

28. 在实施椎管内麻醉时,维生素 K 拮抗剂的围术期用药原则是什么?

长期口服华法林治疗患者建议术前停药 5 日,并且在开始椎管内阻滞前确保 INR 恢复正常,并在拔除硬膜外导管后至少 24 小时内持续进行神经系统评估。

29. 在实施椎管内麻醉时,非维生素 K 拮抗剂的围术期用药原则是什么?

(1) 在实施椎管内麻醉前 72 小时停用利伐沙班。

(2) 术后在给予第一次利伐沙班治疗前 6 小时拔除硬膜外导管。

(3) 拔出硬膜外导管的时间应距离末次使用利伐沙班至少 22～26 小时,或者在拔除硬膜外导管前使用抗因子 Xa 检测评估利伐沙班的残留情况。

(邹小华　史静　熊兴龙)

其他术前用药

1. 维生素的分类主要有哪两种？分别包括什么？

按理化性质可将维生素分为脂溶性和水溶性两类。

常用的脂溶性维生素有维生素 A、D、E、K 等，水溶性维生素有维生素 B_1、维生素 B_2、维生素 B_6、维生素 B_{12}、叶酸、烟酸、烟酰胺和维生素 C 等。

2. 什么是维生素缺乏症？常见的临床表现有哪些？

由于膳食中供给不足、人体吸收利用维生素的能力降低、维生素的生理需要量相对增加、排出增加等因素，导致机体维生素的缺乏，即维生素缺乏症。

常见的临床表现如：夜盲症、食欲不振、消化不良、口角糜烂、贫血、凝血异常、骨质疏松等，具体与所缺乏维生素种类相关。

3. 机体为什么要补充维生素？

维生素是人体六大营养要素（糖类、脂肪、蛋白质、无机盐、维生素和水）之一，是一类参与机体多种代谢过程的有机物质。人体虽每日对维生素需要量很小，但由于机体不能合成或合成量不足，故必须从外界摄入。

4. 有哪些特殊人群更需要服用维生素？

（1）骨质疏松者应补充维生素 D。

（2）长期药物治疗，尤其是长期服用抗生素的人群应补充 B 族维生素。

（3）夜盲症者需补充维生素 A。

5. 长期服用维生素有哪些风险？

（1）大量久服维生素 D 可引起高钙血症，表现为眩晕、食欲不振、恶心、呕吐、便秘、腹痛、肌无力和骨痛,若肾功能受损,可出现烦渴、多尿,因肾钙质沉积所致,严重者导致心律不齐。

(2) 维生素 E 长期(6 个月以上)应用易引起血小板聚集和血栓形成。

(3) 正在进行维生素 B_{12} 治疗的患者无论其施行局麻或全麻前均应检查血清钾水平,因维生素 B_{12} 可引起低血钾,从而增加心律失常的发生率。

(4) 对于长期口服维生素 B_{12} 的患者,要慎用 β 肾上腺素能受体激动药。

6. 维生素 D、E、K、B_{12} 的作用机制分别是什么?

维生素 D

(1) 促进钙和磷的吸收:肠中钙离子吸收需要一种钙结合蛋白,1,25 -二羟基维生素 D3 可诱导此蛋白合成,促进 Ca^{2+} 吸收,又可促进钙盐的更新及新骨生成,也促进磷吸收与肾小管细胞对钙、磷的重吸收,故可提高血钙、血磷浓度,有利于新骨生成和钙化。

(2) 促进骨骼生长:维生素 D_3 可以通过增加小肠的钙磷吸收而促进骨的钙化。即使小肠吸收不增加,仍可促进骨盐沉积,这可能是维生素 D_3 使 Ca^{2+} 通过成骨细胞膜进入骨组织的结果。

(3) 调节细胞生长分化:1,25 -二羟维生素 D_3 对白血病细胞,肿瘤细胞以及皮肤细胞的生长分化均有调节作用。

(4) 调节免疫功能:维生素 D 具有免疫调节作用,是一种良好的选择性免疫调节剂。当机体免疫功能处于抑制状态时,1,25 -二羟维生素 D_3 主要是增强单核细胞和巨噬细胞的功能,从而增强免疫功能;当机体免疫功能异常增加时,它抑制激活的 T 细胞和 B 细胞增殖,从而维持免疫平衡。

维生素 E

参与一些代谢反应,但其生化作用尚不完全清楚,此外,常用作脂肪的抗氧化剂。

维生素 K

(1) 促进凝血:维生素 K 即是凝血因子 γ 羧化酶的辅酶,又是凝血因子 Ⅱ、Ⅶ、Ⅸ、Ⅹ 合成的必需物质。人体缺少维生素 K,凝血时间会延长,严重者会导致流血不止,甚至死亡。

(2) 参与骨骼代谢:维生素 K 属于骨形成的促进剂,临床和实验已经证明其有明确的抗骨质疏松作用。

维生素 B_{12}

维生素 B_{12} 作为辅酶参与体内许多生化代谢反应,促进 5 -甲基叶酸还原为四氢叶酸并参与三羧酸循环,促进神经髓鞘中脂蛋白的形成,还可使含巯基酶维持活性状态,从而参与广泛的蛋白质及脂肪代谢。

7. 维生素 D、E、K、B$_{12}$ 分别主要用来治疗哪些疾病?

（1）维生素 D 在临床主要用于预防和治疗维生素 D 缺乏症,包括由于吸收不良低血钙、甲状旁腺功能减退和代谢性疾病引起的维生素 D 缺乏症。

（2）维生素 E 在临床常用于习惯性流产、先兆流产、更年期障碍、进行性肌营养不良症、外阴萎缩症和外阴瘙痒症、早产儿溶血性贫血、小腿痉挛、间歇性跛行等。亦可用于冠心病、高脂血症、动脉粥样硬化等症,但无肯定疗效。

（3）维生素 K 用于凝血酶原过低症、维生素 K 缺乏症、阻塞性黄疸、胆管瘘术前、慢性腹泻、新生儿出血症及服用过量双香豆素及水杨酸所致凝血酶原过低而引起的出血等。对内脏平滑肌绞痛和癌痛有良好镇痛作用,用于胆绞痛及癌症引起的剧烈疼痛的治疗。

（4）维生素 B$_{12}$ 在临床主要用于治疗恶性贫血,也用于治疗其他原因引起的维生素 B$_{12}$ 缺乏的巨细胞性贫血等,也可用于肝炎、肝硬化、多发性神经炎、银屑病等。

8. 维生素 D、E、K、B$_{12}$ 代谢途径分别是什么?

（1）维生素 D 及其代谢物主要经肝脏代谢,自胆汁及粪便排泄。

（2）维生素 E 参与体内一些代谢反应,具体代谢途径不详。

（3）维生素 K 在肝内代谢,经肾脏和胆汁排出。

（4）维生素 B$_{12}$ 体内分布较广,但主要贮存于肝脏,大部分经肾脏排泄。

9. 长期服用维生素 D、E、K、B$_{12}$ 分别会有哪些不良反应?

（1）大量久服维生素 D 可引起高钙血症。

（2）维生素 E 长期（6 个月以上）应用易引起血小板聚集和血栓形成。

（3）长期应用维生素 K 可加重肝功能损伤,造成高胆红素血症。

（4）长期应用维生素 B$_{12}$ 易引起低血钾,从而增加心律失常的风险。

10. 维生素 D、E、K、B$_{12}$ 分别会与哪些麻醉药物存在相互作用?

（1）巴比妥、苯妥英钠、抗惊厥药扑痫酮等可降低维生素 D 的效应,通过肝微粒体酶的诱导促使维生素 D 代谢。

（2）接受维生素 E 治疗的患者最好避免使用卤代烃类麻醉剂,因其可能干扰对术后肝炎病因的正确诊断。

（3）应用维生素 B_{12} 时,应避免应用 β 受体激动药。对于营养不良需依赖维生素的患者如术中应用氧化亚氮,应在术后立即补充适量维生素 B_{12} 加叶酸,将有助于患者恢复骨髓功能。

（4）维生素 K 不宜与巴比妥类药物、盐酸普鲁卡因、盐酸氯丙嗪注射液一起使用。

11. 服用维生素 D、E、K、B_{12} 的患者麻醉关注要点有哪些?

维生素 D

（1）大剂量钙剂或利尿药与常用量的维生素 D 并用有发生高血钙的危险。

（2）制酸药中的镁剂与维生素 D 同用,特别对慢性肾功能衰竭患者可引起高镁血症。

（3）大量的含磷药物与维生素 D 同用可诱发高磷血症;洋地黄类药物与维生素 D 同用时应谨慎,因其可引起高钙血症,容易诱发心律失常。

维生素 E

（1）维生素 E 长期(6 个月以上)应用易引起血小板聚集和血栓形成。有报道一日量在 300 mg 以上且长期服用时可引起出血、高血压、荨麻疹。

（2）接受维生素 E 治疗的患者最好避免使用卤代烃类麻醉剂,因其可能干扰对术后肝炎病因的正确诊断。

维生素 K

维生素 K 是许多 γ 谷氨酸羧化酶的辅酶,参与凝血因子 Ⅱ、Ⅶ、Ⅸ、Ⅹ 的活化过程,因此具有促进凝血的作用。对此类患者,应慎用促凝血药,避免诱发血栓形成。

维生素 B_{12}

（1）维生素 B_{12} 治疗的患者无论其施行局麻或全麻前均应检查血清钾水平,因维生素 B_{12} 可引起低血钾,从而增加心律失常的发生率。

（2）对这类患者要慎用 β 受体激动药。

（3）接受维生素 B_{12} 治疗可使患者钴离子失活,对于营养不良需依赖维生素的患者如术中应慎用氧化亚氮,应在术后立即补充适量维生素 B_{12} 加叶酸,将有助于患者恢复骨髓功能。

12. 中成药是指什么？

中成药即一类以中药材为原料，在中医药理论指导下，为了预防及治疗疾病的需要，按规定的处方和制剂工艺将其加工制成一定剂型的中药制品，是经国家药品监督管理部门批准的商品化的一类中药制剂。

13. 相较于西药中成药的优点和缺点有哪些？

中成药的优点：性质稳定、疗效确切、不良反应相对较小、组方灵活、适应面广且便于存储与运输。

中成药的缺点：每次使用都需煎煮加工、费时费力、应用不便。

14. 中成药的围术期用药原则是什么？

（1）中成药与西药如无明确禁忌，可以联合应用。

（2）中成药与西药给药途径相同的，应分开使用。

（3）应避免不良反应相似的中西药联合使用，也应避免有不良相互作用的中西药联合使用。

15. 目前常见的中成药的成分有哪些？

临床常见的中成药成分主要包括：紫锥菊、麻黄、大蒜素、姜辣素、银杏叶、人参皂苷、茶多酚等。

16. 中成药对围术期产生相应影响的机制是什么？

中成药主要通过以下机制对围术期产生相应的影响：直接作用（如内在的药理学效应）、药效学的相互作用（如传统药物在效应部位作用的改变）、药代动力学相互作用（如常规药物在吸收、分布、代谢、消除的改变）。约有一半的中成药使用者会同时服用许多不同种类的中成药，1/4 的患者也会服用其他处方药，所以中成药的不良反应难以预测，也无法确切归因。

17. 常见的中成药成分的主要作用机制是什么？

（1）**紫锥菊**主要通过细胞介导的免疫活化来发挥药理效应。

（2）**麻黄素**可用于降低体重、增加能量、治疗呼吸系统疾病如哮喘和支气管炎。通过直接或间接拟交感神经效应加快心率和升高血压来发挥药理效应。

（3）**大蒜素**主要通过抑制血小板聚集（可能是不可逆的）、增加纤维蛋白溶解及可能的抗高血压活性来发挥药理效应。

（4）**姜辣素**具有止吐作用，同时还能抑制血小板聚集，效力与阿司匹林相似。

（5）**银杏叶**通过抑制血小板活化因子来发挥药理效应。

（6）**人参皂苷**主要通过降低血糖、抑制血小板聚集（可能是不可逆的）及增加动物的 PT/PTT 来发挥药理学效应。

（7）**茶多酚**主要通过抑制血小板聚集和抑制血栓素 A2 形成来发挥药理学效应。

18. 常见的中成药的成分的术前停药时间是什么？
（1）麻黄类建议术前至少停用 24 小时。
（2）大蒜素建议术前至少停用 7 日。
（3）银杏叶建议术前至少停用 36 小时。
（4）人参皂苷建议术前至少停用 7 日。
（5）茶多酚建议术前至少停用 7 日。
（6）目前尚无紫锥菊和姜辣素术前停药时间的相关资料。

19. 常见的中成药的成分的围术期关注点分别是什么？
（1）**紫锥菊**：过敏反应、减少免疫抑制剂的效应、长期使用有抑制免疫反应的可能性，理论上会增加切口愈合不良以及机会性感染等术后并发症的风险。

（2）**麻黄类**：由于心动过速和高血压导致的心肌缺血及脑卒中的风险；与氟烷同时使用可引起室性心律失常；长期使用耗竭内源性的儿茶酚胺可能导致术中血流动力学不稳定；与 MAO 抑制剂相互作用可能导致危及生命的高热、高血压和昏迷；麻黄属类药物还可以导致过敏性心肌炎并影响心血管功能，其特征性病理表现为心肌淋巴细胞浸润和嗜酸性粒细胞浸润。

（3）**大蒜素**：可能增加出血风险，尤其是与其他抑制血小板聚集的药物合用时。

（4）**姜辣素**：可能会增加出血风险。

（5）**银杏叶**：可能增加出血风险，尤其是与其他抑制血小板聚集的药物合用时。

（6）**人参皂苷**：低血糖的风险；可能增加出血风险；可能降低华法林的抗凝效应。

（7）**茶多酚**：可能增加出血风险；可能降低华法林的抗凝效应。

20. 长期服用中成药的患者围术期有哪些潜在风险？

　　由于长期服用中成药可能会抑制免疫反应、耗竭内源性儿茶酚胺、抑制血小板聚集等，围术期有出现感染、顽固性低血压、低血糖、出血及降低抗凝药物效应的风险。

21. 针对服用中成药的患者，术前评估要点有哪些？

　　术前应明确使用中成药种类及有效成分，了解其停药时机及发挥药理作用机制，针对性的完善血常规、凝血功能检查。

22. 针对服用中成药的患者围术期有哪些注意事项？

　　作为手术医师和麻醉医师，应该通过认真询问用药史，以及翔实的调查问卷，掌握患者的任何中成药用药史，以避免围术期发生不利的药物相互作用。

（邵建林　白文娅）

第二十八章

术前化疗药及免疫调节剂的使用

1. 目前常用化疗药的分类是什么？

目前常用的化疗药包括烷化剂、抗代谢药、抗肿瘤抗生素类药、抗肿瘤植物药、抗肿瘤激素类、杂类药、生物反应调节剂、靶向治疗药等。

2. 目前比较常用的几种毒性较大的化疗药有哪些？

常用的毒性较大的化疗药有：阿霉素、表柔比星、柔红霉素、丝裂霉素、紫杉醇、丝裂霉素、顺铂、卡铂、喜素、甲氨蝶呤、环磷酰胺、托泊替康等。

3. 常见化疗药的作用机制及代谢途径是什么？

阿霉素是一种抗肿瘤抗生素，可抑制 RNA 和 DNA 的合成，对 RNA 的抑制作用最强，抗瘤谱较广，对多种肿瘤均有作用，属周期非特异性药物，对各种生长周期的肿瘤细胞都有杀灭作用。主要由肝脏代谢，经胆汁排泄。

表柔比星是一种细胞周期非特异性药物，主要作用部位是细胞核。其作用机制与其可能与 DNA 结合并抑制核酸的合成和有丝分裂有关。已证实表柔比星具有广谱的抗实验性肿瘤的作用，对拓扑异构酶也有抑制作用。主要在肝脏代谢，经胆汁排泄。

环磷酰胺是一种氮芥类衍生物。环磷酰胺在体外无活性，主要通过肝脏 P450 酶水解成醛磷酰胺再运转到组织中形成磷酰胺氮芥而发挥作用。

顺铂为非细胞周期特异性抗肿瘤药通过与 DNA 产生链内式链间交联抑制 DNA、RNA、蛋白质合成。90% 保留于血中的含铂物质与血浆蛋白不可逆性结合，原型药物的消除及各种含铂的生物转化产物的消除均通过尿进行。

4. 服用化疗药患者主要的病理生理改变是什么？

（1）许多抗癌药物均需依赖肝脏药酶催化来完成生物转化，长期用药后可明显影响该酶系统的功能，使各种麻醉药物的肝脏代谢过程受到影响。

（2）由于心脏对抗癌药的毒性特别敏感，所以服用化疗药物的患者容易发生心脏毒性，导致明显的高血压和低血压等。

5. 化疗药最常见的不良反应及临床表现是什么？

化疗药最常见的不良反应如下：

（1）**骨髓抑制**：主要体现在外周血象的变化，包括白细胞减少、红细胞减少和血小板减少。

（2）**心脏毒性**：主要体现在心电图改变、心律失常、非特异性 ST－T 异常，少数患者可出现延迟性进行性心肌病变。

6. 化疗药造成心脏毒性的病理生理机制是什么？

目前尚未阐明，但有以下可能：

（1）**抑制心肌细胞 Na^+,K^+－ATP 酶的活性及 K^+ 的运输**：ADM 可能通过抑制生物膜 Na^+,K^+－ATP 酶，改变细胞功能而引起心脏毒性。

（2）**抑制心肌细胞的核酸代谢**：ADM 可能与心肌细胞核、线粒体中的 DNA 结合，改变 DNA 的双螺旋结构，抑制 DNA、RNA 与蛋白质的合成，导致心肌毒性。

（3）**自由基学说**：心脏毒性与抗癌药产生的自由基和过氧化脂质有关。

（4）**儿茶酚胺学说**：ADM 可促使心脏组胺和儿茶酚胺的释放，引起亚急性心肌损伤。

（5）**直接细胞膜作用学说**：ADM 直接与细胞膜结合，影响心肌磷脂，改变心肌的离子分布和收缩蛋白的物理特性，抑制鸟苷酸环化酶，造成心肌损伤。

（6）**抑制细胞呼吸学说**：ADM 中毒的心肌细胞中辅酶 Q10 的含量明显减少。

（7）**螯合剂的作用学说**：ADM 能螯合二价阳离子，造成铜、锌等多种微量元素的比例失调和镁代谢紊乱，导致 L-肌毒性。

7. 围术期由化疗药所造成心脏毒性的主要防治原则是什么？

（1）限制 ADM 用量。

（2）更改给药方案，缓慢静注 ADM。

（3）应用钙通道阻滞药。

（4）及时补充微量元素如硒、锌、铜可降低心脏毒性作用。

（5）扩张血管改善心肌营养治疗最为现实、最为有效。

8. 服用化疗药患者围术期的主要风险有什么？

由于化疗药物对机体的骨髓抑制、肝肾功能损伤、心脏及肺毒性等不良反应，围术期需要警惕：

（1）低血压的发生。

（2）围术期用药可能加重肝肾功能损伤。

（3）心肌损伤可诱发心律失常及心力衰竭，严重者可致心搏骤停。

（4）肺毒性可能导致呼吸功能不全，增加围术期出现低氧血症的风险及延长机械通气的时间。

9. 针对服用化疗药的患者，术前评估要点有哪些？

（1）麻醉前充分准备和准确估计心功能，对于已有心脏毒性者术前应控制好再施行麻醉。

（2）麻醉前访视患者，全面了解有无化疗史、心电图、心脏功能、水电解质等。

（3）术前宜使用苯二氮䓬类药、东莨菪碱，消除患者的焦虑和紧张情绪，降低心肌耗氧量。

10. 针对服用化疗药的患者，术前应重点关注哪些检验和检查指标？

（1）针对服用化疗药的患者，术前应重点关注血常规、凝血功能、电解质、肝肾功能、心肌损伤标志物、心力衰竭标志物。

（2）检查包括持续 Holter 监测；心电图、心音图和颈动脉搏动图描记，计算心脏收缩时间间期（STI）、射血前期（PEP）与左室射血期（LVET）之比；连续记录 M 型超声心动图。

11. 化疗药与哪些麻醉药存在相互作用？

（1）由于许多抗癌药物可抑制血清胆碱酯酶的活性，而且癌细胞本身也能激活胆碱酯酶的抑制物，所以癌症患者应用肌肉松弛药时必须非常慎重。

（2）局部麻醉药不仅可增强肿瘤细胞的热敏感性，而且亦可对抗癌症药物产生增敏效应。

（3）丁哌卡因具有明显的心脏毒性，心力衰竭可能直接致死，而且心肺复苏极困难。

（4）丙卡巴肼可抑制 MAO，增加间接拟交感神经药物的升压作用，与氯丙嗪等联合应用时有诱发高血压危象的危险，并能引起或加重患者的锥体外系症状。

（5）长期使用蒽环类化疗药物的患者，对麻醉药常比较敏感，可使原有心律失常加重或诱发新的心律失常。

（6）术前已有心脏毒性表现者则不用氟烷、硫喷妥钠。

12. 针对服用化疗药的患者，术中麻醉维持的关注要点有哪些？

（1）对于长期服用抗癌药物的患者，麻醉时需要适当减少麻醉药物的用量。

（2）围术期应维持血流动力状态稳定，及时纠正缺氧补充减少的循环血量和水电解质失衡处理等。

（3）特别注意处理术中可能出现的与抗癌药心脏毒性有关的低血压、心律失常和术后心力衰竭。

13. 针对服用化疗药的患者，术后主要应预防哪些并发症？

（1）术后，尤其是较大的或者时间长的手术或者有药物导致的肺纤维化的患者术后可能需要机械通气。

（2）由药物导致的心脏毒性患者可能出现术后心脏并发症。

（3）对于术中使用 ADM 的患者于术后 24 小时内应高度警惕迟发性肺水肿和死亡的可能。

14. 什么是免疫调节剂以及其分类？

免疫调节剂是指能调节机体免疫功能的药物，用于治疗免疫功能紊乱引起的疾病。

常用的免疫调节剂有三大类：免疫促进剂、免疫抑制剂、免疫双向调节剂。

15. 免疫促进剂有哪些？

常用的免疫促进剂有：

（1）胸腺制剂（如胸腺肽、胸腺素）。

（2）干扰素（主要是 IFN - γ）。

（3）白介素- 2。

（4）特异性免疫核糖核酸及特异性转移因子。

（5）左旋咪唑。

（6）卡介菌多糖核酸卡。

（7）复方甘草酸苷片。

（8）其他（如多糖类、皂荚类、生物碱类等）。

16. 免疫抑制剂有哪些？

常用的免疫抑制剂有：

（1）肾上腺皮质激素（主要是肾上腺糖皮质激素）。

（2）硫唑嘌呤。

（3）环孢素 A。

17. 免疫双向调节剂有哪些？

常见的免疫双向调节剂有：某些真菌（如食用菌）、多糖类、中草药及其提取物。

但是值得注意的是，免疫双向调节剂的具体用药原则应根据不同的病情而定。

18. 有哪些人群常需要服用免疫调节剂？

一般需服用免疫调节剂的患者有以下几类：

（1）接受器官移植后抗机体免疫排斥的患者。

（2）病毒性皮肤病患者。

（3）自身免疫的患者。

（4）皮肤肿瘤等的辅助治疗。

19. 常见免疫调节剂的作用机制及代谢途径是什么？

（1）肾上腺糖皮质激素：GCS 抑制巨噬细胞对抗原的吞噬和处理；促进淋巴细胞的破坏和解体，促其移出血管而减少循环中淋巴细胞数量；小剂量时主要抑制细胞免疫；大剂量时抑制浆细胞和抗体生成而抑制体液免疫功能。

（2）硫唑嘌呤：能抑制 DNA、RNA 及蛋白质的合成，从而抑制淋巴细胞的增殖，即阻止抗原敏感淋巴细胞转化为免疫母细胞，产生免疫作用。

（3）环孢素 A：环孢素选择性抑制细胞免疫，可抑制抗原刺激所引起的 T 细胞信号转导过程，减少 IL-1 和抗凋亡蛋白等细胞因子的表达；环孢素与环孢素受体结合形成复合物，抑制神经钙蛋白对活化 T 细胞核因子去磷酸化的催化作用，并抑制 NFAT 进入细胞核，阻止其诱导的基因转录过程。

（4）环磷酰胺：环磷酰胺在肝内细胞色素 P450 作用下裂解转化为活性物质，干扰正常的有丝分裂过程，阻断淋巴细胞的生长发育，从而阻止 T 细胞和 B 细胞的分化并抑制抗体产生。

（5）他克莫司：他克莫司的免疫抑制特性与 CsA 类似，它能抑制 Th 释放 IL-2 和细胞毒性 T 细胞增殖，抑制细胞和体液免疫反应及移植物抗原刺激的 T 淋巴细胞增殖。

（6）吗替麦考酚酯：吗替麦考酚酯能够非竞争性抑制单磷酸次黄嘌呤脱氢酶，阻断鸟嘌呤核苷酸合成，从而发挥其对淋巴细胞的免疫抑制效应。其最显著的效应是可逆逆转大剂量糖皮质激素治疗无效的免疫排斥反应。

20. 服用免疫调节剂患者主要的病理生理改变是什么？

（1）长期服用免疫调节剂的患者，由于免疫调节剂对免疫系统、内分泌系统、神经系统的影响，患者的肝肾功能会受到影响。

（2）免疫抑制状态的患者可能不会出现典型的感染征象。

（3）长期服用免疫抑制剂的患者，伤口愈合会比较缓慢。

21. 免疫调节剂的术前用药原则是什么？

（1）应考虑到应激反应所需的额外皮质激素的补充。

（2）继续保留免疫抑制剂的使用至术晨。

（3）如果患者正在接受预防机会性感染的药物治疗，则应该继续使用该药。

（4）若术后需要禁食，则可考虑将抗排斥反应的药物改为静脉用药。

（5）环孢素与他克莫司与苯妥英、苯巴比妥、卡马西平等都存在相互作用，应密切关注。

（6）院内患者中应考虑监测免疫抑制剂的血药浓度以保证血药浓度在合适的范围内。

（7）环孢素和他克莫司可能会损害肾功能，应避免使用肾毒性药物。

22. 服用免疫调节剂患者围术期主要有哪些风险？

服用免疫调节剂患者围术期的风险主要有：

（1）右心力衰竭。

（2）左室功能失调。

（3）肾衰竭。

（4）心律失常。

（5）低血压等。

23. 针对服用免疫调节剂的患者,术前评估要点有哪些?

着重注意有无电解质失调、凝血障碍、呼吸功能损害、肝、肾功能障碍等情况。
此外,还应了解药物过敏史、以往用药治疗情况、既往麻醉史和近期服药史。
全面了解患者一般情况后,还要着重了解目前心血管状况以及心功能情况。

24. 针对服用免疫调节剂的患者,术前应重点关注哪些检验和检查指标?

（1）应首先关注患者服用免疫调节剂的原因,以及是否有器官移植史。

（2）重点了解患者的免疫调节剂使用情况,以及是否出现相关并发症,如肝肾
功能损害、内分泌系统和消化系统表现。

25. 针对服用免疫调节剂的患者,术前准备要点有哪些?

（1）应首先关注患者服用免疫调节剂的原因,以及是否有器官移植史。

（2）重点了解患者的免疫调节剂使用情况,以及是否出现相关并发症,如肝肾
功能损害、内分泌系统和消化系统表现。

（3）针对免疫抑制剂的方案方面,当患者预计需要禁食时,应与相关有经验的
医师一起调整患者的用药方案。

（4）对于有高危手术或者特殊问题,应联合相关的移植/专业治疗机构进行相
关评估以达到全面的围术期评价及制定相关的术后随访计划。

（5）围术期应用糖皮质激素的患者,应维持剂量的调整,预防排斥反应的大剂
量激素冲击治疗,针对手术或感染导致的肾上腺皮质功能不全发生的诱因。

（6）恢复机体的营养状态。改善机体的营养状态时抑制免疫功能低下和防止
感染的最简单和最有效的方法。

26. 免疫调节剂与哪些麻醉药存在相互作用?

（1）苯巴比妥和苯妥英钠、利福平等增加肾上腺皮质激素的代谢清除。

（2）术中应用皮质激素可拮抗非去极化类肌肉松弛药泮库溴铵的肌松作用,
使该药用量明显增加。

（3）长期应用糖皮质激素可拮抗胆碱酯酶抑制药的药效,故对这类患者在肌
肉松弛药的选择方面应慎重,多选用短效的非去极化肌肉松弛药如阿曲库铵或维

库溴铵。

（4）常用麻醉镇静药，依托咪酯，在长期应用糖皮质激素，肾上腺皮质功能不全的患者应禁用，以免加重肾上腺功能的抑制。

（5）其他免疫抑制药因有细胞毒作用，且有可能与某些麻醉药的免疫抑制作用重叠，故术前应停用。

27. 针对服用免疫调节剂的患者，术中麻醉维持的关注要点有哪些？

术中麻醉维持的关注要点有：

（1）维持血流动力学稳定，预防血压和心率波动过大。

（2）维持血容量，注意输液时晶体与胶体的比例。

（3）调节凝血功能，使之基本正常。

（4）维持内环境基本平衡，可根据血气值适当调整。

（5）注意保护肾功能，必要时可行利尿。

（6）注意保温，防止体温过低。

28. 针对服用免疫调节剂的患者，术后主要应预防哪些并发症？

术后应预防的并发症有：

（1）注意免疫抑制剂使用的患者中，伤口愈合会比较缓慢，西罗莫司可能会引起更严重的伤口并发症。

（2）环孢素和他克莫司可能会损害肾功能。主要预防术后出血、渗血、感染等并发症。

（3）同时应注意长期服用免疫抑制剂的患者，术后可能不会出现典型的感染征象，应结合相关检查结果和临床经验做出准确的判断。

29. 围术期使用免疫调节剂患者的药物替代原则有哪些？

主要的用药原则为：

（1）应考虑到应激反应所需的额外皮质激素的补充。

（2）继续保留免疫抑制剂的使用至术晨。

（3）如果患者正在接受预防机会性感染的药物治疗，则应继续使用该药。

（4）应用免疫调节剂的患者应该慎用 NSAID 类的药物。

（5）若需要禁食水，则应将口服用药改成静脉用药：① 环孢素：口服药物总剂量×1/3＝24 小时全天静脉注射量。② 霉酚酸酯：需注意不同口服制剂 MMF

(CellCept)500 mg＝Myfortic 360 mg MMF 的静脉和口服剂量通常被认为是等价的;③ 他克莫司:由于难以滴定剂量,该药通常不会以静脉注射,必要时咨询移植专业药剂师及移植相关机构,他们或许会建议以环孢素 A 来代替。

30. 免疫调节剂的术后用药原则是什么?

(1) 多数研究结果支持使用嘌呤类似物不增加手术并发症,因此,国外指南推荐术后继续使用硫唑嘌呤而无需停药。

(2) 但其他免疫调节剂如甲氨蝶呤、他克莫司等在术后使用的经验较少,仅仅依据小样本的报道结合药代动力学情况,进行经验性用药。

(3) 沙利度胺和霉酚酸酯仅仅只能作为其他所有药物无效后的尝试。

31. 麻醉与手术及应激对免疫系统的影响主要有哪些?

麻醉对免疫功能的影响主要有:

(1) 对非特异性免疫功能的抑制作用。麻醉和手术期间对非特异性免疫功能的抑制作用主要包括对免疫屏障的功能和结构完整性、吞噬细胞的数量和活性以及正常体液和组织中抗微生物物质的含量的影响。例如,抗生素和利多卡因对吞噬细胞的趋化性可产生明显的抑制作用。

(2) 对特异性免疫功能的影响。麻醉手术期间对机体特异性免疫功能的各方面(包括细胞免疫、体液免疫、红细胞免疫等)也均有影响。如吸入全麻可使淋巴细胞转化率、IgG、IgA、IC、C3、C1a 显著降低。

手术及应激对免疫系统的影响主要有:

创伤后机体的主要反应是免疫功能下降,分别表现为:

(1) 细胞免疫和体液免疫的变化。淋巴细胞功能作为细胞免疫的一个标志,在创伤后受到很大影响,主要表现为 CD3、CD3/CD4 细胞百分比和 CD4/CD8 比值的下降。

(2) 红细胞免疫。创伤后红细胞免疫功能明显下降,其改变与体内中 β -内啡肽明显升高密切相关。

(3) 细胞因子。创伤患者早期 IL-2 和 TNF 含量变化可能是创伤后机体免疫功能紊乱的表现,2 种因子共同作用容易造成患者炎症反应并导致创伤后全身炎症反应综合征的发生。

（邵建林　白文娅）

第二十八

第二十九章

皮质类固醇和抗生素的使用

1. 皮质类固醇药有哪些类型?

　　皮质类固醇药主要依据生物半衰期分为短效(8~12 小时)、中效(18~3 小时)和长效(36~54 小时)三大类。短效药物包括氢化可的松、可的松等,中效药物包括泼尼松(强的松)、泼尼龙(强的松龙)、甲泼尼龙(甲基强的松龙)等,长效药物包括曲安奈德、倍他米松、地塞米松等。它们的抗炎强度和等效剂量如表 29-1 所示:

表 29-1　各剂型糖皮质激素比较

药　　物	抗炎强度	等效剂量[a]
氢化可的松	1	20
可的松	0.8	25
泼尼松	4	5
泼尼松龙	4	5
甲基泼尼松龙	5	4
曲安奈德	5	4
倍他米松	25~35	0.6
地塞米松	20~30	0.75

[a]，等效剂量,将不同种类皮质类固醇药物转换为相同抗炎活性时的药物剂量。

2. 皮质类固醇药的主要生理和药理作用包括哪些?

　　主要生理作用包括:

（1）糖代谢：导致血糖升高。

（2）蛋白质代谢：促进蛋白质分解、抑制合成，促进负氮平衡。

（3）脂肪代谢：使脂肪重新分布，四肢脂肪分解增加，中央（包括腹部、面部、背部以及臀部等）脂肪分布增加，导致向心性肥胖。

（4）弱盐皮质激素作用：具有保钠排钾，抑制钙吸收等调节水盐平衡作用。

主要药理作用包括：治疗剂量的皮质类固醇药具有多方面抗炎作用，包括减轻炎性级联反应、减轻血管扩张、稳定溶酶体膜、抑制吞噬作用等。此外，其还具有抗过敏、抑制免疫反应、免疫抑制、抗休克等作用。

3. 皮质类固醇药有哪些不良反应？

皮质类固醇药不良反应发生主要由于抑制了下丘脑-垂体-肾上腺轴引起的。皮质类固醇长期应用可导致一系列不良反应，包括：

（1）医源性库欣综合征：满月脸、向心性肥胖、皮肤紫纹等。

（2）高血压、动脉粥样硬化、充血性心力衰竭等。

（3）高三酰甘油等高脂血症。

（4）肌肉萎缩、伤口愈合延迟。

（5）激素性青光眼、激素性白内障。

（6）焦虑、兴奋或抑郁、失眠、性格改变等精神症状。

（7）骨质疏松、自发性骨折、无菌性股骨头坏死。

（8）影响生殖功能。

（9）可影响儿童生长发育等。

在围术期紧急应用皮质类固醇的不良反应应警惕：

（1）诱发或加重感染。

（2）诱发或加重胃十二指肠溃疡，甚至引起消化道大出血。

（3）水钠潴留和电解质代谢紊乱，引起容量性高血压、水肿、低血钾、高血糖等。

4. 长期使用皮质类固醇药的患者围术期用药需要调整吗？

因为内科疾病长期口服糖皮质激素的患者，术前不能随便停药或者减药。手术当天应当在麻醉诱导后补充等效剂量静脉制剂。围术期期间患者若存在口服糖皮质激素困难，也应遵循内分泌科医生意见为其静脉补充相应治疗剂量。

5. 长期使用激素治疗的患者围术期最重要风险是什么？

长期使用糖皮质激素治疗的患者围术期重要风险包括：术中和术后发生肾上腺皮质功能不全表现，围术期感染风险增加，围术期消化道溃疡和出血风险增加，外科伤口迁延不愈等。

6. 围术期使用皮质类固醇药的目的有哪些？

糖皮质激素在围术期应用的目的包括：

（1）围手术期的替代治疗：包括长期服用糖皮质激素的患者围术期治疗，库欣综合征围术期糖皮质激素的补充治疗等。

（2）防止术后恶心呕吐。

（3）抑制气道高反应性，预防哮喘发作，喉头水肿等。

（4）抗过敏治疗。

（5）用于辅助镇痛、延长局部麻醉药作用时间等。

（6）防止脑水肿，减轻全身水肿。

（7）器官移植术中应用。

（8）骨科、脊柱科为改善神经功能的预防性用药。

（9）减少术后炎症反应。

（10）其他：包括体外循环大手术、成人呼吸窘迫综合征的治疗等。

7. 围术期过敏反应时可应用哪些皮质类固醇药及原因？

尽管糖皮质激素用于预防或者治疗围术期过敏反应、输血反应等的临床获益暂未得到明确证实，但是其仍然是围术期过敏反应发生时的常用药物。糖皮质激素起效较慢，在严重过敏反应或者输血反应时应当作为重要的辅助用药，而不是一线用药。主要使用冲击疗法并尽早给药，可予以琥珀酸氢化可的松 $100\sim200$ mg 或甲泼尼龙 40 mg 静脉滴注。或按千克体重使用：琥珀酸氢化可的松 $1\sim2$ mg/kg，24 h 不超过 300 mg，或甲泼尼龙 1 mg/kg，最大不超过 1 g。

8. 皮质类固醇用于围术期恶心呕吐的机制是什么？

糖皮质激素抗呕吐的机制主要包括：

（1）抑制外周和中枢 5-羟色胺（5-HT）的表达和释放、抑制 5-HT 受体的表达。

（2）降低中枢对呕吐反射的敏感性或抑制呕吐信号传入。

（3）局部炎性反应包括花生四烯酸等释放可促进恶心呕吐发生，糖皮质激素具有抗炎作用。

（4）调节并恢复下丘脑-垂体-肾上腺轴功能，维持应激情况下器官功能。

（5）糖皮质激素应用可能减少围术期阿片类镇痛药物的使用，从而减少阿片类药物相关的恶心和呕吐。

9. 术中气道痉挛、哮喘急性发作等气道高反应患者如何应用糖皮质激素？

术中气道痉挛、哮喘急性发作时，去除诱发因素、纯氧通气和呼吸支持（如面罩加压给氧、气管插管等），加深麻醉（如给予丙泊酚，增加七氟烷吸入浓度等）以及应用气道内应用支气管扩张剂（如肾上腺素）优先于糖皮质激素应用。对于急症或者重症患者可在上述处理的同时，尽早予以静脉滴注甲泼尼龙 40～200 mg。对于气道痉挛、喉头水肿等高危患者，拔除气管导管前 12 小时预防性静脉滴注甲泼尼龙可降低气道痉挛、喉头水肿风险。

10. 什么是肾上腺皮质危象？

肾上腺皮质危象是由于原发性或继发性因素导致肾上腺皮质功能减退时，生理或应激时不能正常增加皮质醇的分泌引发的肾上腺皮质激素缺乏的急性临床表现，可能表现为一系列非特异性临床征象，包括不明原因的低血压、大汗淋漓、低血糖、电解质紊乱、心动过速、高热、胃肠道功能紊乱、精神行为异常如神志淡漠、躁动、谵妄甚至昏迷等。

11. 全身麻醉下肾上腺皮质危象如何识别？

有肾上腺皮质功能减退风险的患者术中或者术后出现无法解释的低血压或休克，对液体复苏反应差时均应考虑发生了肾上腺皮质危象。全身麻醉下还可表现为：心动过速、低血糖、电解质紊乱如低钠、低钾、高钙血症等。

12. 肾上腺皮质危象的处理原则是什么？

肾上腺皮质危象是危及生命的急症，应当积极抢救。抢救原则包括：立即静脉滴注糖皮质激素，可静脉滴注氢化可的松 100～150 mg 或者甲泼尼龙 2～40 mg，同时积极预防和治疗低血糖，纠正电解质平衡紊乱，酌情予以正性肌力药物或血管收缩药维持循环稳定等。

13. 围术期使用抗生素的目的?

围术期抗生素的应用以预防为主,且主要预防手术部位的感染,包括浅表/深部切口感染、手术相关的器官/腔隙感染,但不用于与手术无直接关系的或者术后发生的非手术部位感染,如卧床相关肺部感染、导尿管相关尿路感染等。

14. 围术期使用抗生素的主要原则?

围术期预防应用抗生素的总体原则为安全、有效和经济。主要依据手术切口类别用药,即Ⅰ类手术切口非特殊情况下通常不需要预防,Ⅱ类和Ⅲ类切口通常需预防应用,Ⅳ类切口术前已经应用抗生素治疗不属于预防性应用。除此之外,还应当依据手术范围和创伤程度,手术时间,可能的污染细菌种类,是否涉及重要脏器,感染发生导致的后果,是否有异物植入以及患者是否存在感染高危因素预防应用抗生素。

15. 使用抗生素的注意事项?

有指征的患者应用抗生素应当尽早,尤其开放性损伤争取在3小时内应用。应当选用对可能的污染菌针对性强的、安全和价格合宜的品种。应当选择满足需要的单一的、窄谱抗菌药物,避免不必要的联合用药。不随意应用广谱抗菌药物。术中使用抗生素的时机一般在皮肤/黏膜切开前0.5~1小时内或者麻醉开始时给药,滴注完毕后开始手术。术中预防应用抗生素的有效覆盖时间应当包括整个手术过程。在手术时间大于3小时、成人出血量超过1 500 mL时应再次追加一次用药。注意不要过度延长用药时间来提高预防效果,且用药时间超过48小时可能增加耐药菌感染的机会。

16. 围术期抗生素过敏反应如何识别?

术中全身麻醉期间抗生素过敏主要依靠心血管系统表现、支气管痉挛以及皮肤、黏膜表现识别。依据临床表现,可以将其分为4级:Ⅰ级,仅表现为皮肤潮红、出现斑丘疹和荨麻疹;Ⅱ级,出现皮肤症状外,还有低血压、心动过速、呼吸困难和胃肠道症状;Ⅲ级,出现皮肤症状、心动过速或心动过缓和心律失常、支气管痉挛及胃肠功能紊乱;Ⅳ级,心脏停搏。因全身麻醉期间过敏反应的表现可能仅为低血压、心动过速、支气管痉挛等,在出现可疑临床症状时,应排除全脊麻、全麻过深、肺栓塞、气胸、心包填塞、气道高敏感(支气管哮喘)和失血性休克等。

(戴茹萍　罗聪)

参考文献

［1］ 创伤后抗菌药物预防性使用专家共识[J]. 中华创伤杂志,2016,32(10)：865－869.

［2］ 国家卫生健康委印发抗菌药物临床应用指导原则(2015 年版)[J]. 中国医药生物技术,2015,10(05)：477.

［3］ 徐建国,唐会,姚尚龙,等. 肾上腺糖皮质激素围手术期应用专家共识(2017 版)[J]. 临床麻醉学杂志,2017,33(07)：712－716.

［4］ Garvey LH, Dewachter P, Hepner DL, et al. Management of suspected immediate perioperative allergic reactions：an international overview and consensus recommendations. Br J Anaesth, 2019, 123(1)：e50－e64.

［5］ 糖皮质激素急诊应用专家共识[J]. 中华急诊医学杂志,2020,29(06)：765－772.

［6］ 糖皮质激素类药物临床应用指导原则[J]. 实用防盲技术,2012,7(01)：38－45＋19.

［7］ 吴新民,薛张纲,王俊科,等. 围术期过敏反应诊治的专家共识[J]. 中国继续医学教育,2011,3(10)：129－130.

［8］ Chu Chin-Chen, Hsing Chung-Hsi, Shieh Ja-Ping et al. The cellular mechanisms of the antiemetic action of dexamethasone and related glucocorticoids against vomiting[J]. Eur J Pharmacol, 2014, 722：48－54.

第三十章

支气管扩张剂

1. 什么是支气管扩张剂?

支气管扩张剂是一种可以舒张支气管与细支气管的物质,进而达到降低呼吸系统阻力并增加通往肺部的气流量、最终改善氧合的目的。支气管扩张药可以是机体内自然产生的内源性物质,也可以是通过外部给药的方式治疗支气管痉挛等。

2. 常用的支气管扩张剂有哪些?

目前临床应用的支气管扩张剂主要有三大类:

(1) β_2 受体激动剂:主要又分为短效和长效两大类。短效制剂的共同特点是起效迅速、维持时间短,主要包括沙丁胺醇(吸入后5~10分钟起效,维持时间3~4小时)以及特布他林(吸入后5~15分钟起效,维持时间4~6小时)。长效制剂的共同特点是作用维持时间长,具有舒张支气管和协同抗炎的作用,作用时间可持续12小时左右,主要有福莫特罗(速效和长效 β_2 受体激动剂)、沙美特罗(起效缓慢)等。

(2) 胆碱能受体拮抗剂:主要使用的有短效药物异丙托溴铵,为非选择性 M 受体阻滞剂,吸入后15~30分钟起效,维持时间4~6小时。长效药物包括噻托溴安,吸入后30分钟左右起效,作用时间大于24小时。

(3) 茶碱类(甲基黄嘌呤类):包括短效茶碱,如氨茶碱和多索茶碱和长效的茶碱缓释剂。短效茶碱可用于支气管痉挛等的紧急治疗。

除了这些外部用药,内源性物质如肾上腺素也是强有效的支气管扩张剂。

3. 支气管扩张剂的给药方式有哪些?

支气管扩张剂的给药途径包括吸入、口服、静脉以及透皮等。吸入给药方式局部作用于气道,由于起效迅速、直接作用于气道、局部浓度高、不良反应小,因而是最常用、有效和安全的给药途径。吸入给药途径有：采用雾化液或压力定量气雾剂（pressurized metered dose inhaler，pMDI）、干粉吸入（dry powder inhalers，DPI）等。

4. 支气管扩张剂分别的作用机制是什么？

β_2 受体激动剂的作用机制包括选择性激活气道平滑肌细胞表面的 β_2 受体、激活腺苷酸环化酶，提高细胞内环磷酸腺苷的浓度，降低细胞内 Ca^{2+} 离子浓度，达到松弛气道平滑肌的作用，还可以通过肥大细胞膜保护作用，抑制肥大细胞脱颗粒、减少组胺和白三烯等炎症递质释放，从而减轻气道黏膜充血水肿、缓解气道痉挛。胆碱能受体拮抗剂主要拮抗广泛表达于气道内平滑肌的 M 受体，抑制乙酰胆碱与 M 受体结合后的一系列迷走神经兴奋效应，达到松弛气道平滑肌的目的。茶碱作为支气管扩张剂的机制包括抑制磷酸二酯酶，提高平滑肌细胞内环磷酸腺苷浓度，拮抗腺苷受体，降低细胞内 Ca^{2+} 离子浓度，抑制肥大细胞释放炎症递质等机制，从而兼具舒张支气管、抗炎和免疫调节的作用。

5. 支气管扩张剂的不良反应是什么？

β_2 受体激动剂的主要不良反应来自其非选择性 β_2 受体激动作用，最需要警惕的为其心血管反应，包括心悸、心率增快，心搏异常强烈、血压增高等，其他不良反应包括口咽发干、恶心、肌肉震颤、头痛头昏和代谢紊乱如低血钾、高血糖等。此外，罕见有过敏反应。胆碱能受体拮抗剂的不良反应来自迷走神经被拮抗后的不良反应，包括头痛、恶心和口干，心动过速、心悸、眼部调节障碍、胃肠动力障碍和尿潴留等。茶碱的不良反应主要包括恶心呕吐、心律失常、血压下降及多尿等，茶碱使用后血药浓度的个体差异大。血药浓度过高可导致死亡。因此，临床应用茶碱类药物治疗时应进行茶碱血药浓度监测并个体化给药。

6. 哪些患者需要术前使用支气管扩张剂？

任何有气道受限性呼吸功能障碍风险的患者包括哮喘、慢性阻塞性肺疾病等，在术前均应评估气道反应和气流受限严重程度。对存在气道高反应以及肺功能提示存在持续气流受限的患者，应当在术前应用支气管扩张剂、缓解气道高反应、改善呼吸功能、减轻术后肺部并发症。治疗性质的支气管扩张剂或者激素应当继续使用至手术当天，急症手术患者可在麻醉诱导前予以支气管扩张剂吸入预防术中气道痉挛/陷闭风险。

7. 长期使用支气管扩张剂对肺功能的影响是什么？

吸入支气管扩张剂能够改善肺功能、减轻活动后呼吸困难、提高运动耐力及提升健康状况。通过基于呼吸生理改变、症状严重程度及急性加重风险、药物安全性、费用、吸入装置和药物的喜好等方面对患者进行个体化治疗，尤其是起始阶段应用长效 M 受体阻断剂和长效 β_2 受体激动剂双支气管扩张剂治疗，可发挥最佳的持续改善呼吸力学的作用。

8. 支气管扩张剂依赖患者术前评估重点关注的问题是什么？

支气管扩张剂依赖患者术前评估应明确患者气流受限的严重程度，了解手术应激对患者健康状况和未来事件发生风险的影响并可以指导围术期治疗。具体包括肺功能异常的存在和严重程度、患者目前症状的性质和程度、急性加重的病史和未来风险，以及存在的并发症。除了经典的肺功能评估，还应结合影像学、活动耐量检查等。症状评估可参考改良英国医学研究委员会（mMRC）量表（表 30 - 1）。综合评估风险可采用 BODE 评分系统（表 30 - 2）。

表 30 - 1　改良英国医学研究委员会呼吸困难评分

分　级	症　　　状
0 级	我仅在费力运动时出现呼吸困难
1 级	我在平地快走步行走或步行爬小坡时出现气短
2 级	我由于气短，平地行走比同龄人慢或需要停下来休息
3 级	我在平地行走 100 m 左右或几分钟后需要停下来喘气
4 级	我因严重呼吸困难不能离家，或者在穿脱衣服时出现呼吸困难

表 30 - 2　BOIE 评分系统

参　　数	0 分	1 分	2 分	3 分
体质指数	>21	≤21	—	—
FEV_1 占预计值百分比（%）	≥65	50～64	36～49	≤35
mMRC 呼吸困难评分（级）	0～1	2	3	4
6 min 步行距离（m）	≥350	250～349	150～249	≤149

9. 支气管扩张剂依赖患者行择期手术需达到什么肺功能评估标准?

肺功能是判断气道阻塞和气流受限程度的主要客观指标。气道阻塞和气流受限是以使用支气管扩张剂后 FEV_1 占预计值百分比和 FEV_1/FVC 的降低来确定的。具体分级指标可见表 30-3:

表 30-3　慢性阻塞性肺气流受限严重程度分级

分　　级	严重程度	FEV_1 占预计值百分比(%)
GOLD1	轻度	百分比≥80
GOLD2	中度	50≤百分比<80
GOLD3	重度	30≤百分比<50
GOLD4	极重度	百分比<30

肺功能尽管用于诊断阻塞性肺疾病,但并不能体现手术风险。肺功能评估在择期手术患者术前检查中最重要的意义是进行围术期麻醉管理以及选择最适宜方案降低术后肺部并发症发生风险。

10. 支气管扩张剂依赖患者行择期/限期手术如何调整用药?

有气流受限的患者行择期/限期手术,第一次就诊时无症状,且未使用支气管扩张剂等药物,既往 6 个月无任何气道阻塞症状,手术前综合评估肺功能良好、呼吸困难以及风险评估低,可无需术前治疗。对于规范长期依赖支气管扩张剂的患者(如哮喘、慢阻肺)行,若 3 个月内无明显气道阻塞急性发作事件,可维持原有治疗方案,或者对于高风险患者可术前 2~3 天前加用激素(如泼尼松每日 0.5 mg/kg)进行预防性治疗。对于首诊时即有近期未控制的反复发作的气道阻塞发作患者,建议术前长效 β_2 受体激动剂联合吸入糖皮质激素治疗至少 1 周,同时术前 5 日加用泼尼松每日 0.5 mg/kg。

11. 支气管扩张剂依赖患者行急诊手术如何调整用药?

支气管扩张剂依赖患者急诊手术应充分权衡患者可能存在的气道风险与手术必要性,可在术前预防给予全身激素治疗,如可使用氢化可的松(100~200 mg,每8 小时 1 次)静脉注射,直至术后病情平稳且无呼吸道症状。

12. 支气管扩张剂依赖患者应避免应用哪些麻醉药？

硫喷妥钠麻醉会增加气道敏感性和支气管痉挛风险。罗库溴铵和阿曲库铵等会诱发组胺释放，增加气道高反应性和支气管痉挛的风险。顺式阿曲库铵因其组胺释放少、肌松恢复时间稳定和不经肝肾代谢，在气道高反应患者中具有一定优势。

13. 具有支气管扩张效应的麻醉药物有哪些？

挥发性吸入麻醉药中异氟烷、七氟烷可扩张支气管、降低气道阻力。静脉全身麻醉药丙泊酚、依托咪酯等均有较弱的支气管平滑肌松弛作用。全身麻醉期间使用右美托咪定可以提高氧合指数、降低无效腔通气量、增加肺动态顺应性。氯胺酮具有支气管扩张、维持气道反射及交感神经张力及抗炎作用，适用于气道高反应以及急性气道痉挛患者。阿片类药物直接扩张支气管的研究证据尚不充分，但术中良好的镇痛可以降低气道反应性，降低气道紧急事件风险。

14. 术中哪些情况需要使用支气管扩张剂？

术中可能需要用到支气管扩张剂的情况包括：哮喘急性发作、严重过敏反应以及其他因素所导致的紧急气道痉挛。这些情况在全身麻醉下气道方面的共同表现为术中突然出现气道阻力升高、气道峰压升高，并可能有内源性呼气末正压（Auto-PEEP），听诊双肺可发现明显哮鸣音，干、湿啰音等，严重时可有呼吸音消失（沉默肺或寂静肺，严重支气管痉挛），最终 SPO_2 持续下降，$PaCO_2$ 升高而 $P_{ET}CO_2$ 下降。

15. 术中紧急气道痉挛可以使用哪些支气管扩张剂，如何使用？

术中紧急气道痉挛发作可使用的支气管扩张剂包括：

（1）麻醉药：吸入麻醉药七氟烷、异氟烷，静脉麻醉药丙泊酚、氯胺酮等可用于扩张支气管，加深麻醉。

（2）内源性支气管扩张剂肾上腺素：对于气管插管后发生支气管痉挛的患者通常雾化吸入受限，可经气管插管滴入肾上腺素（0.1 mg，生理盐水稀释至 10 mL）或静脉给予肾上腺素（1～5 μg）。

（3）外源性支气管扩张剂：必要时可静脉滴注氨茶碱负荷量 4～6 mg/kg（≤ 250 mg），静脉滴注时间 20～30 分钟，必要时持续滴注维持剂量每小时 0.7～1.0 mg/kg。

（4）静脉给予糖皮质激素（甲泼尼龙1 mg/kg或琥珀酸氢化可的松100 mg）也是支气管痉挛紧急发作时的重要治疗手段。

16. 有哪些可以期待的新型靶点支气管扩张剂？

新型支气管舒张剂靶点包括：靶向炎症介质的药物如NLRP3炎性体抑制剂，白三烯B4（leukotriene B4，LTB4）受体拮抗剂和LTB4合成调节剂，强效CXCR2拮抗剂等；靶向蛋白酶抑制剂如人中性粒细胞弹性蛋白酶（human neutrophil elastase，HNE）抑制剂、基质金属蛋白酶（matrix metalloproteinase，MMP）抑制剂、蛋白酶3（proteinase 3，PR3）抑制剂等；靶向激酶抑制剂如IKKβ抑制剂、p38 MAPK抑制剂、PI3K抑制剂、JAK抑制剂、EGFR抑制剂等；选择性磷酸二酯酶4抑制剂，包括口服型PDE4抑制剂、吸入型PDE4抑制剂、新一代PDE4抑制剂、双靶点PDE3/4抑制剂等。其中罗氟司特（roflumilast）是唯一批准用于治疗COPD的口服型PDE4抑制剂。此外，腺苷受体调节剂、抗氧剂、K^+通道激活剂、血管活性肠多肽类似物等也是新型靶点支气管扩张剂。

（戴茹萍　罗聪）

参考文献

［1］　冯玉麟. 成人慢性气道疾病雾化吸入治疗专家共识［J］. 中国呼吸与危重监护杂志，2012，11（02）：105-110.

［2］　Best W，Bodenschatz C，Beran D. World Health Organisation Critical Review of Ketamine. 36th WHO Expert Committee on Drug Dependence report，6.2. Geneva，Switzerland：World Health Organisation，2014.

［3］　王东信，欧阳文，严敏，等. 慢性阻塞性肺疾病患者非肺部手术麻醉及围手术期管理专家共识［J］. 中华医学杂志，2017，97（40）：3128-3139.

［4］　中华医学会呼吸病学分会慢性阻塞性肺疾病学组，中国医师协会呼吸医师分会慢性阻塞性肺疾病工作委员会. 慢性阻塞性肺疾病诊治指南（2021年修订版）［J］. 中华结核和呼吸杂志，2021，44（03）：170-205.

［5］　韩传宝，周钦海，孙培莉，等. 哮喘患者围术期麻醉管理［J］. 临床麻醉学杂志，2013，29（08）：820-822.

［6］　申昆玲，邓力，李云珠，等. 支气管舒张剂在儿童呼吸道常见病中应用的专家共识［J］. 临床儿科杂志，2015，33（04）：373-379.

［7］　张旻，郝慧娟. 支气管哮喘患者围手术期管理［J］. 中华结核和呼吸杂志，2019，（03）：

169 - 172.

[8]   Eur Respir J "Global strategy for asthma management and prevention: GINA executive summary." E. D. Bateman, S. S. Hurd, P. J. Barnes, J. Bousquet, J. M. Drazen, J. M. FitzGerald, P. Gibson, K. Ohta, P. O'Byrne, S. E. Pedersen, E. Pizzichini, S. D. Sullivan, S. E. Wenzel and H. J. Zar, 2008, 31: 143 - 178. Eur Respir J, 2018, 51: undefined.

第三十一章

止 吐 药

1. 术后恶心呕吐的定义是什么?

术后恶心呕吐(postoperative nausea and vomiting,PONV)通常是指术后 24 小时内发生的恶心和(或)呕吐,是麻醉后极为常见的并发症,总体发生率为 20%～80%。显著影响患者的舒适度和满意度,也影响患者进食、进饮及口服药物,剧烈呕吐者甚至导致切口出血、切口疝、吸入性肺炎、水电解质和酸碱平衡紊乱等,是影响手术患者康复质量的主要因素之一。PONV 包括 3 个主要症状,恶心、呕吐和干呕。干呕与呕吐的区别在于干呕只有呕吐动作但无胃内容物流出。

2. 为什么手术麻醉患者需要用止吐药?

由于患者因素、麻醉因素、手术因素等,20%～80%的术后患者会发恶心呕吐。术后呕吐可造成患者的明显不适和满意度下降,延长患者的住院时间和增加治疗费用。部分患者甚至可能出现严重的并发症,如吸入性肺炎、脱水、切口裂开、食管撕裂、皮下气肿和气胸等。随着日间及门诊手术的增加,PONV 逐渐成为患者、麻醉医师、外科医师以及卫生经济学管理者共同关注的问题。所以手术麻醉患者需要应用止吐药,来改善患者恢复质量。

3. 术后恶心、呕吐的病理生理机制是什么?

术后恶心、呕吐发生机制,目前主要涉及呕吐相关神经传导通路,以及与其相关的各种神经递质及受体。呕吐神经中枢位于第四脑室腹侧面极后区(Area postrema),分为神经反射中枢和化学感受器触发带。神经反射中枢接受皮层(视觉、嗅觉、味觉)、咽喉、胃肠道和内耳前庭迷路、冠状动脉及化学触发带的传入刺激,恶心呕吐的传出神经包括迷走神经、交感神经和膈神经。化学触发带包括 5-HT3 受体、5-HT4 受体、阿片受体、胆碱能受体、大麻受体、多巴胺受体等多种与恶心、呕吐相关的递质受体。

4. 术后恶心、呕吐的发病率是多少？危害是什么？

术后恶心、呕吐的总体发生率为 20%～30%。部分手术类型发生率较高，其中腹部手术为 50%～60%，耳部手术为 40%～50%，椎板切除术为 67%，二尖瓣置换术为 67%，肾脏手术为 63%，儿童斜视矫正术为 40%～80%，腺样体扁桃体切除术为 36%～76%。

尽管多数患者的病情并不严重，但可造成患者的明显不适和满意度下降，延长患者的住院时间和增加治疗费用。部分患者甚至可能出现严重的并发症，如吸入性肺炎、脱水、切口裂开、食管撕裂、皮下气肿和气胸等。

5. 止吐药有哪些种类？

根据抗呕吐药的作用部位可将抗呕吐药物分为：

（1）作用在皮质：苯二氮䓬类。

（2）作用在化学触发带：吩噻嗪类（氯丙嗪、异丙嗪和丙氯拉嗪）、丁酰苯类（氟哌利多和氟哌利多）、5-HT_3 受体拮抗药（昂丹司琼、格雷司琼、托烷司琼、阿扎司琼、多拉司琼和帕洛诺司琼）、NK-1 受体拮抗药（阿瑞匹坦）、苯甲酰胺类、大麻类。

（3）作用在呕吐中枢：抗多巴胺能药（氨磺必利）、抗组胺药（苯克力嗪和羟嗪）、抗胆碱药（东莨菪碱）。

（4）作用在内脏传入神经：5-HT_3 受体拮抗药、苯甲酰胺类（甲氧氯普胺）。

（5）其他：皮质激素类（地塞米松、甲泼尼龙）。

6. 5-HT 受体拮抗剂的止吐机制是什么？

术后导致的恶心、呕吐与胃肠道黏膜下 5-HT_3 受体激活有关。5-HT 受体拮抗剂通过与 5-HT_3 受体结合，抑制 5-HT 的释放及阻断向呕吐中枢的冲动传入。

NK-1 受体拮抗剂的止吐机制是什么？（神经激肽-1（NK-1）受体拮抗药是通过阻断 P 物质与 NK-1 受体结合而抑制恶心、呕吐反应，具有高选择性、强亲和力和长半衰期等优点，其全新的止吐作用靶点为预防 PONV 提供了一种新的选择。

7. 糖皮质激素止吐的机制是什么？

糖皮质激素的抗呕吐机制尚未完全阐明,已知糖皮质激素对中枢和外周 5 - HT 的产生和释放均有抑制作用,可降低 5 - HT 作用于血液和肠道化学感受器的浓度,其他可能机制包括阻断致吐因素刺激呕吐中枢化学感受感应带或降低呕吐信号传入孤束核等。

8. 术后恶心、呕吐的高危因素有哪些？

(1)患者因素:女性、PONV 和(或)晕动病史、非吸烟、年龄小于 50 岁。儿童发生 PONV 的危险因素包括年龄 3 岁及以上、POV/PONV/晕动病史、POV/PONV 家族史、青春期后女性。

(2)麻醉因素:吸入麻醉药如氧化亚氮引起的 PONV 风险增加取决于持续时间。阿片类药物、硫喷妥钠、依托咪酯、抗胆碱能药、氯胺酮和曲马多等也增加 PONV 的发生率。容量不足增加 PONV 发生率。丙泊酚 TIVA、多模式镇痛及区域阻滞麻醉、阿片类药物用量减少等可降低 PONV 发生率。加速康复策略提出,午夜后禁食可能会增加 PONV 风险。

(3)手术因素:手术时间长(>3 小时)与 PONV 风险升高相关。腹腔镜手术、减重手术、斜视手术、腺扁桃体切除术、耳整形术、妇科手术及胆囊切除术等手术类型的 PONV 发生率较高。

9. 术后恶心、呕吐危险程度评分是怎样评估的？

Apfel 依据成人 PONV 的 4 种主要危险因素:女性、非吸烟、PONV 和(或)晕动病史和术后使用阿片类药物,设计了简易的成人 PONV 风险度评分法:每个因素为 1 分,评分为 0、1、2、3 和 4 分者,发生 PONV 的风险性分别为 10%、20%、40%、60%和 80%。成人门诊手术出院后恶心呕吐(PDNV)的五个主要高危因素是女性、有 PONV 史、年龄 50 岁以下、在 PACU 使用过阿片类药物以及在 PACU 有恶心史,评分为 0、1、2、3、4 和 5 分者,发生 PDNV 的风险性分别 10%、20%、30%、50%、60%和 80%。儿童 PONV 的 4 个主要高危因素是手术时间≥30 min、年龄 3 岁及以上、斜视手术、PONV 史或直系亲属有 PONV 史,评分为 0、1、2、3 和 4 分者,发生 PONV 的风险性分别为 10%、10%、30%、50%和 70%。

10. 根据术后恶心、呕吐危险程度评分如何分层管理患者？

应确定患者发生 PONV 的风险,对中危以上患者应给予有效的药物预防。去除基础病因,包括适当术前禁食(≥6小时);对消化道梗阻患者术前插入粗口径胃管单次抽吸或持续引流,对术中胃膨胀患者应在手术结束前放入大口径胃管一次性抽吸,抽吸后拔除胃管以减少胃管刺激和反流。

PONV 高危患者的麻醉选择包括:麻醉方式方面,硬膜外麻醉、连续局部麻醉药伤口浸润、丙泊酚静脉麻醉有利于减少 PONV。麻醉药方面,切皮前予右美托咪定可降低 PONV 的发生率,选用短效阿片类药物如瑞芬太尼,术中足量补液,避免脑缺氧、缺血,用舒更葡糖钠代替新斯的明拮抗神经肌肉阻滞剂;术后使用非甾体抗炎药(NSAIDs)镇痛。NSAIDs 可显著降低 PONV 风险,但非选择性 NSAIDs 可能与胃肠道手术吻合口瘘相关,应谨慎使用。

11. 术后恶心、呕吐的预防措施有哪些?

(1)识别并判断患者 PONV 的风险因素。

(2)禁饮禁食时间必须充足,对于饱胃患者麻醉前安置粗吸引管进行吸引。

(3)围术期处理及用药尽量"理想化"应尽量避免使用能导致 PONV 风险增加的药物或手段。当全身麻醉并非必须时可以考虑采用区域麻醉技术。如采用全身麻醉,术中尽量减少阿片类药物的用量。当全凭静脉麻醉可行时,可优先考虑全凭静脉麻醉取代吸入麻醉。

(4)对中高危的患者预防性使用抗呕吐药物。

(5)对高危患者推荐采用联合止吐疗法或多途径策略。

(6)术中维持血流动力学稳定,避免低氧血症、低血压。

(7)无论选择脊膜外隙脊神经干阻滞还是蛛网膜下隙脊神经根阻滞,应将阻滞平面控制在第五胸椎(T_5)以下,开腹探查时应通知手术医师缓慢、轻柔操作,因牵拉内脏可引起反射性呕吐。

(8)术前予加巴喷丁可减少腹部手术患者的 PONV。催眠、生姜以及小剂量纳洛酮等治疗措施均有一定的止吐效果。

12. 术后恶心、呕吐的中医疗法有哪些?

术后恶心、呕吐的中医疗法有穴位刺激,可分为有创刺激和无创刺激,有创刺激包括针刺、电针、穴位注射、瘢痕灸与埋线等,无创刺激包括穴位按压、经皮电刺激、间接灸、超激光照射等。针灸穴位可选择内关穴(P6 穴位),内关穴与双侧合谷、足三里、三阴交等穴位组合,以及耳穴贴压刺激法。穴位药物注射可用于小儿等难于或不适合留置针刺的患者。

13. 各类成人术后止吐药的优缺点有哪些?

各类成人术后止吐药的优缺点见表 31 - 1。

表 31 - 1 各类成人术后止吐药的优缺点比较

药 物	优 点	缺 点
吩噻嗪类	抗呕吐作用强大	镇静、低血压、锥体外系症状、口干、尿潴留、心动过速、不安
多巴胺受体拮抗剂	有强大的中枢性镇吐作用	昏睡、烦躁不安、倦怠无力、直立性低血压、椎体外系流症状
抗组胺药	较强的镇吐作用	镇静、视觉模糊、口干、尿潴留、不安
5 - HT₃ 受体拮抗药	肾功能不全、老年人量	便秘、头痛、头晕、腹部不适、氨基转移酶升高、皮疹、胸部不适、心律不齐、急性支气管痉挛、低血压等
NK1 受体拮抗药	肾功能不全、老年人无需调整剂量	便秘、食欲减退、氨基转移酶升高、头痛、疲劳等
糖皮质激素	安全性高	可增高糖尿病患者的血糖
抗胆碱能药	麻醉前给药,减少腺体、胃酸分泌	镇静、口干、视觉系统、记忆力丧失、焦虑、谵妄、尿潴留、不安

14. 儿童术后呕吐的用药原则是什么?

儿童 PONV 的管理方法与成人相似。但是,PONV 的发生在儿童中比在成人中更常见。因此,儿童更多的适合进行止吐预防。管理方法是多因素的,包括适当的术前准备、风险分层、合理选择止吐预防措施、选择麻醉技术以及制定术后止吐治疗计划。

儿童止吐药包括地塞米松、苯海拉明、奋乃静、昂丹司琼、多拉司琼、格雷司琼和托烷司琼。5-羟色胺(5 - HT₃)拮抗剂是预防儿童 PONV 的首选药。中度至高度 PONV 风险的儿童应予以不同止吐药物类别的两种或三种止吐药预防性的联合治疗。

15. 氟哌利多可以用于儿童止吐么? 为什么?

可以。氟哌利多作用于多巴胺能受体发挥止吐作用。由于其可能的锥体外系症状、镇静和 QT 延长导致 FDA"黑箱警告",目前该药物仅被推荐作为治疗难治性 PONV 的抢救药物。在 144 例患儿的研究中显示,小剂量氟哌利多 10 μg/kg 至 1.25 mg,无神经或心肺不良反应。Q‐T 间期延长综合征是绝对的禁忌证。

(程宝莉　郝珂)

参考文献

［1］ Gan TJ，Belani KG，Bergese S，et al. Fourth Consensus Guidelines for the Management of Postoperative Nausea and Vomiting. Anesth Analg. 2020 Aug；131(2)：411‐448.

［2］ 邓小明,姚尚龙,等. 现代麻醉学(第 5 版). 北京：人民卫生出版社,2021.

［3］ 李运,孙义,张析哲,等. 神经激肽‐1 受体拮抗药阿瑞匹坦用于术后恶心呕吐的研究进展［J］. 中国医师杂志,2019,21(07)：1112‐1115.

［4］ 徐建国,唐会,姚尚龙,等. 肾上腺糖皮质激素围手术期应用专家共识(2017 版)［J］. 临床麻醉学杂志,2017,33(07)：712‐716.

［5］ 王世泉,褚海辰. 麻醉科医师 900 问. 北京：人民卫生出版社,2015.

［6］ Kovac AL. Management of postoperative nausea and vomiting in children. Paediatr Drugs，2007，9(1)：47‐69.

［7］ Höhne C. Postoperative nausea and vomiting in pediatric anesthesia. Curr Opin Anaesthesiol，2014，27(3)：303‐308.

［8］ Weibel S，Rücker G，Eberhart LH，Pace NL，Hartl HM，Jordan OL，Mayer D，Riemer M，Schaefer MS，Raj D，Backhaus I，Helf A，Schlesinger T，Kienbaum P，Kranke P. Drugs for preventing postoperative nausea and vomiting in adults after general anaesthesia：a network meta-analysis. Cochrane Database Syst Rev，2020，10 (10)：CD012859.

第三十二章

抗腺体分泌药

1. 为什么手术麻醉患者需要用抗腺体分泌药?

有些麻醉药物可使呼吸道内腺体和唾液腺的分泌增加,在麻醉过程中容易出现呼吸道并发症,使用抗腺体分泌药可抑制腺体分泌。对清醒插管的患者有干燥呼吸道的作用。

2. 抗腺体分泌药都有哪些?

抗腺体分泌药有抗胆碱能药和抗组胺药,抗胆碱能药包括阿托品、东莨菪碱、山莨菪碱、盐酸戊乙喹醚等药物;抗组胺药包括异丙嗪和阿利马嗪等。

3. 抗腺体分泌药的作用机制是什么?

抗胆碱能药物的作用机制:阻碍乙酰胆碱或胆碱受体激动药与受体结合,表现出胆碱能神经被阻断或抑制的效应。

抗组胺药的作用机制:与组胺受体竞争性结合,可抑制唾液腺的分泌。

4. 各类抗腺体分泌药的优缺点有哪些?

各类抗腺体分泌药的优缺点比较见表 32-1。

表 32-1　各类抗腺体分泌药的优缺点比较

药　物	优　　点	缺　　点
阿托品	抑制腺体分泌,抗迷走神经兴奋	可致口干、面红、吞咽不适、心悸、谵妄、嗜睡、视力模糊、排尿困难等
东莨菪碱	抑制腺体分泌,对心率影响较弱	可产生中枢抗胆碱能综合征,余同阿托品

药　物	优　点	缺　点
山莨菪碱	扩瞳作用仅为阿托品的 1/20～1/10,毒性低	抑制腺体作用弱于阿托品
长托宁	增加呼吸频率和呼吸流量,对心率无明显影响	可致口干、面红、皮肤干燥、谵妄、嗜睡、视力模糊等

5. 青光眼患者可以用抗腺体分泌药吗？

不能。青光眼,以病理性高眼压、视神经乳头萎缩、视野缺损、视力下降为特征的一种眼病。抗腺体分泌药阻断 M 胆碱受体,使瞳孔括约肌和睫状肌松弛,瞳孔扩大,使虹膜退向四周外缘,前房角间隙变窄,阻碍房水回流入巩膜静脉窦,造成眼内压增高。故青光眼患者禁用。

6. 抗腺体分泌药的不良反应都有哪些？

抗腺体分泌药的不良反应包括口干、面红、吞咽不适、心悸、谵妄、嗜睡、视力模糊、排尿困难、肠蠕动减少等。随着剂量增大,不良反应逐渐加重,甚至出现明显中枢中毒症状。

7. 老年人可以用抗腺体分泌药吗？

尽量不用。抗胆碱能药物已列为影响术后认知功能的慎用药物,尤其是东莨菪碱和长托宁。

8. 心脏病患者可以用抗腺体分泌药吗？

可以。在心脏病患者需要使用抗胆碱能药时,一般均用东莨菪碱而不用阿托品。也有相关研究显示：长托宁对心率影响小,心率收缩压乘积（RPP 指数）下降,作为麻醉前用药在老年心脏病患者中使用可能较为安全。

9. 儿童患者应用抗腺体分泌药有什么不同？

儿童患者迷走神经神经张力高,唾液和呼吸道分泌物旺盛。而且儿童新陈代谢旺盛,效应器官迟钝,故用药量相对较大。目的是减少口咽和呼吸道分泌物,并预防气管插管操作及手术过程中牵拉可能出现的迷走神经反射。

10. 抗腺体分泌药使用过量有什么表现？

抗腺体分泌药使用过量可表现为明显口干,说话和吞咽困难,排尿困难,肠蠕动减少,脉细速,瞳孔极度扩大,极度视力模糊,皮肤潮红、热、干和猩红,运动失调,不安、激动、幻觉,谵妄和昏迷。

11. 阿托品除了抗腺体分泌,还有什么其他药理作用？

阿托品除了抗腺体分泌,还有以下药理作用:

(1)眼:阿托品阻断 M 胆碱受体,使瞳孔括约肌和睫状肌松弛,出现扩瞳,眼内压升高和调节麻痹。

(2)平滑肌:阿托品对多种内脏平滑肌有松弛作用,尤其对过度活动或痉挛的平滑肌作用更为显著。它可抑制胃肠道平滑肌痉挛,降低蠕动的幅度和频率,缓解胃肠绞痛。但对胆道和子宫平滑肌作用较弱。

(3)心脏:阿托品可使部分患者心率短暂性轻度减慢,这种心率减慢不伴随血压与心输出量的变化;同时可拮抗迷走神经过度兴奋所致的房室传导阻滞和心律失常。

(4)中枢神经系统:治疗量阿托品对于中枢系统的影响不明显,较大剂量可轻度兴奋延髓和大脑。

12. 长托宁对比阿托品其优势和缺点是什么？

(1)**优势:**长托宁具有抗 M 和抗 N 作用,阿托品抗 M 作用,无明显抗 N 作用。长托宁对 M 胆碱受体的亚型(M_1、M_2、M_3)有明显的选择性,主要选择作用于 M_1、M_3 受体,对 M_2 受体作用较弱或不明显。由于这种选择性,对心脏无明显影响,不出现心率增快,也不出现用药后尿潴留、肠麻痹等不良反应。消除半衰期明显长于阿托品,肌内注射吸收快。作为麻醉前用药,特别适用于需避免心率增快者(如甲亢、心功能不全、房颤、房扑、二尖瓣狭窄等)、小儿、老年人或估计术时间较长的手术患者。

(2)**缺点:**阿托品可缓解缓慢型心律失常,可拮抗迷走神经过度兴奋所致的房室传导阻滞和心律失常。长托宁对心律不齐无作用。

(程宝莉 郝珂)

参考文献

［1］ 邓小明,姚尚龙. 现代麻醉学(第5版)[M]. 北京:人民卫生出版社,2021.
［2］ 郭曲练,姚尚龙,等. 临床麻醉学(第4版)[M]. 北京:人民卫生出版社,2016.
［3］ 杨宝峰,陈建国,等. 药理学(第9版)[M]. 北京:人民卫生出版社,2018.
［4］ 曾维君,周军. 两种术前用药在老年心脏病患者的临床比较[J]. 四川医学,2007(09):1039-1040.

第三十三章

胰岛素和降血糖药

1. 胰岛素的生理作用？

胰岛素是由胰腺胰岛的 β 细胞分泌产生的多肽类激素。可增加葡萄糖的利用，加速葡萄糖的无氧酵解和有氧氧化，促进肝糖原和肌糖原的合成和贮存，促进葡萄糖转化为脂肪，抑制糖原分解和糖异生；促进脂肪的合成与储存，抑制脂肪的分解和利用；促进蛋白质的合成和储存，抑制蛋白质的分解；促进钾离子、镁离子和磷酸盐进入细胞，参与细胞物质代谢活动。

2. 胰岛素的分泌调节？

胰岛素的分泌调节主要依靠血糖浓度的负反馈效应。人体每天分泌的胰岛素大约 40 个单位。刺激胰岛素分泌的因素：高血糖、β 受体激动剂、乙酰胆碱、胰高血糖素、生长激素和糖皮质激素等。抑制胰岛素分泌的因素：低血糖症、α 受体激动剂、β 受体阻滞剂、生长激素抑制剂、二氮嗪、噻嗪类利尿药、吸入性麻醉药等。

3. 胰岛素根据作用时间长短的分类？

（1）超短效胰岛素：包括天冬胰岛素、赖脯胰岛素、赖谷胰岛素。起效迅速，持续时间短。

（2）短效胰岛素：又称普通胰岛素、可溶性胰岛素、正（常）规胰岛素、中性胰岛素。病情紧急情况下静脉输注。

（3）中效胰岛素；常见的制剂是低精蛋白锌胰岛素。

（4）长效胰岛素：包括精蛋白锌胰岛素和特慢胰岛素。

（5）超长效胰岛素：包括甘精胰岛素、地特胰岛素、德谷胰岛素。

（6）预混胰岛素：又称双（时）相胰岛素，含有 2 种胰岛素的混合物。

4. 赖脯胰岛素的优势?

　　赖脯胰岛素是目前临床上广泛使用的超短效或速效胰岛素类似物,更接近生理胰岛素分泌与需求,进食前注射可以提供餐后血浆胰岛素浓度,就像正常胰岛素分泌一样。皮下注射 15~30 min 即可起效,30~90 min 达峰,作用持续时间 3~5 h,可有效降低餐后 1~2 h 的血糖,并减少下一餐的低血糖。同时,因为可以餐前即刻或餐后注射,提高了患者的依从性。

5. 为什么普通胰岛素在皮下注射 2~4 小时后有高峰作用?

　　天然或人工合成的人类胰岛素的一个特点是六个分子与一个锌分子结合形成六聚体。胰岛素六聚体在被皮下注射部位吸收之前必须与单体分离。这就是结晶型胰岛素锌制剂(普通胰岛素)皮下注射后 2~4 小时有峰值作用的原因。

6. 口服降糖药的分类?

　　(1) 磺酰类胰岛素促泌剂(格列吡嗪、格列齐特、格列苯脲):刺激胰岛素释放,增加外周葡萄糖利用。

　　(2) 双胍类(苯乙双胍、二甲双胍):提高胰岛素利用。

　　(3) α-糖苷酶抑制剂(阿卡波糖、伏格列糖):减慢糖类(碳水化合物)水解及产生葡萄糖的速度,延缓葡萄糖吸收。

　　(4) 噻唑烷二酮类药物(罗格列酮、吡格列酮):胰岛素增敏剂,提高胰岛素敏感性,改善胰岛素抵抗。

　　(5) 非磺酰脲类胰岛素促泌剂(瑞格列奈、那格列奈):促进储存的胰岛素分泌。

7. β受体阻滞剂与胰岛素相互作用的结果?

　　一般认为,β受体阻滞剂可使胰岛素敏感性下降,糖耐量降低,使胰岛素 β 细胞分泌胰岛素减少,外周组织糖利用下降,肝糖原分解加强,生长激素分泌增多。

8. 胰岛素治疗的不良反应?

　　(1) 低血糖:胰岛素治疗最严重的不良反应,最初症状包括出汗、心动过速和高血压。

　　(2) 过敏反应:罕见,人类胰岛素制剂的使用消除了动物源性胰岛素可能导致的全身过敏反应的问题。

（3）脂肪代谢障碍：当皮下注射胰岛素的部位出现脂肪萎缩时，就会导致脂肪代谢障碍。经常更换注射胰岛素的部位可最小化这种副作用。

（4）胰岛素抵抗：糖尿病患者每天需要超过 100 U 的外源性胰岛素，处于胰岛素抵抗状态。

9. 术中低血糖的原因及处理？

原因：如果患者在不摄入糖类（碳水化合物）的情况下接受外源性胰岛素治疗，如术前围术期禁食，容易发生低血糖。术前未停用口服降糖药，且还加用胰岛素治疗，降糖作用过强；术中未输注含糖液体。

处理：主要包括两方面：一是解除神经供糖不足的症状；二是纠正导致低血糖的各种潜在原因，及时测量血糖，给予 50% 葡萄糖溶液 50～100 mL 静脉注射，继以 5%～10% 葡萄糖静脉滴注，必要时加用氢化可的松 100 mg 和（或）胰高血糖素 0.5～1.0 mg 皮下或静脉注射。

10. 什么是胰岛素抵抗？

胰岛素抵抗是一种病理生理状态，是指正常或高于正常浓度的胰岛素只能发挥低于正常的生物作用或者需要超量的胰岛素才能发挥正常量的胰岛素的作用。典型的表现是机体需要分泌超出正常水平数倍的胰岛素，即高胰岛素血症，才能将血清葡萄糖控制在正常或轻度升高的状态。

11. 二甲双胍的适应证和禁忌证？

（1）适应证：T2DM 治疗的一线用药，可单用或联合其他药物；与胰岛素联合用于 T1DM，减少胰岛素用量和血糖波动。

（2）禁忌证：肾功能不全（肾小球滤过率＜45 mL/min）、肝功能不全、缺氧及高热患者、慢性胃肠病、慢性营养不良不宜使用；T1DM 不宜单独使用；T2DM 合并急性严重代谢紊乱、严重感染、缺氧、外伤、大手术、孕妇和哺乳期等；对药物过敏或有严重不良反应者；酗酒者。

12. 二甲双胍降低血糖的机制？

通过抑制肝糖原输出，改善外周组织对胰岛素的敏感性，增加对葡萄糖的摄取和利用降低血糖，并可以改善血脂谱，增加纤溶系统活性，降低血小板聚集性，使动脉壁平滑肌细胞和成纤维细胞生长受抑制等，可能有助于延缓或改善糖尿病并发症,二甲双胍可以使糖化血红蛋白(HbA1c)下降1%～2%,但不增加体重。

13. 二甲双胍的不良反应?

最常见的不良反应是消化道反应,包括厌食症、恶心和腹泻,与剂量有关。此外还有皮肤过敏反应。二甲双胍单独用药极少引起低血糖,但与胰岛素或促胰岛素分泌剂联合使用可增加低血糖发生危险,长期使用可导致维生素 B_{12} 缺乏。最严重的不良反应是乳酸性酸中毒,二甲双胍通过抑制线粒体酶甘油磷酸脱氢酶抑制肝细胞的糖生成,导致乳酸向丙酮酸的转化减少。

14. 磺脲类药物诱发低血糖的风险因素?

磺脲类药物一般耐受性良好,最常见的严重并发症是低血糖,虽然磺酰脲类药物引起的低血糖可能不常见,但它往往比胰岛素引起的低血糖更持久和更危险。磺酰脲诱导的低血糖的危险因素包括:围术期营养不良;年满60周岁;肝肾功能受损;增强磺酰脲类药物作用的药物,如保泰松、磺酰胺类抗生素、华法林,或药物本身引起低血糖,如酒精或水杨酸盐。高危患者可在术前24～48小时停用磺酰脲类药物。

15. 噻唑烷二酮类(TZDs)降糖药的作用机制?

噻唑烷二酮(TZDs),如罗格列酮和吡格列酮,主要通过激活过氧化物酶体增殖物受体γ作用于骨骼肌、肝脏和脂肪组织,以降低胰岛素抵抗和肝脏葡萄糖的生成,并增加肝脏对葡萄糖的利用。TZDs促进脂肪重新分布,使脂肪组织从内脏组织转移至皮下组织,可能与其提高胰岛素敏感性的作用有关,可使 HbA1c 降低1%～1.5%。

16. 胰高血糖素样肽-1(GPL-1)受体激动剂的作用及不良反应?

作用:增加β细胞的胰岛素分泌,减少α细胞的胰高血糖素的产生,减缓胃排空,降低食欲。单独使用低血糖风险小,兼具减重、降压、改善血脂的作用。合并动脉粥样硬化性心脏病或心血管风险高危的2型糖尿病患者,不论其 HbA1c 是否达标,只要没有禁忌证,都应在二甲双胍的基础上应用。

常见的不良反应有恶心、呕吐和腹泻。

17. 钠-葡萄糖共转运蛋白 2(SGLT2)抑制剂的作用?

SGLT2 是一种存在于近端小管中的转运蛋白,负责肾脏约 90% 的葡萄糖重吸收。SGLT2 抑制剂通过减少肾脏的葡萄糖重吸收,增加肾脏的葡萄糖排泄,有效降低血清葡萄糖水平,可降低 HbA1c 水平 0.5%～1.0%,还具有减轻体重和降低血压作用,SGLT2 抑制剂与降低心血管事件(如脑卒中和心肌梗死)和心力衰竭的风险有关。单用不增加低血糖风险,联合胰岛素或磺脲类药物时,可增加低血糖风险。

18. SGLT2 抑制剂的不良反应?

SGLT2 抑制剂通过引起渗透性利尿降低血清葡萄糖水平,因此可能导致低血压或急性肾损伤,特别是对于同时服用利尿剂、血管紧张素转换酶抑制剂或血管紧张素受体阻滞剂的患者,因此,在开始使用 SGLT2 抑制剂之前和服用 SGLT2 抑制剂时应定期进行肾功能评估。还可增加泌尿系统和生殖系统感染风险,多数轻到中度,抗感染治疗有效,部分可能增加截肢风险和骨折风险,使用期间应密切监测。

19. 糖尿病联合治疗的目的?

联合治疗是同时治疗 2 个或更多 2 个以上不同原因的血糖升高。例如,二甲双胍可降低肝脏中的胰岛素抵抗,而磺酰脲类药物可增加胰岛素分泌。外源性胰岛素也可能是联合治疗的一部分。联合治疗的主要目的是降低 HbA1c,减少每日胰岛素用量。

20. HbA1c 的意义?

HbA1c 是红细胞中的血红蛋白和血清中的糖类(主要是葡萄糖)通过非酶反应结合的产物,是临床上作为评估长期血糖控制状况的金指标,可反映测定前 8～12 周的平均血糖指标。用于鉴别糖尿病和单纯应激性高血糖,发现术前未诊断的隐匿性糖尿病。一般情况下,标准的 HbA1c 正常值范围是 4%～6%,≥6.5% 可作为诊断糖尿病的依据,但<6.5% 并不能排除糖尿病的可能性,要参考葡萄糖测定的结果,若>9.0% 说明患者持续存在高血糖。

21. 糖尿病患者术前 HbA1c 的参考意义?

单纯应激性高血糖者 HbA1c 应<6.5%。贫血、近期输血等因素可能干扰

HbA1c 测量的准确性。糖尿病患者术前 4～6 周内应检测 HbA1c,HbA1c≤7% 提示血糖控制满意,围术期风险较低。对非急诊手术、HbA1c≥8.5%、空腹血糖或随机血糖≥250 mg/dL 时由外科医师、内分泌科医师、麻醉科医师等多学科会诊评估,基于患者总体生理情况和手术紧急程度,个体化决定是否推迟手术。

22. 口服降糖药物的术前调整方案?

围术期主要使用胰岛素控制血糖,绝大多数口服降糖药和非胰岛素注射剂在手术当日应停用。对术后当日即能恢复正常饮食的短小日间手术,可保留部分口服降糖药,但促进胰岛素分泌的磺脲类和格列奈类降糖药在禁食后应一律停用。二肽基肽酶-4(DDP-4)抑制剂的降糖作用具有血糖依赖性,发生低血糖的风险低,围术期可以考虑继续服用。

23. 皮下注射胰岛素的术前调整方案?

入院前使用皮下注射胰岛素的糖尿病患者,胰岛素剂量包括控制基础代谢空腹血糖和控制餐后血糖两部分。手术当日停止控制餐后血糖的短效胰岛素或速效胰岛素类似物,保留控制基础血糖的中长效胰岛素并适当减量(手术当日早晨长效和中效胰岛素剂量各减少约 20% 和 50%)以减少低血糖风险,手术前一晚也减量可进一步降低风险。平时低血糖发作频繁者,尤其应注意减量。

(赵晓英　审校:韩非)

参考文献

[1] 中华医学会糖尿病学分会. 中国 2 型糖尿病防治指南(2020 年版)[J]. 中华糖尿病杂志, 2021,13(4):315-409.
[2] 杨宝峰,陈建国,等. 药理学(第 9 版)[M]. 北京:人民卫生出版社,2018.
[3] 孟瑶,付明明,赵雨琪,等.《2020 年版围术期血糖管理专家共识》解读[J]. 河北医科大学学报,2022,43(01):1-6+11.

第三十四章

抗凝药物和抗血小板药物

1. 抗凝药物的主要分类？

（1）维生素 K 拮抗剂：包括双香豆素、华法林。

（2）非维生素 K 拮抗剂直接抗凝药：包括凝血酶抑制剂（阿加曲班、比伐卢定、达比加群酯）和直接 Ⅹa 因子抑制剂（利伐沙班、阿哌沙班、艾多沙班）。其中达比加群酯、阿哌沙班、艾多沙班、利伐沙班是目前临床上常用的直接口服抗凝药，又称为非维生素 K 拮抗剂类口服抗凝剂。

（3）间接凝血酶抑制剂：包括肝素、低分子肝素、磺达肝癸钠。

2. 抗血小板药物的主要分类？

（1）环氧合酶抑制剂：阿司匹林。

（2）P2Y12 受体拮抗剂：氯吡格雷、普拉格雷、替格瑞洛、坎格瑞洛。

（3）糖蛋白Ⅱb/Ⅲa 抑制剂：阿昔单抗、替罗非班、依替巴肽。

（4）磷酸二酯酶（PDE）抑制剂：西洛他唑、双嘧达莫。

3. 常用的抗凝药物华法林作用机制？

华法林属于拮抗维生素 K 作用的香豆素类抗凝药，抑制维生素 K 环氧物转化，致使凝血因子Ⅱ、Ⅶ、Ⅸ、Ⅹ的 γ 羧化作用产生障碍，导致产生无凝血活性的Ⅱ、Ⅶ、Ⅸ、Ⅹ因子的前体，从而影响凝血过程。由于华法林对已合成的上述凝血因子无对抗作用，在体内需已合成的上述四种凝血因子耗竭后，才能发挥作用，故起效缓慢。

4. 使用华法林期间如何监测抗凝强度？

口服抗凝剂华法林治疗最好是在测量凝血酶原时间的指导下进行。凝血酶原时间对维生素 K 依赖的四种凝血因子中的 3 种(凝血因子Ⅱ、Ⅶ和Ⅹ)特别敏感。临床中抗凝治疗需进行抗凝强度监测,以国际标准化比值(international normalized ratio,INR)为监控目标,控制 INR 在 2.0～3.0,由于华法林半衰期长,因此,要观察足够时间判断用量是否足够。

5. 直接凝血酶抑制剂的代表药物及作用机制?

　　阿加曲班、比伐卢定、达比加群酯是目前临床上常用的直接凝血酶抑制剂,主要通过直接、可逆地结合凝血酶的活性部位而抑制凝血酶,阻止纤维蛋白原被激活形成纤维蛋白,从而阻断凝血级联反应的最后步骤及血栓形成。比伐卢定直接抑制凝血酶的同时,还可将凝血酶和纤维蛋白分离。

6. 直接凝血酶抑制剂使用注意事项?

　　这类药物可口服(达比加群酯)或静脉注射(比伐卢定、阿加曲班)。口服后吸收快,血药浓度较快升高达到峰浓度并发挥抗凝作用,同时半衰期短、停药后抗凝作用消退较快。一般治疗人群不需要进行剂量调整,在肾功能不全、高龄及低体重等特殊人群中,半衰期可能延长。其治疗窗较宽且作用特异性较强,因此无需进行抗凝监测。

7. 直接Ⅹa 因子抑制剂的代表药物及作用机制?

　　直接Ⅹa 因子抑制剂有利伐沙班、阿哌沙班、艾多沙班,通过抑制Ⅹa 因子、阻止凝血酶原转变为凝血酶而发挥抗凝作用,同时抑制内源性和外源性凝血途径,继而阻断纤维蛋白的形成,最终抑制血栓的形成及扩大。

8. 直接Ⅹa 因子抑制剂代表药物的作用及适应证?

　　利伐沙班目前广泛应用于预防深静脉血栓、肺栓塞以及房颤患者的卒中预防(包括住院期间和出院后),与阿司匹林联合使用,降低慢性冠状动脉疾病或外周动脉疾病患者发生主要心血管事件的风险。阿哌沙班 2012 年被美国食品和药局(FDA)批准用于非瓣膜性房颤患者脑卒中和血栓事件的预防治疗。艾多沙班2015 年被批准用于房颤患者脑卒中及静脉血栓栓塞症(VTE)的预防和治疗。

9. 直接Ⅹa 因子抑制剂使用注意事项?

　　直接Ⅹa 因子抑制剂口服吸收快、血药浓度较快升高达到峰浓度并发挥抗凝作用,同时半衰期短、停药后抗凝作用消退较快。在肾功能不全、高龄及低体重等特殊人群中半衰期可能延长。治疗过程中无需进行抗凝监测。利伐沙班服药后2～4小时达最高浓度,平均消除半衰期7～11小时,重度肾损害、伴有凝血异常和临床相关出血风险的肝病患者禁用。

10. 阿司匹林属于哪类抗血小板药物？其作用机制？

阿司匹林属于环氧化酶抑制药。作用机制为：阿司匹林与血小板内环氧合酶1(COX-1)活性部位多肽链529位丝氨酸的羟基结合使之乙酰化,不可逆地抑制COX-1的活性,从而抑制血小板血栓素A2(TXA2)的合成,发挥抗血小板作用。阿司匹林对COX1和环氧合酶2(COX2)的抑制作用持久,可持续整个血小板的寿命周期,为7～10日。其有效且不可逆的作用特点,使其成为缺血性脑卒中和心肌梗死的二级预防用药。

11. 氯吡格雷属于哪类抗血小板药物？其作用机制？

氯吡格雷属于P2Y12受体拮抗药,为一种前体药,通过肝脏代谢后激活,不可逆地抑制P2Y12受体与血小板二磷酸腺苷(ADP)结合,从而抑制活化血小板释放ADP诱导的血小板聚集。

12. 磷酸二酯酶(PDE)抑制剂的作用机制？

环磷酸腺苷(cAMP)作为细胞内信号传导的第二信使,在血小板聚集中发挥重要作用。cAMP升高抑制血小板聚集,PDE水解cAMP,降低细胞内cAMP水平,促进血小板聚集。

13. 什么是桥接治疗及常用药物？

桥接治疗指停用长效抗凝药物期间使用短效抗凝药物,可以单独在术前或术后进行,也可同时进行。常用的桥接治疗的药物是肝素(UFH)和低分子肝素(LMWH),由于LMWH不需要监测凝血功能,目前临床上更为常用。

14. 桥接的目的是什么？

桥接治疗的目的是增强抗血栓药物的可控性,在减小高危患者围手术期血栓栓塞风险的同时,尽量最小化大手术后的出血风险。

第三十四章

15. 哪些情况需要桥接治疗?

　　3个月内发生脑栓塞或全身性栓塞事件;二尖瓣机械瓣置换;主动脉瓣机械瓣合并其他的卒中危险因素;房颤患者合并很高的卒中风险;3个月内发生过静脉血栓栓塞;既往长期使用抗栓药物,停药期间曾发生血栓栓塞事件;冠状动脉支架植入后一定时限。

16. 维生素 K 拮抗剂(VKA)围术期管理方案?

　　(1)血栓高风险、出血高风险:术前5天停药,桥接,术后24小时恢复。

　　(2)血栓中风险、出血高风险:术前5天停药,讨论桥接,术后24小时恢复。

　　(3)血栓低风险、出血高风险:术前5天停药,不桥接,术后24小时恢复。

　　(4)血栓高风险、出血低风险:术前5天停药,桥接,术后24小时恢复。

　　(5)血栓中风险、出血低风险:术前5天停药,讨论桥接,术后24小时恢复。

　　(6)血栓低风险、出血低风险:术前5天停药,不桥接,术后24小时恢复。

17. 长期服用抗血小板药物阿司匹林和 P2Y12 受体拮抗剂(氯吡格雷、替格瑞洛、普拉格雷)患者围术期管理方案?

　　(1)血栓高/低风险、出血高/低风险:阿司匹林继续;氯吡格雷/替格瑞洛停药5天,普拉格雷停药7天,术后24~72小时恢复负荷剂量,两者高风险考虑桥接,两者低风险不桥接。

　　(2)血栓中/低风险、出血高风险:血栓中风险阿司匹林继续(泌尿、内镜停用),血栓低风险阿司匹林停用(骨科继续);氯吡格雷/替格瑞洛停药5天,普拉格雷停药7天,术后24~72小时恢复负荷剂量。

　　(3)血栓高/中风险、出血低风险:阿司匹林继续;P2Y12 受体拮抗剂继续(胸科停用,血栓高风险考虑桥接,血栓中风险不桥接)。

18. 检测肝素治疗的指标?

　　首选监测指标为活化部分凝血活酶时间(activated partial thromboplastin time,APTT):应用小剂量肝素(5 000~10 000 IU/24 h),可不做检测,应用10 000 IU/24 h者,APTT 可延长至正常值的 1.5~1.7 倍,也不至于引起出血并发症;但应用中等剂量(10 000~20 000 IU/24 h)和大剂量(20 000~30 000 IU/24 h)肝素时,必须做监测,使 APTT 较正常对照值延长 1.5~2.5 倍,通常是 30~35 秒。

血浆肝素浓度监测：血浆肝素浓度为 0.2～0.5 IU/mL 时是肝素治疗的最佳选择。活化凝血时间（activated clotting time，ACT）：用于使用高浓度肝素（>1.0 IU/mL）时监测，通常用于体外循环。

19. 什么是 ACT？如何监测高肝素浓度抗凝？

ACT 值即活化凝血时间，激活全血凝固时间，正常值为 90～130 秒。是监护体外循环术中肝素用量的较好的指标。由于多种原因影响，ACT 对肝素的反应并不是线性的，在体外循环中，目标 ACT 值仍有争议，但通常认为 ACT>350 秒就足够了，但大多数心脏手术中心目标 ACT>400 秒。

20. 肝素的临床应用范围？

（1）血栓栓塞性疾病：主要用于防治血栓的形成和扩大，如深静脉血栓、肺栓塞和周围动脉血栓栓塞等，也可用于防治心肌梗死、脑梗死、心血管手术及外周静脉术后血栓形成。

（2）弥散性血管内凝血（DIC）：用于各种原因引起的 DIC，如脓毒血症、胎盘早期剥离、恶性肿瘤溶解等所致的 DIC，是肝素的主要适应证。

（3）体外抗凝：如心导管检查，体外循环及血液透析等。

（4）静脉给药时，肝素可立即起作用，而皮下给药起效时间 1～2 小时。

21. 肝素的拮抗剂是什么？如何逆转？

肝素的拮抗剂是鱼精蛋白。

鱼精蛋白是一种强碱性物质（近 2/3 的氨基酸组成是精氨酸），带正电的碱性鱼精蛋白与带负电的酸性肝素结合，形成一个稳定的复合物，失去抗凝血活性。形成的肝素-鱼精蛋白复合物可被网状内皮系统清除。鱼精蛋白拮抗肝素的首次剂量按照体内肝素总用量（包括体外循环期间的用量）的 1.0∶0.5 计算，在首次结束后需要间断补充或持续泵注鱼精蛋白，在手术结束时鱼精蛋白总量与肝素总量之比达到 1∶1 左右。

22. 什么是肝素耐药？

临床应用规定量的肝素后，ACT 值达不到预期水平时，称为肝素耐药。

23. 肝素耐药的影响因素有哪些?

　　肝素耐药可能与下列因素有关:血中 AT-Ⅲ降低;血小板计数增高,活性增强,释放促凝物质如 TXA2;第Ⅳ凝血因子增高,通过丝氨酸蛋白酶激活内源性凝血系统;纤溶活性降低,部分抵消肝素抗凝作用;抗丝氨酸蛋白酶作用强的 d-2-E 球蛋白、d-抗胰蛋白酶减少,Ⅹa、Ⅺa、Ⅸa 反应相应活跃;体内网状内皮系统和肝脏产生肝素减少,肝素活性降低;凝血活动增强。

24. 什么是"双抗"治疗?

　　指双联抗血小板治疗,该方法是同时使用 2 种抗血小板药物,常用的药物包括环氧化酶抑制剂和血小板二磷酸腺苷受体拮抗剂。

25. 围术期静脉血栓栓塞症(Venous Thromboembolism, VTE)的预防治疗及常用药物?

　　抗凝是 VTE 预防治疗的基础。常用肝素或低分子肝素(依诺肝素/达肝素)皮下注射。血栓高危患者可在术前采用小剂量肝素、口服华法林预防,术后 6 小时开始低分子肝素治疗。继发于外科手术或一过性因素的 VTE,抗凝时间为 3 个月。首次发生 DVT 且原因不明的患者,先给予 3 个月抗凝治疗,再根据患者抗凝获益风险比决定是否继续抗凝。对于肾功能衰竭或肾功能不全的患者,推荐使用肝素和华法林,对肾脏影响最小。

26. 围术期出血的非外科风险因素包括哪些方面?

　　围术期出血可以由外科因素以外的许多原因引起,包括凝血、纤溶、炎症途径的激活、稀释性改变和低体温。同时出血是任何抗凝治疗的主要并发症,出血的风险受抗凝治疗强度、患者的潜在疾病和同时使用阿司匹林的影响。当 INR<3.0 时发生的出血通常与潜在病因(肿瘤、消化性溃疡)有关。

(赵晓英)

参考文献

[1]　杨宝峰,陈建国,等. 药理学(第 9 版)[M]. 北京:人民卫生出版社,2018.

［2］ 围术期出凝血管理麻醉专家共识协作组. 围术期出凝血管理麻醉专家共识[J]. 中华麻醉学杂志,2020,40(9)：1042-1053.

［3］ 中国心胸血管麻醉学会非心脏麻醉分会,中国医师协会心血管内科医师分会,中国心血管健康联盟. 抗血栓药物围手术期管理多学科专家共识[J]. 中华医学杂志,2020,100(39)：3058-3074.

纤溶酶抑制剂

1. 什么是原发性纤溶亢进？

原发性纤溶亢进（primary fibrinolysis）是由于纤溶系统活性异常增强，导致纤维蛋白过早、过度破坏，和（或）纤维蛋白原等凝血因子大量降解引起出血的状态。

2. 什么是继发性纤溶亢进？

继发性纤溶亢进（secondary increased fibrinolytic activity）是由于疾病前期凝血机制增强、纤维蛋白大量生成，继而引起的纤溶亢进，如血栓性疾病、DIC 等。

3. 原发性纤溶亢进与继发性纤溶亢进有何区别？

两者的区别如下：

（1）原发性纤溶亢进是指在无异常凝血的情况下纤溶系统活性异常升高，大多是由于纤溶酶原激活剂增多，从而引起纤溶酶活性增强；而继发性纤溶亢进则是指因为疾病前期凝血机制的增强以及纤维蛋白的大量生成引起的纤溶亢进，是继发于血管内凝血的纤溶亢进。

（2）原发性纤溶亢进时纤维蛋白原还没有形成纤维蛋白，就已经被降解，所以其 D-二聚体不表现为升高的状态或者显示阴性，但是继发性纤溶亢进的 D-二聚体会表现为显著升高的状态或者显示阳性。

4. 抗纤溶药物有哪些？

抗纤溶药物主要作用原理为竞争性抑制纤溶酶原激活因子，使纤溶酶原不能转变为纤溶酶，从而抑制纤维蛋白的溶解，产生止血作用。常见的抗纤溶药物有氨甲苯酸、氨甲环酸和 6-氨基己酸等；抑肽酶作为广谱蛋白酶抑制剂对纤溶酶也有抑制作用，但因其可能产生包括过敏性休克、严重肾衰竭、死亡率增加等恶性事件，建议根据适应证（体外循环下实施冠状动脉旁路移植术的患者）谨慎选择是否用药。

5. 氨甲苯酸适用于哪种出血？

氨甲苯酸又名止血芳酸，主要用于治疗和预防因原发性纤溶蛋白溶解过度所引起的出血，包括急性和慢性、局限性或全身性的高纤溶出血，后者常见于癌肿、白血病、妇产科意外、严重肝病出血等。

6. 氨甲苯酸有哪些不良反应和禁忌？

氨甲苯酸常见的不良反应为恶心、呕吐、腹泻，其次为眩晕、瘙痒、头晕、耳鸣、全身不适、鼻塞、皮疹、红斑、不泄精等。可因血管扩张而发生体位性低血压、结膜充血和鼻黏膜充血等；能抑制尿激酶的纤溶作用形成血凝块阻塞尿路，因此泌尿科术后有血尿的患者慎用；有发生血栓风险，如有心肌梗死倾向者应慎用。

7. 氨甲环酸适用于哪种出血？

氨甲环酸又名妥塞敏，用于全身纤溶亢进所致的出血，如白血病、再生不良性贫血、紫癜等，还可用于手术中和手术后的异常出血；另外可用于局部纤溶亢进所致的异常出血，如肺出血、鼻出血、生殖器出血、前列腺手术中和术后的异常出血。

8. 氨甲环酸有哪些不良反应和禁忌证？

氨甲环酸可引起过敏反应，对该药物既往有过敏史的患者禁用；有血栓的患者（如脑血栓、心肌梗死、血栓性静脉炎等）以及可能引起血栓的患者慎用。常见不良反应为恶心、呕吐、食欲不振、腹泻、胃灼热等；严重的不良反应为休克。

9. 6-氨基己酸适用于哪种出血？

适用于：预防及治疗纤维蛋白溶解亢进引起的各种出血。

（1）前列腺、尿道、肺、肝、胰、脑、子宫、肾上腺、甲状腺等富有纤溶酶原激活物脏器的外伤或手术出血，组织纤溶酶原激活物、链激酶或尿激酶过量引起的出血。

（2）DIC晚期以防继发性纤溶亢进症。

（3）血友病患者拔牙或口腔手术后出血或月经过多的辅助治疗。

（4）上消化道出血、咯血、原发性血小板减少性紫癜和白血病等各种出血的对症治疗。

（5）局部应用：术后膀胱出血，冲洗膀胱；拔牙后漱口或蘸药棉球填塞伤口；纱布浸泡药液后敷贴伤口。

10. 6-氨基己酸有哪些不良反应和禁忌证？

常见的不良反应为恶心、呕吐、腹泻，其次为眩晕、瘙痒、头晕耳鸣、全身不适、鼻塞、皮疹、红斑、不泄精等。快速静注时可出现低血压、心动过速、心律失常，少数人可发生惊厥及心脏或肝脏损害；大剂量使用或疗程超过 4 周可发生肌痛、软弱无力、疲劳、肌红蛋白尿甚至肾功能衰竭等停药后可缓慢恢复。肾功能不全者慎用；尿道手术后出血的患者慎用；有血栓形成倾向，或过去有血管栓塞者忌用。

11. 氨甲苯酸、氨甲环酸和与 6-氨基己酸相比有什么区别？

区别：

（1）作用强度不同：氨甲环酸抗纤维蛋白溶解作用是氨甲苯酸的 3 倍左右，氨甲苯酸比 6-氨基己酸强约 5 倍。

（2）氨甲苯酸能通过血脑屏障。

（3）氨甲苯酸和 6-氨基己酸对慢性渗血效果显著。

（4）氨甲环酸可引起过敏反应。

（5）氨甲环酸可用于孕妇、哺乳期妇女、儿童和高龄患者。

（6）氨甲苯酸主要用于治疗和预防原发性纤溶蛋白溶解过度所引起的出血。

12. 纤溶酶抑制剂有哪些配伍禁忌？

纤溶酶抑制剂可能会与青霉素、尿激酶等溶栓剂或输注血液有配伍禁忌；与口服避孕药、雌激素或凝血酶原复合物合用，有增加血栓形成的风险。

13. 临床麻醉时使用纤溶酶抑制剂时有哪些注意事项？

注意事项如下：

（1）术中使用纤溶酶抑制剂能减少某些手术（如骨科手术）的出血，以达到血液保护的目的，但是在药物选择和使用过程中应注意药物的适应证和禁忌证，如果需要使用抗纤溶药物，用药时不建议与输血共用通路。

（2）妊娠合并 DIC 的患者往往病程呈跳跃式发展，分期并不明显，高凝期、消耗性低凝血期和继发性纤溶亢进期有时会出现重叠并存状态，抗纤溶药物只用于纤溶亢进期，并且必须在肝素治疗的基础上应用，否则有可能造成肾衰竭、DIC 恶化等。

14. 纤溶酶抑制剂能否用于 DIC 的治疗？

纤溶酶抑制剂一般不单独用于弥散性血管内凝血所致的继发性纤溶性出血，以防进一步血栓形成影响脏器功能，特别是急性肾功能衰竭，如有必要应在肝素化基础上应用。

15. 除了纤溶酶抑制剂外，止血药还有何种类？

除抗纤维蛋白溶解药外促凝血药还包括：促凝血因子合成药、促凝血因子活性药、影响血管通透性药、蛇毒血凝酶、鱼精蛋白和垂体后叶素等。

16. 促凝血因子合成药适用于哪种出血？

常见的促凝血因子合成药为维生素 K，维生素 K 是凝血酶原前体转变为凝血酶的必要物质，主要用于维生素 K 缺乏症如梗阻性黄疸、胆瘘、慢性腹泻、早产儿新生儿出血等；还可用于香豆素类、水杨酸类药物或其他原因导致凝血酶原过低而引起的出血者；此外，亦可用于预防长期应用广谱抗菌药继发的维生素 K 缺乏症，包括维生素 K_1、维生素 K_3、维生素 K_4 等。

17. 促凝血因子活性药如何产生止血作用？

促凝血因子活性药能增强血小板聚集性和粘附性，促进血小板释放凝血活性物质，使血管收缩，出血和凝血时间缩短，从而产生止血效应，常用的药物为酚磺乙胺（又叫止血敏）。

18. 影响血管通透性药如何产生止血作用？

影响血管通透性药物能够增强毛细血管对损伤的抵抗力，降低毛细血管的通透性，促使受损的毛细血管端回缩以促进凝血，代表药物为卡络磺钠、肾上腺色腙（卡巴克洛、安络血）等。

19. 蛇毒血凝酶如何产生止血作用？

蛇毒血凝酶具有类凝血酶样作用，能促进血管破损部位的血小板聚集，并释放凝血因子及血小板因子Ⅲ，使凝血因子Ⅰ降解生成纤维蛋白Ⅰ单体进而交联聚合成难溶性纤维蛋白，促使出血部位的血栓形成和止血，而在完整无损的血管内其无促进血小板聚集作用，因此，反作用于血管破裂处。常见药物有白眉蛇毒血凝酶（邦亭）、尖吻蛇毒血凝酶（苏灵）、矛头蛇毒血凝酶（巴曲亭）等。

20. 鱼精蛋白适用于哪种出血?

　　鱼精蛋白具有特异性拮抗肝素的抗凝作用,用于肝素过量引起的出血和心脏手术后的出血。

21. 多种止血药能否联合应用?

　　根据止血药物的作用原理不同,必要时可以联合应用,如经典的"止血三联"(即止血敏、止血芳酸和维生素 K_1);但联合多种药物时还需要注意是否存在配伍禁忌,如维生素 K_1 和酚磺乙胺(相互作用形成复合物),或者同一类药物叠加应用不良反应发生风险的可能性增加,比如 2 种抗纤溶药物应用时可增加血栓等不良事件发生的风险。

（王雪　韩非）

参考文献

［1］　王建枝,钱睿哲,等. 麻醉生理学(第9版)［M］. 北京:人民卫生出版社,2018.

乌 司 他 丁

1. 乌司他丁是哪类药物?

乌司他丁为新鲜人尿中提取的一种能抑制多种蛋白水解酶活力的糖蛋白,属蛋白酶抑制剂。药用乌司他丁具有稳定溶酶体膜、抑制炎性反应、保护脏器等作用,静脉注射给药后广泛分布于血液、肝、肾及消化器官中,药物主要通过肾脏代谢,清除半衰期约为 40 分钟,最早用于急性胰腺炎的治疗,临床治疗效果显著。随着对该药研究的进一步深入,目前已广泛应用于肝、肾、心脏及神经系统等疾病中。

2. 乌司他丁的药理作用有哪些?

乌司他丁属于蛋白酶抑制剂,具有抑制胰蛋白酶等各种酶活性的作用,常用于胰腺炎的治疗;乌司他丁有稳定溶酶体膜,抑制溶酶体酶的释放和抑制心肌抑制因子产生的作用,故可用于急性循环衰竭的抢救治疗当中;乌司他丁能抑制炎性细胞因子及溶酶体酶的释放,稳定单核细胞、中性粒细胞的细胞膜,减少炎症介质释放。

3. 乌司他丁适用于临床哪些疾病?

乌司他丁临床上用于急性胰腺炎,慢性复发性胰腺炎,也作为急性循环衰竭的抢救辅助用药;现也用于休克(出血性休克、细菌性休克、外伤性休克、烧伤性休克)及脓毒症的治疗。

4. 乌司他丁有哪些不良反应和禁忌证?

严重的不良反应为过敏性休克,既往对乌司他丁过敏者禁用,有过敏史者或过敏体质者慎用,其他的不良反应包括:

(1)血液系统:偶见白细胞减少或嗜酸性粒细胞增多。

(2)消化系统:恶心、呕吐、腹泻等消化道症状,天冬氨酸氨基转移酶(AST)、丙氨酸氨基转移酶(ALT)上升、肝功能异常。

（3）局部注射部位：血管痛、发红、瘙痒感、发疹等。

（4）皮肤及其附件：皮疹、瘙痒、皮肤过敏等。

（5）全身性损害：寒战、发热、过敏、过敏样反应。

5. 临床使用乌司他丁有何注意事项？

（1）有药物过敏史、对食品过敏者或过敏体质患者应慎用。

（2）使用时应在有相应医疗设施基础上用药并严密观察患者进展情况。

（3）应用于急性循环衰竭时应注意不能代替一般的休克疗法，休克症状改善后，应终止给药。

（4）妊娠期用药安全性尚未得到证明，应根据病期需要谨慎用药，哺乳期用药时应尽量避免哺乳。

（5）儿童用药安全性尚未得到证实。

（6）高龄患者应适当减量。

6. 乌司他丁有哪些配伍禁忌？

乌司他丁应避免与加贝酯或球蛋白制剂混合使用。

7. 围术期使用乌司他丁有何益处？

围术期应用乌司他丁在一定程度上可以保护由手术创伤所致的机体肾、肺、心、肝脏等不良损害，改善手术刺激引起的免疫功能下降，抑制蛋白质代谢等作用，从而达到对围术期机体的保护作用，有一定的临床应用价值和良好的应用前景。

8. 围术期如何使用乌司他丁？

术中大剂量应用：100 U/例，适用于心脏手术、移植手术等，以达到抑制过度炎症反应、减少缺血再灌注损伤、保护重要脏器的作用；术中小剂量应用：每例20～40 U，适用于手术中出血＞10 mL/kg 或手术时间＞4 小时的患者，以缓解应激。

9. 乌司他丁在心肺复苏后患者恢复治疗中有何价值？

近年来随着心肺复苏技术的成熟及高级生命支持手段的快速发展和改进，心肺复苏后患者自主循环恢复率显著提高，但是由于自主循环恢复后易发生脏器功能障碍,这类患者的生存率仍然较低。而乌司他丁能够抑制炎症介质的过度释放,改善微循环和组织灌注,对心肺复苏患者重要脏器具有保护作用,在提高心肺复苏后患者的生存率和改善生活质量方面具有积极的意义。

10. 乌司他丁在心肺复苏患者救治过程中该如何应用?

在急性循环衰竭救治过程中作为辅助用药,可 10 万 U/500 mL 5％葡萄糖或生理盐水注射液中静滴 1～2 小时,每日 1～3 次,或者 10 万 U/5～10 mL 生理盐水缓慢静推,每日 1～3 次;心肺复苏过程中和复苏后每日 20 万 U 乌司他丁静脉推注具有积极意义,同时也有研究表明更高剂量应用乌司他丁(每日 80 万～100 万 U)效果更优。

11. 乌司他丁在新型冠状病毒性肺炎救治过程中有何价值?

大量经验和循证证据证实乌司他丁能有效抑制炎症反应,促使人体的炎症反应和抗炎反应平衡,减轻过度活跃的免疫应答,中止炎症反应的恶性循环而引发的"细胞因子风暴",从而阻断向多器官功能衰竭的进一步发展,保护机体脏器功能。乌司他丁在非典型肺炎(SARS)期间已进入绿色审批通道,在新冠肺炎救治过程中,乌司他丁也具有非常积极的意义。

(王雪　韩非)

参考文献

[1] 韩智群,林冬平,等. 乌司他丁在心肺复苏中的临床应用[J]. 中国急救医学,2006,26(5): 387 - 388.

[2] 余剑波,姚尚龙. 围手术期应用乌司他丁对机体的保护作用[J]. 中国临床医学,2004,11 (4): 666 - 667.

[3] 刘定华. 不同剂量乌司他丁对心肺复苏术后脏器生理功能的临床效果分析[J]. 医学信息,2019,32(12):147,148.

[4] 林祯乐. 大剂量乌司他丁在心脏骤停心肺复苏后患者中的应用观察[J]. 心血管病防治知识,2021,11(3):18 - 20.

[5] 上海市 2019 冠状病毒病临床救治专家组. 上海市 2019 冠状病毒病综合救治专家共识[J]. 中华传染病杂志,2020,38(3):134 - 138.

第三十七章

碳酸氢钠溶液

1. 碳酸氢钠溶液的主要成分和分子式是什么?

碳酸氢钠溶液的主要成分是碳酸氢钠,其分子式为:$NaHCO_3$。

2. 碳酸氢钠溶液的适应证是什么?

(1) 治疗代谢性酸中毒:治疗轻至中度代谢性酸中毒,以口服为宜。重度代谢性酸中毒则应静脉滴注,如严重肾脏疾及肾衰竭病、循环衰竭、心肺复苏、体外循环及严重的原发性乳酸性酸中毒、糖尿病酮症酸中毒等。

(2) 碱化尿液:用于尿酸性肾结石的预防,减少磺胺类药物的肾毒性及急性溶血,防止血红蛋白沉积在肾小管。

(3) 作为制酸药:治疗胃酸过多引起的症状。

(4) 静脉滴注对某些药物中毒有非特异性的治疗作用:如巴比妥类、水杨酸类药物及甲醇等中毒。

3. 碳酸氢钠溶液的用法用量是什么?

(1) 代谢性酸中毒:静脉滴注,所需剂量按下式计算:补碱量(mmol)=(-2.3-实际测得的 BE 值)×0.25×体重(kg),或碱量(mmol)=正常的 HCO_3^- (mmol)-实际测得的 HCO_3^- (mmol)0.25×体重(kg)。除非体内丢失碳酸氢盐,一般先给计算剂量的 1/3~1/2,4~8 小时内滴注完毕。心肺复苏抢救时首次 1 mmol/kg,以后根据血气分析结果调整用量(每 1 g 碳酸氢钠相当于 12 mmol 碳酸氢根)。

(2) 碱化尿液:成人:口服,首次 4 g,以后每 4 小时 1~2 g。静脉滴注,2~5 mmol/kg,4~8 小时内滴注完毕。小儿:口服,每日按体重 1~10 mmol/kg。

4. 碳酸氢钠溶液的使用注意事项是什么?

（1）静脉用药还应注意下列问题：① 静脉应用的浓度范围为 5%（等渗）～8.4%；② 应从小剂量开始，根据血中 pH、碳酸氢根浓度变化决定追加剂量；③ 短时间大量静脉输注可致严重碱中毒、低钾血症、低钙血症。当用量超过每分钟 10 mL 高渗溶液时可导致高钠血症、脑脊液压力下降甚至颅内出血，新生儿及 2 岁以下小儿更易发生。故以 5% 溶液输注时，速度不能超过每分钟 8 mmol 钠。但在心肺复苏时因存在致命的酸中毒，应快速静脉输注。

（2）对诊断的干扰：对胃酸分泌试验或血、尿 pH 测定结果有明显影响。下列情况慎用：少尿或无尿，因能增加钠负荷；钠潴留并有水肿时，如肝硬化、充血性心力衰竭、肾功能不全、妊娠高血压综合征；原发性高血压，因钠负荷增加可能加重病情。

（3）禁忌证：代谢性或呼吸性碱中毒；因呕吐或持续肠负压吸引导致大量氯丢失，而极有可能发生代谢性碱中毒；低钙血症时，因本品引起碱中毒可加重低钙血症表现。

5. 碳酸氢钠溶液在围术期适应证有哪些?

高血钾：静脉滴注 5% 碳酸氢钠 100～200 mL，尤其适用于伴代谢性酸中毒者。纠正酸中毒：调节酸碱平衡。心肺复苏术：以迅速反复应用碳酸氢钠溶液作为常规。一般认为，碳酸氢钠能促进心肌细胞除极的动作电位，增加心肌的应激性，恢复心肌的收缩力。常与肾上腺素联合应用，效果更好。

6. 代谢性酸中毒补碳酸氢钠溶液的预估算方法是什么?

（1）已知实际血浆 HCO_3^- 浓度：HCO_3^- 缺失量（mmol）＝（24－实际血浆 HCO_3^- 浓度）×0.6×体重（kg）。

（2）已知二氧化碳结合力公式（一）：一般要求提高二氧化碳结合力到 40 容积%，可根据下列公式计算用量：（40－X）×0.3×体重（kg）＝需补 1.2% 乳酸钠溶液毫升数；（40－X）×0.5×体重（kg）＝需补 5% 碳酸氢钠溶液毫升数。公式（二）：碳酸氢钠（g）＝（55－测得的 CO_2CP）×0.026×kg 体重。公式（三）：补充碳酸氢钠量（mmol/L）＝（正常 CO_2－CP mL/dL－检验 CO_2－CP mL/dL）÷2.24×（体重 kg×0.6）临床上常用的 5% 碳酸氢钠溶液，每毫升含 0.6 mmol 碳酸氢钠；1.2% 乳酸钠溶液，每毫升含 1 mmol 碳酸氢钠。

（3）已知血清碳酸氢盐公式：$NaHCO_3$ 的需要量（mol）＝0.3×体重（kg）×

(12－血清碳酸氢盐 mol)。

（4）已知 BE 公式：5％碳酸氢钠毫升数＝［正常 BE(mmol/L)－测定 BE(mmol/L)］×体重(kg)×0.4NaHCO$_3$(mol)＝体重(kg)×剩余碱(mmol)×0.2。

（王迎斌　邢艳红）

参考文献

［1］　刘进,于布为. 麻醉学[M].北京：人民卫生出版社,2017.6.

［2］　喻田,王国林. 麻醉药理学[M]. 北京：人民卫生出版社,2016.

［3］　Ronald D. Miller, MD. Miller s Anesthesia[M]. America：Saunders. 2014.10.14.

［4］　M L Weisfeldt, A D Guerci. Sodium bicarbonate in CPR[J]. JAMA, 1991 Oct 16；266 (15)：2129－2130.

第三十八章

血浆容量扩张剂

1. 低血容量的影响及发生机制是什么?

有效循环血容量丢失触发机体各系统器官产生一系列的病理生理反应,以保存体液,维持灌注压,保证心、脑等重要器官的血液灌流。

(1)低血容量导致交感神经-肾上腺轴兴奋,儿茶酚胺类激素释放增加并选择性地收缩皮肤肌肉及内脏血管,其中动脉系统收缩使外周血管总阻力升高以提升血压;毛细血管前括约肌收缩导致毛细血管内静水压降低,从而促进组织间液回流;静脉系统收缩使血液驱向中心循增加回心血量。儿茶酚胺类激素使心肌收缩力加强,心率增快,心排血量增加。

(2)低血容量兴奋肾素-血管紧张素-醛固酮系统,使醛固酮分泌增加,同时刺激压力感受器促使垂体后叶分泌抗利尿激素,从而加强肾小管对钠和水的重吸收,减少尿液,保存体液。

(3)上述代偿反应在维持循环系统功能相对稳定,保证心、脑等重要生命器官的血液灌注的同时也具有潜在的风险,这些潜在的风险是指代偿机制使血压下降,在休克病程中表现相对迟钝和不敏感,导致若以血压下降作为判定休克的标准,必然贻误对休克时组织灌注状态不良的早期认识和救治;同时,代偿机制对心、脑血供的保护是以牺牲其他脏器血供为代价的,持续的肾脏缺血可以导致急性肾功能损害,胃肠道黏膜缺血可以诱发细菌、毒素易位;内毒素血症与缺血-再灌注损伤可以诱发大量炎性介质释放入血,促使休克向不可逆发展,机体对低血容量休克的反应还涉及代谢、免疫、凝血等系统,同样也存在对后续病程的不利影响;肾上腺皮质激素和前列腺素分泌增加与泌乳素分泌减少可以造成免疫功能抑制,患者易于受到感染侵袭。

(4)缺血缺氧、再灌注损伤等病理过程导致凝血功能紊乱并有可能发展为弥漫性血管内凝血,组织、细胞缺氧是休克的本质,休克时微循环严重障碍,组织低灌注和细胞缺氧,糖的有氧氧化受阻,无氧解增强,三磷腺苷生成显著减少,乳酸生成显著增多并组织蓄积,导致乳酸性酸中毒,进而造成组织细胞和重要生命器官发生不可逆性损伤,直至发生 MODS。低血容量休克的主要病理生理改变是有效循环血容量急剧减少,导致组织低灌注、无氧代谢增加、乳酸性酸中毒、再灌注损伤以及内毒素易位,最终导致 MODS。低血容量休克的最终结局自始至终与组织灌注相关。因此,提高其救治成功率的关键在于尽早去除休克病因的同时,尽快恢复有效的组织灌注,以改善组织细胞的氧供,重建氧的供需平衡以恢复正常的细胞功能。低血容量休克时氧输送下降,其基本原因是循环容量不足,心脏前负荷不足导致心输出量下降,组织灌注减少。肺循环灌注减少使肺脏气体交换发生障碍,氧合功能受损,导致氧输送的进一步下降。在低血容量性休克的早期,机体可通过代偿心率加快和体循环阻力增高维持心输出量和循环灌注压力。进行血流动力学监测时可发现,中心静脉压下降,肺动脉嵌顿压下降,每搏输出量减少,心率加快和体循环阻力增高等参数的改变。

2. 体液组成部分有哪些?

　　体液:机体含有大量的水分,这些水和溶解在水里的各种物质总称为体液,约占体重的 60%。体液可分为两大部分:细胞内液和细胞外液。存在于细胞内的称为细胞内液,约占体重的 40%;存在于细胞外的称为细胞外液。细胞外液又分为两类:一类是存在于组织细胞之间的组织间液(包括淋巴液和脑脊液),约占体重的 16%。另一类是血液的血浆,约占体重的 4%。

3. 血浆与间质液的成分有哪些?

　　(1)血浆的化学成分中,水分占 90%～92%,溶质以血浆蛋白为主。血浆的各种化学成分常在一定范围内不断地变动,其中以葡萄糖、蛋白质、脂肪和激素等的浓度最易受营养状况和机体活动情况的影响,而无机盐浓度的变动范围较小。

　　(2)组织液具体指细胞生活的溶剂大环境,成分包括有人体需要的有待吸收的各种营养成分以及少量无机盐成分和水等。组织液的功能是细胞游离的大环境以及代谢交换的场所和渠道。胃液、唾液属于带有消化酶的成分载体,由此可知,胃液、唾液不属于组织液。

4. 血浆容量扩充剂是什么?

　　又名:血浆增容药(plasma expander),血浆代用品(plasma substitutes)是一

类高分子物质构成的胶体溶液,输入血管后依靠其胶体渗透压在一定时间内有扩充血容量的作用。

5. 可作血浆容量扩充剂的有哪些?

可作 plasma expander 的有晶体液(crystalloid solutions:葡萄糖、NacD)、血液:全血、血浆、白蛋白,人工合成胶体(colloid solutions)等。

6. 血浆容量扩充剂的特殊要求是什么?

能在血管内适度存留,起到血容量替代作用;能较易排出体外或被代谢,不在体内持久蓄留;对血液有形成分和凝血系统无明显干扰。

7. 人工胶体液的发展历史是什么?

1915:明胶;1945:右旋糖酐;1965:血定安;1970:706 代血浆;1974:羟己基淀粉(HES450/0.7);1980:贺斯(HAES - Steril);2000:万汶(HES130/0.4)。

8. 平均分子量的概念是什么?

血浆容量扩充剂是由分子量大小不等的成分组成,故每种制剂的分子量为平均分子量(molecular weight,MW)。

9. 分子量大小的影响是什么?

分子量大的不易从肾脏排出,在血中存留时间较长,扩容作用较持久;分子量小的则扩容作用较短,但改善微循环作用较好。

10. 血浆容量扩充剂共有的不良反应是什么?

(1)类变态反应:分子量较大,具有一定的抗原性,可引起变态反应。

(2)降低机体抵抗力:进血液后,为单核巨细胞和颗粒细胞吞噬,使这些细胞的吞噬功能降低,即机体抵抗力下降。

(3)凝血障碍:扩容时稀释血液,使血小板和其他凝血因子的浓度降低,影响凝血机制故剂量要得当。

(4)肝肾功能损害:可使转氨酶升高,短时间即可恢复。

(5)肾小管阻塞,肾功能受损,大剂量时可引起水电解质紊乱,干扰实验室检查。

11. 淀粉是什么？

淀粉是由很多葡萄糖分子缩合而成的多糖（每相邻 2 个葡萄糖失去 1 个水分子）。

12. 淀粉的分类是什么？

淀粉（starch）有直链和支链 2 种直链淀粉（又称 α 淀粉，是可溶性淀粉）由 α-1,4-糖苷键连接的葡萄糖分子组成，呈线状链支链淀粉（又称 β 淀粉，是不溶性淀粉）在分支处有 α-1,6-糖苷键连接，其直链部分也是 α-1,4-糖苷键连接。

13. 羟乙基淀粉的简介是什么？

以玉米淀粉中的支链淀粉为原料，经轻度酸水解和糊化，并在碱性条件下以环氧乙烷进行羟乙基化而制成。

14. 羟乙基淀粉种类有哪些(几代)？

(1) 第一代：高分子量、高取代级。
(2) 第二代：中分子量、中取代级，如贺斯。
(3) 第三代：中分子量、低取代级，如万汶。

15. 羟乙基淀粉的分子结构是怎样的？

(1) 分子式为 $C_{22}H_{44}O_{17}$。
(2) 分子量 580.5746。
(3) 物理化学性质：沸点：878.8℃，760 mmHg，闪点：485.3℃，蒸汽压：0 mmHg，25℃。溶解性：在水及二甲亚砜中易溶，在无水乙醇中部分浴解。在相对湿度达到 12%～15% 时易吸潮。

16. 羟乙基淀粉分子量的大小关系到什么？

HES 分子量的大小关系到扩容强度和扩容效果，分子量高则扩容作用强，不易从肾脏排出，在血内存留时间长，扩容时间较持久；分子量低则扩容强度小，扩容时间较短暂，但改善微循环的作用较强。

17. 羟乙基淀粉根据分子量如何分类？

MWw<100 000 为低分子羟乙基淀粉，MWw=100 000～300 000 为中分子羟

乙基淀粉，MWw＞300 000 为高分子羟乙基淀粉。

18. 羟乙基淀粉的生物效应取决于什么？

分子量(Mw)、羟乙基的取代级(SD 或称摩尔取代级 MS)、C_2/C_6 比率。

19. 羟乙基的取代度是什么？

SD 关系到 HES 在血中的存留时间，天然支链淀粉会被内源性的淀粉酶快速水解，而羟乙基化可以减缓这一过程，因此大大延长其在血管内的停留时间。

20. 羟乙基淀粉溶液有效性和安全性的关键因素是什么？

适当的分子量、适当的羟乙基取代级和适当的 C2/C6 比率是 HES 溶液有效性和安全性的关键因素。

21. 羟乙基淀粉在人体内的药代动力学是什么？

HES 输入体内后，经淀粉酶不断分解，高分子量颗粒降解，中分子量颗粒增加，中分子量颗粒有效地发挥胶体渗透活性，维持血浆胶体渗透压。当颗粒的分子量小于 50 000 时很快经肾小球滤过排出，可改善肾脏灌注。而大于 50 000 的 HES 颗粒留在血管内继续发挥扩容的作用。因而贺斯、万汶扩容的有效时间长于 706 代血浆(4～8 小时：＜2 小时)。

22. 羟乙基淀粉从循环中消失可分哪几个时相？

快速排出：18％，半衰期 2 小时；中速排出：17％，半衰期 8.5 小时；慢速排出：30％，半衰期 67 小时。

23. 羟乙基淀粉的体内过程是怎样的？

HES 输入体内后，经淀粉酶不断分解，高分子量颗粒降解，中分子量颗粒增加，中分子量颗粒有效地发挥胶体渗透活性，维持血浆胶体渗透压。颗粒的分子量＜50 000 时很快经肾小球滤过排出，可改善肾脏灌注。＞50 000 的 HES 颗粒留在血管内继续发挥扩容的作用。因而贺斯、万汶扩容的有效时间长于 706 代血浆(4～8 小时：＜2 小时)。

24. 羟乙基淀粉的临床应用是什么?

HES 的作用是扩充血容量,包括:纠正低血容量;改善微循环、预防血栓形成;人工心肺机的预充液。

25. 706 代血浆的介绍和应用是什么?

706 的分子量小(20 000,扩容效力<60%,扩容时间<2 小时,但易于经肾脏排除。但由于它取代级高(0.77~0.99),消除半衰期>20 天,体内存留时间长,且过敏反应较高,加之高取代级 HES 不易被清除,积蓄后易引起出、凝血障碍、肾脏损害。当用药时间长、用量大时,能使肾小管阻塞及肾小管上皮细胞变性,肾间质水肿,肾小球滤过率下降,甚而导致少尿,甚至无尿,急性肾功能衰竭;另高渗作用及其对肾小管的损害直接导致肾脏损害,老年人发生率高。

26. 6%贺斯(HAES 200/0.5)的介绍和应用是什么?

贺斯的分子量为 20 000,平均 SD 为 0.5,其扩容效力可达 100%,扩容时间 4~8 小时,但半衰期仅 3~4 小时;过敏反应低,并具防止和堵塞毛细血管渗漏作用。当剂量达到 20~36 mL/kg 时,无不良反应且可降低血液黏滞度,维持血容量和改善微循环使患者心脏指数、氧供和氧耗显著提高,是当前抗休克的重要血浆代用品。贺斯在推荐剂量内,对凝血机制的影响,仅限于血浆稀释效应。贺斯不影响肾功能,贺斯的分子结构与糖原非常相似,故而无免疫原性;类过敏反应发生率很低,约为 0.058%,为明胶溶液的 1/6,右旋糖酐溶液的 1/7。

27. 万汶(voluven)的介绍和应用是什么?

更优秀的理化特性:更低的分子取代级:0.4 VS 0.5;优化的 C2/C6 取代方式:9:1 VS 5:1;更集中的分子量分布;更接近于生理的体内分子量。

(1)应用优点:良好的扩容作用(程度和持续时间),更好地改善组织氧供,可加大剂量(50 mL/kg),可长期使用,对凝血功能的影响最小,Ⅷ因子的影响小,对肾功能无影响无血浆蓄积,组织蓄积明显减少,可用于儿童。

(2)改善血液流变学:低血容量状态时,微循环障碍的特点是血液流变学异常,即血液黏滞度,血浆黏滞度增加,红细胞聚集和纤维蛋白原水平升高这些异常会导致血流速度减慢,组织和器官的正常血流灌注受到影响。HES 通过增加微循环血流量改善血液流变学。

(3)凝血功能的影响:大量,长时间使用万汶不会造成凝血功能损害。

（4）肝肾功能影响：万汶由于其理化特性，可完全从肾脏清除而无组织蓄积，在同类产品中肾清除最快，功能影响最小。只要有尿产生，即使严重肾功能受损的患者，也可以安全使用。

28. 明胶制剂的介绍和应用是什么？

（1）明胶是一种蛋白质，是以动物（牛、猪）的皮、骨、肌腱中的胶原经水解后提取的多肽产物而合成的血浆容量扩充剂，目前用于临床的主要是尿素交联明胶（polygeline）、变性液体明胶（modified fluid gelatin）。

（2）尿素交联明胶（聚明胶肽），如血代（Haemaccel），海脉素，菲克血浓（国产）是由牛骨猪骨明胶蛋白经热降解后生成明胶水解蛋白，再经过尿素交联而成的一种多肽。

（3）变性液体明胶（琥珀酰明胶），血定安（又名佳乐施，琥珀明胶），血定安为德国 Braun 公司开发的一种含 4％琥珀酰明胶的血浆代用品（由牛胶原经水解和琥珀酰化而成的琥珀酰化明胶聚合物）。本药的容量效应相当于所输入量，即不会产生内源性扩容效应。静脉输入本药能增加血浆容量，使静脉回流量、心排血量、动脉血压和外周灌注增加，本药所产生的渗透性利尿作用有助于维持休克患者的肾功能。输入机体后半衰期 4 小时，20 小时内有 95％以原形从肾脏排出，5％从粪便排出，极少储存在网状内皮系统及其他组织中，3 天内可完全从血液中清除。血定安不影响凝血酶原活性，不增加术中及术后出血倾向。其电解质含量、pH 和生理特性接近人体细胞外液，具有对凝血系统无干扰、可有效改善机体循环功能及不良反应少等优点。现一般认为每日使用量可不受限制，为其最大的优点因而其使用范围可比右旋糖酐和羟乙基淀粉为广。

（4）血定安过敏反应并不多见，表现为：① 皮肤黏膜反应：如皮肤瘙痒、潮红及荨麻疹等；② 呼吸系统症状：呼吸急促，胸部不适，喉水肿，咳嗽，肺顺应性下降，肺水肿，支气管痉挛及呼吸窘迫等；③ 神经系统症状：眩晕、出汗、神智改变；④ 循环系统症状：低血压、心动过速在全麻下易被掩盖、不易觉察需严密观察。

29. 右旋糖酐的介绍和应用是什么？

右旋糖酐（Dextran）又名葡聚糖，是以蔗糖为原料，由肠膜状明串珠菌产生的右旋糖酐蔗糖酶合成，再经人工处理而成的葡萄糖聚合物。常用的有中分子右旋糖酐（M70 000，称 Dextran70），低分子右旋糖酐（MW40 000 称水 Dextran40），低分子右旋糖酐在体内的半衰期为 6 小时，中分子右旋糖酐为 12 小时（肾阈值为

MW50 000 故低右易从肾小球过),血中的右旋糖酐 50%～70% 以原形随尿排出;其余部分经肝代谢,降解为 CO 和 H_2O;部分可被单核细胞摄取、蓄积,药理作用:119 右旋糖酐可增加血容量 18 mL(6% 右旋糖酐 500 m 可增加 540 m),故"中右"用于低血容量休克 2 抑制血小板聚集,影响凝血功能"低右"抑制血小板聚集,降低血液黏滞度、抑制凝血酶,从而改善微循环。临床应用:中右用于低血容量休克,最大剂量<25 mL/kg(1.5 g/kg)防凝血障碍低右用于低血容量休克、预防急性肾衰竭,人工心肺机预充液增容作用明显,但持续时间短,24 小时用量为 10～15 mL/kg。不良反应如下:

(1)类变态反应:轻症发生率为 0.032%,严重变态反应率为 0.008%,与输右旋糖酐前患者血中已存在右旋糖酐反应抗体(dextran reacting antibody)有关。

(2)肾衰竭可能为小分子右旋糖酐滤过时阻塞肾小管所致,肾功损伤患者避免使用。

(3)凝血障碍禁用于血小板减少症及出血性疾病。

(4)干扰血型鉴定。

30. 全氟碳化合物(perfluorocarbons,PFC)的介绍和应用是什么?

呼吸气体载体是一种类环状或直链状有机化合物,这种碳氢化合物中的氢原子全部由氟原子替代,是不溶于水的惰性物质;除了溶解一些气体和极少数物质外,对蛋白质、脂类、糖类无机盐和氢原子完全不溶,与血也不相混合。化学性质稳定、无毒、在体内不发生代谢变化。但热稳定性差,需低温保存。PFC 输入体内后,被网状内皮系统吞噬,随后以溶解的气体方式或与血脂结合的形式排入血浆,然后通过肺呼出体外,不由肾排出,其在血液中的半衰期为 30～60 小时(文献上报道是 3～4 h),在网状内皮系统滞留 1 周左右,MW45 000 有较好的扩容作用,其具有载氧能力主要来自物理性溶解(与 Hb 和氧可逆性结合不同),氧分压和氧含量呈直线关系,随氧分压的高低,PFC 可溶解或释放氧。应用时必须使用高浓度氧吸入以发挥最佳作用。临床应用:PFC 输注后可使血氧含量和心排出量增加,在出血性休克时,可使血压回升、心率减慢,其抗休克作用优于 HES,适用于失血性休克、CO 中毒、人工心肺机灌注液。禁忌证:肺功能不全、肝肾功能障碍、过敏体质、妊娠早期输注前不须做配型和交叉试验;PFC 可诱发粒细胞聚集的自限性急性反应有些患者可产生一过性血压下降输注前应先静脉注射 1 mL 试验剂量,观察 10 分钟同时注射糖皮质激素,可减轻反应。目前,全氟碳化合物制作工艺较复杂、半衰期较短、有效时间也很短、相对的不良反应还较多。因而这些人造血只能延缓输血的时间,还不能完全替代输血,成熟的临床应用还有很长的路要走。

31. 血浆容量扩充药的不良反应有哪些?

(1) 凝血系统：右旋糖酐被认为对凝血功能影响最大,明胶可抑制血小板的黏附,延长出血时间。第一代的高分子量高取代级 HES 对凝血有干扰,但现用的中分子量 HES 对凝血功能影响很小蓄积和瘙痒；明胶和右旋糖酐在体内完全代谢,在体内不会蓄积。HES 分子可在体内蓄积,但可为单核吞噬系统吞噬,对机体不造成危害,少数人输注 HES 后可引起瘙痒。

(2) 过敏反应：所有的胶体(包括天然胶体白蛋白)均有潜在的引起过敏反应的危险,右旋糖酐的发生率最高,并且明胶类的发生率较其他胶体液高尿联明胶的过敏反应比琥珀明胶少,HES 也有可能引起过敏反应,但很少见。肾功能损害时用胶体液要谨慎右旋糖酐分子,其可能滤过时阻塞肾小管。明胶类一般对肾功能影响很小,但也有引起急性肾衰竭的报道,第一代的高分子量 HES 对肾功能的不良影响曾有报道,而中分子量低取代级的 HES 对肾功能影响很小。

32. 血浆容量扩充药的优缺点有哪些?

(1) 优点：血管内间隙扩容剂,等容扩容,快速复苏,维持胶体渗透压,组织水肿轻,肺水肿轻。

(2) 缺点：影响凝血功能,电解质含量不同,半衰期不同,不良反应,价格贵!

(王迎斌　邢艳红)

参考文献

[1] 刘进,于布为. 麻醉学[M]. 北京：人民卫生出版社,2017.6.

[2] 喻田,王国林. 麻醉药理学[M]. 北京：人民卫生出版社,2016.

[3] Ronald D. Miller, MD. Miller's Anesthesia[M]. America：Saunders. 2014.10.14.

[4] Nur Dyana Md Nizar, Shamsul Kamalrujan Hassan, Rhendra Hardy Mohamad Zaini. Comparing the Effects of Pre-loading with Gelatine 4% Plasma Volume Expander and 6% Hydroxyethyl Starch Solution Before Spinal Anaesthesia for Lower Limb Orthopaedic Surgery[J]. Malays J Med Sci. Dec,2020,27(6)：68-78.

[5] D H Bremerich, V Lischke, F Asskali. Pharmacodynamics and tolerability of acetyl

starch as a new plasma volume expander in patients undergoing elective surgery[J]. Int J Clin Pharmacol Ther, 2000, 38(8): 408 - 414.

[6]　Albert Farrugia. Safety of plasma volume expanders[J]. J Clin Pharmacol, 2011, 51(3): 292 - 300.

[7]　D O Thomas-Rueddel, V Vlasakov, K Reinhart. et al. Safety of gelatin for volume resuscitation—a systematic review and meta-analysis. Intensive Care Med[J]. 2012, 38 (7): 1134 - 1142.

[8]　A B TARROW. The plasma volume expander. Anaesthesist[J]. Jun, 1962, 11: 200 - 6.

[9]　Claudia Moeller, Carolin Fleischmann, Daniel Thomas-Rueddel. How safe is gelatin? A systematic review and meta-analysis of gelatin-containing plasma expanders vs crystalloids and albumin[J]. J Crit Care, 2016, 35: 75 - 83.

[10]　Polly A Glover, Elke Rudloff, Rebecca irby. Hydroxyethyl starch: a review of harmacokinetics, pharmacodynamics, current products, and potential clinical risks, benefits, and use. J Vet Emerg Crit Care (San Antonio). Nov - Dec, 2014, 24(6): 642 - 661.

第三十九章

围术期药物间的相互作用

1. 什么是药物的相互作用?

药物相互作用是指同时或者先后应用 2 种或 2 种以上的药物,由于药物间的相互影响或干扰,改变了其中一种药物原有的理化性质、体内过程(吸收、分布、生物转化和排泄)或组织对该药物的敏感性,从而改变了该药物的药理学效应和毒理作用。广义的药物相互作用除了包括药物-药物之间的相互作用之外,还应包括药物与食物、内源性物质、环境或工业原料以及化学试剂等化学物质之间的相互作用。

2. 药物相互作用的基本机制有哪些?

药物相互作用大多是发生在体内,而在体外则较少发生。许多药物相互作用的发生均可能涉及多种作用方式,但其基本作用机制只有 3 种:① 药剂学相互作用;② 药效动力学相互作用;③ 药代动力学相互作用。

3. 为什么要联合用药?

联合用药是指为了达到治疗目的而采用的两种或两种以上药物同时或先后应用。合理的联合用药是为了提高药物的疗效、减少不良反应、降低医疗费用。

4. 药物的相互作用分为几种类型?

药物的相互作用主要有 4 种类型:分别是相加作用、协同作用、敏感化作用和拮抗作用,其中拮抗作用又包括竞争性拮抗、非竞争性拮抗、化学性拮抗和生理性拮抗。

5. 药物相互作用的分析方法有哪些?

目前,人们已经设计出各种不同的方法,用来研究由药物相互作用引起的药物效应改变。主要方法有等辐射分析法、分数分析法、概率分析法、平行线分析法和响应曲线分析法等,其中等辐射分析法是药理学中研究药物相互作用最常用且最精确的方法。

6. 为什么麻醉期间发生药物相互作用的比例远远超出其他各项医疗活动?

主要原因有:① 现代医学越来越提倡多种方法的"综合治疗",手术前准备日益受到临床麻醉医师的重视,为此可能需要患者服用多种药物以达到满意的手术前准备;② "手术禁区"不断被突破,外科治疗领域也不断拓展,越来越多的高龄、合并有严重全身疾病的高危患者需要通过手术治疗来重获健康,而这些患者的围术期用药情况则往往极为复杂;③ 平衡麻醉方法的普遍采用促进了麻醉用药的多样化。

7. 什么是 TCI?

靶控输注(TCI)是以药代药效动力学理论为依据,利用计算机对药物在体内过程、效应过程进行模拟,并寻找到最合理的用药方案,而控制药物注射系统,实现血药浓度、效应部位浓度稳定于预期值(浓度值),从而控制麻醉深度,并根据临床需要可随时调整的给药系统。

8. TCI 有什么优势?

靶控输注可以迅速达到并稳定血药浓度,麻醉诱导时血流动力学平稳,麻醉深度易于控制,麻醉过程平稳,还可以预测患者苏醒和恢复时间,使用简便、精确、可控性好。

9. 哪些药物适合 TCI?

鉴于靶控输注的给药模式,起效时间和消退时间均很短的药物最适合用于靶控输注。目前临床使用的麻醉药物中,以瑞芬太尼和丙泊酚的药代动力学特性最为适合,其他药物如咪达唑仑、依托咪酯、舒芬太尼、芬太尼也可以用于靶控输注,但是其效果不如前 2 种,肌肉松弛药由于其药效与血浆浓度关系并不密切,而且药代动力学并非典型的三室模型,因此目前不主张使用靶控输注模式,而以肌松监测反馈调控输注模式为最佳。

10. 为什么使用氨基糖苷类的药物会增强肌肉松弛药的作用效果？

氨基糖苷类抗生素在神经肌肉接头前膜可发挥类似镁离子的作用,阻碍运动神经末梢的钙离子内流,从而影响乙酰胆碱释放。另外,它对神经肌肉接头后膜还具有膜稳定作用。所以联合应用氨基糖苷类抗生素可增强非去极化肌肉松弛药的作用,并延长其作用时间。

11. 为什么吸入麻醉药会增强非去极化肌肉松弛药的作用？

除地氟烷之外,在临床常用浓度范围内吸入麻醉药并不减弱肌肉颤搐反应,但能延长神经肌肉接头传递的平均不应期,降低肌肉对高频强直刺激的收缩反应,使肌肉强直收缩的张力不能维持而出现衰减。所以,联合应用吸入麻醉药可增强非去极化肌肉松弛药对肌肉颤搐反应的抑制,延长其作用时间,降低其用量。

12. 为什么在麻醉诱导时使用小量咪达唑仑会使血流动力学更加稳定？

丙泊酚与咪达唑仑在催眠方面存在协同作用,小剂量的咪达唑仑可以显著减少丙泊酚的诱导量,使得血流动力学更加稳定。

13. 咪达唑仑和丙泊酚有何相互作用？

临床研究证实,丙泊酚与咪达唑仑在催眠方面存在协同作用,但在抑制伤害刺激引起的体动反应方面两药却未表现出协同作用。与单纯应用丙泊酚相比,麻醉诱导时联合应用小剂量咪达唑仑不但有利于维持循环和呼吸功能稳定,而且还能使注射部位疼痛明显减轻。

14. 为什么使用氟烷会增加心律失常的发生率？

氟烷可使心肌对儿茶酚胺的敏感性增加,降低肾上腺素引起心律失常的阈值。

15. 为什么联合使用瑞芬太尼时,吸入较低浓度的七氟烷即可达到手术所需麻醉深度？

阿片类药物可通过协同作用方式降低吸入麻醉药的 MAC 值,并表现出明显的剂量依赖性关系。舒芬太尼和瑞芬太尼均能降低吸入麻醉药的 MAC 值,表现为在较低浓度范围时,可迅速降低吸入麻醉药的 MAC 值,而在高浓度水平则产生"封顶"效应。

16. 在局部麻醉药中加入小剂量肾上腺素的目的是什么？

用于肌内注射的药物之间能通过局部血管舒缩状态影响吸收。如局部麻醉药中加入微量肾上腺素，后者有收缩血管作用，可减慢局部麻醉药吸收，延长局部麻醉药的维持时间，减少局部麻醉药吸收中毒的可能性。

17. 为什么术前要停用单胺氧化酶抑制剂？

单胺氧化酶抑制剂能够与许多药物发生相互作用。由于单胺氧化酶抑制剂对肝脏微粒体酶的抑制，它们可增强氟烷的肝脏毒性作用，而且还可提高心肌对肾上腺素的敏感性，故手术中容易发生心律失常。由于单胺氧化酶抑制剂可引起神经末梢内去甲肾上腺素大量蓄积，联合应用间接作用的拟交感神经药物后，可引起体内蓄积的去甲肾上腺素大量释放，从而导致剧烈的肾上腺素能反应，甚至引起高血压危象。故术前2~3周建议停用单胺氧化酶抑制剂。

18. 为什么支气管哮喘患者不宜使用新斯的明？

新斯的明为抗胆碱酯酶药，通过抑制 ACHE 的活性发挥拟胆碱作用从而兴奋肌肉。支气管平滑肌兴奋痉挛会引发和加重哮喘。

19. 为什么使用利舍平的患者使用去甲肾上腺素时作用明显增强？

利舍平能导致肾上腺能受体发生类似去神经性的超敏现象，从而使具有直接作用的拟肾上腺素药物（例如，去甲肾上腺素或肾上腺素等）的升压作用明显增强。

20. 为什么酗酒患者丙泊酚用量增加？

长期大量饮酒可诱导肝药酶活性增加及中枢神经系统 GABA 受体数量的下降，导致镇静药的药效降低。与不饮酒患者相比，酗酒患者需要更高剂量的丙泊酚才能达到相同的镇静深度。

21. 为什么新斯的明无法拮抗琥珀胆碱的作用？

因为琥珀胆碱的作用机制为 N_2 受体激动作用，可促进肌膜的持续去极化，使钙离子耗竭，肌肉在短时间的强直后发生松弛，使得无论任何 ACh 的刺激，均不能引起肌膜的去极化，从而发挥肌松作用。而新斯的明拮抗肌松作用的机制为抑制胆碱酯酶，一方面使琥珀胆碱不易被水解，另一方面使乙酰胆碱蓄积而使终板膜去极化更加持久。

22. 为什么新斯的明要联合阿托品使用？

因为新斯的明用于麻醉后肌松作用的拮抗时，可能会导致心动过缓，而阿托品是 M 受体阻断药，能够解除迷走神经对心脏抑制作用，加快心率预防心动过缓，两者合用可以降低麻醉的风险，提高麻醉的安全性。

23. 为什么右美托咪定可以增强阿片类药物的镇痛效能？

右美托咪定是 α_2 受体激动剂，能通过 α_2 受体的介导而干扰体内 P 物质释放，影响 5-羟色胺能神经元和胆碱能神经元的功能，从而实现对体内抗伤害反应机制的调节，产生强效的镇痛作用，并增强阿片类药物的镇痛效能。

24. 为什么嗜铬细胞瘤患者不能单独使用普萘洛尔改善症状？

普萘洛尔为非选择性 β_1 与 β_2 肾上腺素受体阻滞剂，可使心率减慢，心肌收缩力减弱，心排血量减少。普萘洛尔和 α 受体阻断剂一起可作为嗜铬细胞瘤的术前准备药物，改善使用 α 受体阻断剂后，β 受体兴奋性增强导致的心动过速的症状。若单独使用普萘洛尔，则会抑制交感舒张血管神经的代偿作用，从而进一步加重高血压。

25. 为什么提倡多模式术后镇痛？

多模式联合镇痛治疗方式是指联合应用不同类型镇痛药或通过不同部位给药，以达到改善镇痛和减少不良反应为目的，以降低阿片类药物或剂量升级率。术后镇痛，不同药理作用的镇痛药物联合应用，其目的在于减少每种药物的用量、增强镇痛效果，减少不良反应。

26. 为什么门诊手术常复合小剂量的阿片类药物？

阿片类药物与丙泊酚之间存在有明显的协同作用，术中联合应用阿片类药物，既能增强丙泊酚的麻醉效能，减少丙泊酚的用量，也会发挥出阿片类药物镇痛及抑制应激反应的作用，并且丙泊酚也能减弱阿片类药物的催吐作用。

27. 不同特点的手术，丙泊酚与阿片类药物浓度有何要求？

高浓度的丙泊酚与低浓度的阿片类药物联合应用适用于手术中需要保留自主呼吸的患者；联合应用高浓度的阿片类药物和低浓度的丙泊酚则有利于麻醉过程的平稳和对手术应激反应的抑制，但是患者手术后苏醒时间明显延长，并需要一段时间的通气支持;联合应用中等浓度的丙泊酚和阿片类药物也能造成患者的呼吸抑制,手术中需采用机械通气,但患者手术后能很快地恢复意识和各种保护性反射。

（高昌俊　李小雅）

参考文献

［1］　邓小明,姚尚龙,于布为,等. 现代麻醉学(第 4 版)［M］. 北京：人民卫生出版社,2014.
［2］　张会东,于松杨,王晓东. 多模式镇痛的临床研究现状［J］. 医学综述,2011,17(7)：4.
［3］　Ronald D. Miller, Lars I. Eriksson, Lee A. Fleisher, et al. Miller Anesthesia. 8th Ed［M］. Canada：Elsevier Inc, 2014.
［4］　王开贞. 琥珀胆碱中毒时为何禁用新斯的明等药物解救［J］. 山东医药,1983.
［5］　赵艳,王玉洁,邱维吉,等. 静吸复合全麻时靶控输注低浓度舒芬太尼的准确性评价［J］. 中华麻醉学杂志,2020,40(8)：4.
［6］　韩传宝,周钦海,孙培莉,等. 哮喘患者围术期麻醉管理［J］. 临床麻醉学杂志,2013,29(8)：3.

第四十章

药物的成瘾与依赖

1. 按照正常剂量使用麻醉药物是否会成瘾？

　　在专业医生的指导下，正常剂量的麻醉药物单次使用不会产生成瘾性，但频繁使用或者滥用都有可能诱发患者依赖，出现躯体依赖和精神依赖。

2. 常用的麻醉药物哪些有成瘾性？

　　常用麻醉药物中（舒芬太尼、芬太尼、瑞芬太尼、羟考酮、曲马多、哌替啶、吗啡、七氟烷、丙泊酚）阿片类镇痛药有明确成瘾性，苯二氮䓬类镇静药也有成瘾性，另外多起案例表明丙泊酚和七氟烷同样有成瘾性。

3. 镇静安眠药是否有成瘾性？

　　常用镇静安眠药如阿普唑仑，属苯二氮䓬类，是有成瘾性的。长期服用时，如有头晕、胸闷、心悸、呼吸不畅、躁动不安、焦虑等症状，表明已经成瘾。应在专业医生的指导下用药，避免长期用药。如需停药，切勿骤停，应逐渐减量。

4. 止咳糖浆喝多了会上瘾吗？

　　可待因止咳效果良好，所以用于止咳药的制备，因其属于阿片类，所以有成瘾性。长期服用可待因后，产生躯体依赖性，表现为突然停药后出现腹泻、恶心呕吐、流涕、寒战、打哈欠、乏力等戒断症状。精神依赖性表现为强迫用药、难以克服对药物的渴求和冲动控制障碍。

5. 做一次手术就会对麻醉药上瘾吗？

　　目前所用的全身麻醉药品包括阿片类镇痛药、镇静药、肌肉松弛药，短时间内暴露不会形成成瘾性，而往往滥用阿片类镇痛药、镇静药如频繁接触、超剂量使用均可能诱发患者依赖。

6. 阿片类镇痛药上瘾后有什么症状？

阿片类镇痛药主要包括可待因、双氢可待因、氢吗啡酮、羟考酮、美沙酮、吗啡、芬太尼和哌替啶（杜冷丁）等。

反复使用阿片类物质将引起机体耐受成瘾，阿片类物质的成瘾症状包括渴求、焦虑、心境恶劣、打哈欠、出汗、起鸡皮疙瘩、流泪、流涕、恶心或呕吐、腹泻、痛性痉挛、肌肉疼痛、发热和失眠等。

7. 阿片类药物上瘾了如何戒断？

第一阶段为脱毒治疗，目的是停止滥用药物，治疗戒断症状。常用药物有美沙酮，是治疗海洛因成瘾最成功的药；丁丙诺啡，能明显缓解吗啡样戒断症状；可乐定，对海洛因依赖的躯体戒断症状疗效较好，但停药易出现反跳现象。

第二阶段为脱瘾治疗，治疗依赖者的心理依赖，防止复吸。纳曲酮是阿片 μ 受体特异性拮抗剂，口服利用度高，作用时间长，拮抗使用阿片类物质后的欣快感，多用于生理脱毒后的维持治疗。是目前使用最多的预防复吸药物。

8. 阿片类药物成瘾的机制是什么？为什么会有欣快感？

阿片成瘾的主要机制之一是通过阿片受体作用在多巴胺能神经元而达到强化作用。其途径可能包括：

（1）直接导致多巴胺释放增加；阻止多巴胺被神经元重新摄取。

（2）作用于 γ 氨基丁酸（GABA）中间神经元的 μ 受体，抑制该神经元的活动，从而解除 GABA 对中脑腹侧被盖区的 DA 神经元的抑制，使其投射靶区的 DA 释放量增加。

（3）导致多巴胺增多，刺激有关细胞，使机体产生陶醉和欣快感。

9. 癌痛患者怎么服用止痛药？如何降低对阿片类药物的依赖？三阶梯疗法是什么？如何执行？

（1）癌痛患者应在专业医师的指导下，从弱镇痛药物开始服用，根据自身治疗情况，逐渐更换强效镇痛药物。

（2）长期使用阿片类镇痛药，应从最低剂量开始服用，口服或透皮贴剂按时给药，可以避免出现不稳定的血药浓度。

（3）第一阶梯：一般疼痛采用解热镇痛药,如阿司匹林、对乙酰氨基酚。第二阶梯：持续疼痛可增加弱阿片类镇痛药,如曲马多、可待因。第三阶梯：剧烈疼痛采用强效阿片类镇痛药,如吗啡、芬太尼、羟考酮等。

10. 癌痛患者长期服用止痛药会上瘾吗？

长期临床实践证明以止痛为目的阿片类药物在常规剂量规范化使用的情况下,疼痛患者出现的成瘾极为罕见,长期服用吗啡和其他阿片类药物的患者中,成瘾的患者只占 0.029% 和 0.033% 。

11. 癌痛患者服用止痛药产生依赖怎么处理？

首先应该避免产生对镇痛药物的依赖,采用多模式镇痛既能达到理想镇痛效果,又可避免单一药物耐受或依赖。

一旦产生药物依赖,不应立即停药,易出现戒断反应,应该逐步减量,直至停服。也可采用替代疗法,服用成瘾性低的药物取代。

12. 食物中添加罂粟壳,吃多了会上瘾吗？

罂粟壳中含有吗啡、可待因、罂粟碱、蒂巴因、那可汀等生物碱类物质。其中吗啡、可待因和罂粟碱这 3 种化合物在罂粟壳中含量较高。如果长期食用添加了罂粟壳的食品,会产生一定的依赖性。人们长期食用这种食品,会出现发冷、出虚汗、乏力、面黄肌瘦等症状；严重时,可能对神经系统、消化系统造成损害,甚至会出现内分泌失调等症状,最终上瘾。

13. 精神依赖和躯体依赖的定义与区别是什么？

精神依赖性是指患者对药物在精神意识上的渴求,迫使患者想要不断服用该药物。躯体依赖性是指反复使用依赖性药物使中枢神经系统发生了某种生化或生理变化,以致需要药物持续存在于体内,一旦停止使用,即会出现戒断综合征的症状,轻者全身不适,重者出现抽搐,可危及生命。

14. 怎样判断对药物成瘾？服用药物后感觉身心愉快,是对药物上瘾了吗？

药物成瘾是指药物长期与机体相互作用,使机体在生理功能、生化过程和（或）形态学发生特异性、代偿性和适应性改变的特性,停止用药可导致机体的不适和（或）心理上的渴求。使用阿片类药物会有欣快和愉快的感觉,但不一定表明对该药物成瘾。当不是出于医疗目的，强迫性的渴求该药物，出现戒断症状，则说明已对该药物成瘾。

15. 药物依赖对身体有哪些损害？

（1）精神心理障碍：是最主要、最严重的身心伤害，可表现为幻觉、思维障碍、人格低落，甚至出现杀人或自杀行为。

（2）戒断综合征：指突然停止或减量使用依赖性药物或使用其拮抗剂后引起的系列心理、生理功能紊乱的症状和体征。也是吸毒者戒毒难和复吸的重要原因。

（3）中毒反应：一次大量或长期慢性服用依赖性药物可引起中毒反应。

（4）神经系统损害：长期滥用药物对神经系统的直接毒性作用，导致神经细胞和组织不可逆的病理性改变。

16. 阿片类药物依赖损害人体的机制是什么？

若形成生理依赖，机体必须在足量药物的维持下才能保持正常状态。用药者一旦停药或使用药物作用的受体拮抗剂将发生一系列生理功能紊乱及戒断综合征。而精神依赖非常顽固，难以消除，是戒毒者复吸的主要原因。

17. 对阿片类药物依赖的患者如何进行麻醉？

阿片类药物依赖患者一般身体情况较差，且术中可能出现戒断症状，不利于术中配合，因此一般首选气管内插管全身麻醉。对正在使用依赖性药物者，仍考虑选择使用阿片类药物，且剂量应适当加大。对处于戒毒期的患者应尽量不使用阿片类药物，以免因正性强化效应而使患者术后重新出现或加重生理性依赖。药物依赖患者对镇静药和全身麻醉药的耐受性增大，药物效应降低，应增大剂量。手术结束时，若患者麻醉尚未清醒，不推荐使用拮抗药物。

18. 对药物产生依赖后，可以立刻中断该药物的服用吗？

不能立刻中断药物的使用，否则将出现戒断综合征，主要表现为流涕、流泪、打哈欠、恶心、呕吐、腹痛、腹泻、肌肉关节痛、出汗、冷热交替出现、血压上升、脉搏加快、失眠、抽搐等。甚至出现吞食异物等自残行为，甚至有生命危险。

19. 一个人需要多次进行手术麻醉，会对麻醉药物产生依赖吗？

在短时间内患者接受多次手术，需要应用多次麻醉药物（包括阿片类镇痛药，镇静药等)时,可能出现阿片类药物、镇静药物的精神依赖,甚至生理依赖,并且同一个人可以对一种以上药物产生依赖性。

20. 如何科学使用阿片类药物,避免对其产生依赖?

阿片类药物为麻醉镇痛药,需在专业医师开具处方后使用,使用原则为从最小剂量开始在医生指导下逐渐增加剂量;首选长效剂型,因其不易产生戒断症状;吸收途径首选经皮肤或消化道,可使药物血药浓度缓慢提升。以上措施均可避免对药物产生依赖。

21. 对阿片类药物依赖后,为了达到镇痛效果,可以一直加大剂量吗?

对于正在使用阿片类药物的依赖者,若常规镇痛剂量不足以缓解当前疼痛时应考虑适当加大,但需专业医师指导用药,并且严密监测药物可能诱发的不良反应或并发症;如需停药,原则上应在 2 周内平稳递减药量,以防出现戒断症状。若使用剂量可能超过该药的中毒阈值,则需更换镇痛药物及镇痛模式。

22. 缓释型药物是否比普通型药物不易产生依赖?

控缓释制剂,使药物在胃肠道缓慢释放、吸收,血药浓度能在较长时间内保持稳定止痛浓度,不会造成血药浓度迅速上升,达不到成瘾的浓度,因而不易产生依赖。

23. 非甾体抗炎药会有依赖性吗?

非甾体抗炎药为临床中常用的解热镇痛药物,使用时频率低、周期短、停药后没有不适反应。现阶段研究表明其不产生依赖性。

24. 阿片类药物效价越高,越容易产生依赖吗?

阿片类药物均可产生依赖性,但依赖性的产生主要与使用频率、药物时效、血药浓度升高速率等因素有关,而与效价无关。

25. 阿片类药物拮抗药可以用于其依赖性治疗吗?

阿片类药物拮抗药纳曲酮可以用于其依赖性治疗。纳曲酮在体内竞争性阻断阿片类药物与其受体的结合,使其不能产生作用。因纳曲酮是阿片类药物拮抗剂,所以不会有呼吸抑制和欣快感等作用。但需在专业医生指导下使用,否则会出现身体疼痛、腹泻、心率加快(心动过速)、发热、流鼻涕、打喷嚏、起鸡皮疙瘩、出汗、打哈欠、恶心或呕吐、紧张、烦躁或易怒、颤抖、腹部痉挛、虚弱和血压升高等戒断反应。

26. 同属阿片类药物,不同药物依赖性一样吗? 弱依赖性药物可以替代强依赖性药物进行戒断治疗吗?

不同阿片类药物依赖性不同,美沙酮、丁丙诺非为临床中成瘾性较低的阿片受体激动剂,因其作用时间长,是脱毒治疗的替代药品。

(高昌俊　李凯华)

参考文献

［1］ 邓小明,姚尚龙,于布为,等. 现代麻醉学(第 4 版)[M]. 北京:人民卫生出版社,2014.

［2］ 梁伟民. 世界卫生组织三阶梯药物疗法治疗癌痛[J]. 中华麻醉学杂志,1992,12(2):2.

［3］ 周鹃,田克仁,万凯化,等. 我国药物滥用与成瘾的流行现状及趋势研究新进展[J]. 中国药物依赖性杂志,2015,24(1):5.

［4］ 李倩,罗健. 阿片类药物治疗慢性中、重度癌痛研究进展[J]. 中国疼痛医学杂志,2011,017(002):116-119.

［5］ Ronald D. Miller, Lars I. Eriksson, Lee A. Fleisher, et al. Miller Anesthesia. 8th Ed [M]. Canada:Elsevier Inc, 2014.

［6］ Fitzgerald Jones Katie, Khodyakov Dmitry, Arnold Robert et al. Consensus-Based Guidance on Opioid Management in Individuals With Advanced Cancer-Related Pain and Opioid Misuse or Use Disorder[J]. JAMA Oncol, 2022, 8:1107-1114.

［7］ Degenhardt Louisa, Grebely Jason, Stone Jack et al. Global patterns of opioid use and dependence:harms to populations, interventions, and future action[J]. Lancet, 2019, 394:1560-1579.

第四十一章

药物基因组学

1. 什么是药物基因组学？

　　药物基因组学是研究人类全基因组中基因影响药物反应的一门学科。其主要任务是研究人类全基因组中所有基因的结构、表达、功能等改变对药物反应的影响。主要目的是阐明药物反应的个体差异和种族差异，以提高药物疗效、降低毒性反应、节约医疗成本，最终实现药物的个体化治疗。其研究内容即为寻找与药物反应个体差异相关的基因多态性，主要包括药物代谢酶基因多态性、药物转运体基因多态性、药物作用靶点基因多态性等。

2. 药物基因组学研究常用方法有哪些？

　　研究基因多态性对基因表达和功能的影响，进而明确基因多态性对药物的影响及机制，是药物基因组学研究中常用的方法。常见的基因多态性包括：单核苷酸多态性（single nucleotide polymorphisms，SNP）、插入缺失突变（insert deletion，Indel）、微卫星（micro satellite）、微卫星不稳定性（micro satellite instability，MSI）、拷贝数变异（copy number variation，CNV）、DNA 甲基化（DNA methylation）、融合基因（fusion gene）等。

3. 基因多态性的监测方法有哪些？

　　基因多态性的检测方法较多，包括聚合酶链式反应（polymerase chain reaction，PCR）、限制性片段长度多态性 PCR（PCR - RFLP）、等位基因特异性 PCR（allele-specific PCR，AS - PCR）、高分辨率融解曲线（high-resolution melting curve，HRM）、基质辅助激光解吸电离飞行时间质谱（matrix assisted laser desorption/ionization time of flight mass spectrometry，MALDI - TOF - MS）、数字 PCR（digital PCR，dPCR）、荧光原位杂交（fluorescence in situ hybridization，

FISH)、一代测序(sanger sequencing)、焦磷酸测序(pyrosequencing)、二代测序(next generation sequencing，NGS)、三代测序(third generation sequencing，TGS)。

4. 药物基因组学与麻醉学的关系是什么?

　　首先明确基因多态性是药物基因组学的研究基础。基因多态性可通过药物代谢动力学和药物效应动力学的改变来影响麻醉药物的作用。对药代动力学的影响主要是通过改变相应编码的药物代谢酶及药物转运蛋白等，从而影响药物的吸收、分布、转运、代谢及生物转化等方面。与麻醉药物代谢有关的酶有很多，其中对细胞色素 P450 家族与丁酰胆碱酯酶的研究较多。基因多态性对药效动力学的影响主要表现为受体蛋白编码基因多态性导致的药物敏感性差异。

5. 如何在临床麻醉中应用到药物基因组学?

　　麻醉药物的基因组学研究可以更加合理的解释药效与不良反应的个体差异，且可以在用药前根据患者遗传特征，选择药效好、不良反应少的药物或(和)剂型，达到真正的个体化用药，从而为患者提供更加合理的麻醉，使其安全平稳度过手术期。

6. 基因多态性对麻醉药物代谢动力学的影响体现在哪些方面?

　　主要通过改变相应编码的药物代谢酶、药物转运蛋白等来影响药物代谢动力学。绝大部分麻醉药物通过肝脏的细胞色素 P450 的氧化酶系统进行生物转化，主要成分是细胞色素 P450(CYP450)。血浆中丁酰胆碱酯酶(假性胆碱酯酶)是水解短效肌松剂美维库铵和琥珀酰胆碱的酶类，其基因变异会导致肌肉阻滞时间出现明显的个体差异。转运蛋白控制药物的摄取、分布及排除，P 糖蛋白参与很多药物的能量依赖性跨膜转运，包括部分止吐药、镇痛药以及抗心律失常药等。

7. 基因多态性对麻醉药物效应动力学的影响体现在?

　　受体(药物靶点)蛋白编码基因的多态性可导致麻醉药物的个体敏感性差异，产生不同的药物效应和毒性反应。如蓝尼定受体-1(Ryanodine receptor-1，RYR1)，是一种骨骼肌的钙离子通道蛋白，参与骨骼肌的收缩过程；μ-阿片受体由 OPRM1 基因编码，是临床使用的大部分阿片类药物的主要作用位点；γ 氨基丁酸 A 型(GABAA)受体和 N-甲基-D-天冬氨酸(NMDA)受体、GABAA 受体是递质门控离子通道，能够调节多种麻醉药物的效应。

8. 基因多态性对其他调节因子的影响?

有些蛋白既不是药物作用的直接靶点,也不影响药代和药效动力学,但其编码基因的多态性在某些特定情况下会改变药物的个体反应。如载脂蛋白 E 基因的遗传多态性可以影响羟甲基戊二酸单酰辅酶 A(HMG-CoA)还原酶抑制剂(他汀类药物)的治疗反应。鲜红色头发人群出现几乎都是黑皮质素-1 受体(MC1R)基因突变的结果。MC1R 基因敲除的小鼠对麻醉药的需求量增加。先天红发妇女对地氟烷的需求量增加,热痛敏上升而局部麻醉效力减弱。

9. 为什么一些患者使用地西泮后镇静或意识消失时间显著延长?

地西泮是一种常用的苯二氮䓬类镇静药,由 CYP2C19 和 CYP2D6 代谢。细胞色素 CYP2C19 的 G681A 多态性中 A 等位基因纯合子个体与正常等位基因 G 纯合子个体相比,地西泮半衰期延长 4 倍,可能是 CYP2C19 的代谢活性明显降低的原因。A 等位基因杂合子个体对地西泮代谢的半衰期介于两者之间。这些基因的差异在临床上表现为地西泮用药后镇静或意识消失时间的延长。

10. 为何丙泊酚的临床使用个体差异较大?

尽管丙泊酚的作用机制非常复杂,但一般认为 GABAA 受体介导丙泊酚麻醉作用的靶点。丙泊酚主要在肝脏代谢,生成无活性的代谢产物,经肾排泄,大约 29% 经过 CYP2B6 和 CYP2C9 酶进行代谢为羟基化产物,70% 通过 UGT1A9 代谢为葡萄糖醛酸化产物。药物代谢通路的研究主要聚焦在 CYP2B6、CYP2C9 和 UGT1A9 上,而药效靶点的研究主要聚焦在 GABA 受体上。在药效通路上,中国人群中的 5-羟色胺受体 2A 基因(5HT-2A)与丙泊酚靶控输注的实时效应室浓度(Ce)有关,G 携带者需要更低的 Ce。在药动学通路上,国内国外的研究表明,CYP2B6 516G>T 与丙泊酚代谢下降有关。

11. 吸入麻醉药可能与哪些基因多态性相关?

吸入麻醉药的药物基因组学研究,主要集中在其吸收和代谢过程中。在七氟烷肝毒性研究中,GTSP-1 Ile105Val 和 p. A114V 与七氟烷麻醉后 24 小时血清的 α-GST 升高有关,提示与肝毒性研究有关。七氟烷相比于其他吸入麻醉药物更容易发生苏醒期躁动,一些研究认为,GABAA 受体是大多数麻醉药物(包括七氟烷在内)的作用靶点,GABAA 受体的 γ2 亚基可能与苏醒期躁动有关。地氟烷有 1% 在肝脏中代谢,无明显肝毒性。

12. 哪些个体容易在应用肌肉松弛药后发生呼吸抑制？

血浆中丁酰胆碱酯酶是一种水解琥珀酰胆碱和美维库铵的酶,已发现该酶有超过 40 种的基因多态性,其中最常见的是被称为非典型的(A)变异体,其第 70 位发生点突变而导致一个氨基酸的改变,与应用肌松剂后长时间呼吸抑制有关。如果丁酰胆碱酯酶 Asp70Gly 多态性杂合子表达,会导致胆碱酯酶活性降低,药物作用时间通常会延长 3~8 倍;而多态性的纯合子表达则更加延长其恢复时间,较正常人增加 60 倍。

13. 携带何种基因变异的人群使用阿片类药物时镇痛效力减弱？

μ-阿片受体是临床应用的阿片类药物的主要作用部位。5％~10％的高加索人存在 2 种常见 μ-阿片受体基因变异,即 A118G 和 G2172T。A118G 变异型使阿片药物的镇痛效力减弱。不同人种携带 G 等位基因对疼痛的敏感性亦不同。除此基因外,目前发现与阿片类药物镇痛相关的基因还有儿茶酚胺氧位甲基转移酶(COMT)基因、ATP 结合 B 亚家族成员 1 转运蛋白(ABCB1)基因等。

14. 哪些基因影响阿片类药物的代谢？

阿片类药物的重要代谢酶是 CYP2D6。可待因通过 CYP2D6 转化为其活性代谢产物吗啡,从而发挥镇痛作用。对 33 例使用曲马多致死者进行尸检,发现 CYP2D6 等位基因表达数量与曲马多和 O-和 N-去甲基曲马多的血浆浓度比值密切相关,说明其代谢速度受 CYP2D6 多态性影响。除 CYP2D6 外,美沙酮代谢还受 CYP3A4 的调控作用。已证实 CYP3A4 在其他阿片类药物如芬太尼、阿芬太尼和舒芬太尼的代谢方面也发挥重要作用。

15. 不同人群的痛觉产生是否与基因多态性相关？

有报道显示,儿茶酚氧位甲基转移酶(COMT)基因与痛觉的产生有关。COMT 是儿茶酚胺代谢的重要介质,也是痛觉传导通路中肾上腺素能和多巴胺能神经元的调控因子。COMT 基因多态性可以使该酶的活性下降 3~4 倍;G1947A 多态性可导致 μ-阿片受体密度增加,内源性脑啡肽水平降低,对实验疼痛的耐受性较差。

16. 应用 CYP1A2 强抑制剂治疗的患者,为何应避免长期使用罗哌卡因？

罗哌卡因是一种新型的酰胺类局部麻醉药,主要经肝脏代谢消除。其代谢产物 3-羟基-罗哌卡因由 CYP1A2 代谢产生,CYP1A2 的基因多态性主要是 C734T 和 G2964A,突变率为 43%。CYP1A2 强抑制剂的应用导致罗哌卡因清除率下降达 77%,使血浆中罗哌卡因浓度升高。

17. 药物基因组学的研究过程大致分为几个方面?

药物基因组学的研究可以先从临床现象的发现,再到体外的功能验证,也可是体外基础研究逐渐过渡到临床研究。因此,药物基因组学的研究涉及分子细胞水平、动物水平以及人体研究水平等多个方面。分子细胞水平包括基因多态性检测、基因表达检测、基因过表达和基因敲除的基因功能相互印证。肝原代细胞培养及肝微粒体的研究,主要用于研究药物的代谢通路和产物。动物水平研究连接体外研究和人体研究。最后,所有在体外和动物水平的研究在人体水平进行验证。

18. 根据基因多态性,如何选择合适的药物?

可根据基因多态性对药物效应、药物不良反应的影响来进行选择。需要考虑药物代谢酶、药物靶点基因、其他基因多态性,以此来判断药物的有效性,决定临床选择。如在 CYP2C19 弱代谢人群中,由于缺乏 CYP2C19 酶活性而不能将氯吡格雷转化为活性代谢产物发挥抗凝作用。因此,这类人群不能使用氯吡格雷抗凝。在药物不良反应方面,分为 A 型(量变型异常)和 B 型(质变型异常)。可通过基因多态性调整给药剂量,查找与不良反应相关的基因,更换药物。

19. 精确计算药物给药剂量,仅靠基因多态性就够吗?

在很多情况下,药物作用并非仅由遗传因素决定,往往还受年龄、体重等多种因素的影响。例如,华法林的治疗窗窄,个体差异大,易导致出血等不良事件的发生。国际华法林药物基因组协会(IWPC)根据遗传信息、年龄、身高、体重等信息建立了华法林个体化给药剂量预测模型。例如,某房颤患者,男性、年龄 68 岁、身高 170 cm、体重 62 kg、CYP2C9 基因为野生型(* 1/ * 1)、VKORC1 基因为杂合子(-1639GA),未有其他合并用药,根据计算该患者初始华法林使用剂量应为 4 mg/d。

20. 药物基因组学面临哪些挑战?

(1) 药物基因组学研究中的种族差异。这使得国外的临床药物基因组学应用指南并不一定适合在中国人群中应用。

(2) 临床药物基因组学研究还需不断深化。

（3）药物基因组学属于比较新的学科，暂时不被更多的临床医师所接受。

（4）药物基因检测产生的经济成本。由于基因检测指导药物治疗，还未被纳入医保系统，使得部分患者不能接受额外产生的医疗费用。

（5）药物基因检测项目的技术和数据分析也尚需进一步规范。

（兰杨　薄禄龙）

参考文献

［1］邓小明，姚尚龙，于布为，等. 现代麻醉学（第5版）［M］. 北京：人民卫生出版社，2020.

［2］Meshkat S，Rodrigues NB，Di Vincenzo JD，et al. Pharmacogenomics of ketamine：A systematic review［J］. J Psychiatr Res. 2021；145：27－34. doi：10.1016/j. jpsychires. 2021.11.036

［3］Truong TM，Apfelbaum JL，Schierer E，et al. Anesthesia providers as stakeholders to adoption of pharmacogenomic information in perioperative care［J］. Pharmacogenet Genomics. 2022；32(3)：79－86. doi：10.1097/FPC. 0000000000000455

［4］Borden BA，Jhun EH，Danahey K，et al. Appraisal and development of evidence-based clinical decision support to enable perioperative pharmacogenomic application［J］. Pharmacogenomics J. 2021；21(6)：691－711. doi：10.1038/s41397－021－00248－2

［5］Bach-Rojecky L，Vađunec D，Lozić M，et al. Challenges in anesthesia personalization：resolving the pharmacogenomic puzzle［J］. Per Med. 2019；16(6)：511－525. doi：10.2217/pme－2019－0056

［6］Kumar S，Kundra P，Ramsamy K，Surendiran A. Pharmacogenetics of opioids：a narrative review［J］. Anaesthesia. 2019；74(11)：1456－1470. doi：10.1111/anae. 14813

第四十二章

新型及潜在药物作用靶点

1. 寻找新型及潜在药物作用靶点可以考虑哪些关键?

　　随着微创手术和无痛检查需求量攀升,对麻醉药品的需求量也呈快速增长,加上基于环保考虑,目前静脉麻醉药物的使用增幅远大于吸入麻醉药。静脉麻醉新药的研发也已成为重点。目前,静脉全身麻醉药可基本满足大多数手术的需求,但每一药物均有不良反应。因此,研发新型麻醉药物使其更加符合安全舒适医疗的需求,是研究新型药物的关键。

2. 药物作用靶点主要包括哪些类型?

　　作用于受体(绝大多数药物的作用靶点),如胰岛素通过激活胰岛素受体调节血糖水平;影响酶的活性,如非甾体抗炎药通过抑制环氧酶活性,进而影响前列腺素合成而发挥抗炎镇痛作用;影响细胞膜离子通道活性;影响核酸代谢;参与或干扰细胞代谢;影响细胞周围环境的理化性质;影响生理活性物质的代谢和转运;影响免疫功能。

3. 静脉麻醉药的可能机制是什么?

　　麻醉药物的作用机制,是当今麻醉学界最重要的科学问题之一。作为麻醉药的一类重要代表,静脉麻醉药可能选择性地结合在中枢神经系统的特定目标蛋白。在手术剂量下,静脉麻醉药物的最大效应是作用于离子通道,产生突触后抑制作用,并抑制固有蛋白膜的构象性变化、抑制蛋白亚基聚合形成离子通道、抑制神经递质的释放,改变神经系统功能,从而产生麻醉作用。其作用的具体分子靶点可能是离子通道、神经递质及其受体,也可能是神经细胞内的第二信使系统等。

4. 丙泊酚导致心动过缓的可能分子机制是什么？

　　丙泊酚可抑制超极化激活的环核苷酸门控离子通道（HCN）介导的 I_h 电流。主要作用于 HCN1 通道，对 HCN2、HCN4 几乎无作用。由于抑制电压依赖性通道的激活，导致 HCN1 通道出现明显的超极化改变。鉴于 HCN 离子通道在心脏电生理中的作用和丙泊酚对 HCN 通道的抑制影响，HCN 通道可能是应用丙泊酚麻醉患者造成心动过缓的重要分子机制之一。提示新型静脉麻醉药物的研发在血流动力学不良反应方面可考虑介入此通道。

5. 静脉麻醉药对 α‑氨基丁酸受体（GABAA）的作用对靶点研发有何提示？

　　GABAA 亚型结构的变化会显著改变 GABAA 的生理特性和其对静脉麻醉药的敏感性。研究表明，GABAAα_1 亚型中有 2 个氨基酸（Ser270 与 Ala291）在麻醉效应中起重要作用。一些研究表明，依托咪酯是通过海马区域的 GABAAα_5 亚型而产生遗忘作用，而体内实验显示，GABAA 中某些结构（β_2、β_3）的改变会使依托咪酯不能产生镇静作用，同时 GABAAβ 亚型也被认为是静脉麻醉药丙泊酚麻醉作用的重要靶蛋白。此外，安定的镇静作用与 GABAAα_5 亚型有关，当敲除 α_1 亚型基因时，安定的镇静作用消除。

6. 氯胺酮发挥镇痛、遗忘、幻觉和神经保护效果的主要原因？

　　氯胺酮是作用于谷氨酸（Glu）受体的一种最主要的静脉麻醉药，是 NMDA 受体的非竞争性拮抗剂。在氯胺酮作用下，NMDA 受体通道开放时间和频率受到抑制，且这种抑制作用呈浓度依赖性。同时，在内侧孤束核神经元，氯胺酮能抑制突触前传递，且对突触后 NMDA 受体电流也有抑制作用。在 NMDA 受体 NR2A 亚基基因敲除小鼠中观察到，翻正反射消失时氯胺酮的浓度更大。听觉皮层脑片研究也提示，氯胺酮呈浓度依赖性抑制非 NMDA 受体介导的 EPSC 快成分。

7. 近期发现的新药瑞马唑仑有何优点？

　　瑞马唑仑是一种超短效、水溶性的静脉注射苯二氮䓬类药物，起效快，代谢快，易于滴定，可快速恢复，具有药理可逆性和良好的不良反应曲线。与其他苯二氮䓬类药物不同，瑞马唑仑的结构中含有一个羧酸酯基，这使得非特异性组织酯酶可以快速代谢为无活性代谢物。根据现有数据，瑞马唑仑可以提高手术室效率，降低不良血流动力学和呼吸事件的风险，并加速患者从非手术麻醉中恢复。

8. 新药奥利替丁运用于非手术室麻醉的可行之处有哪些?

　　2020 年,新阿片类药物奥利替丁被美国批准用于替代治疗效果不足,需要静脉注射阿片类药物的急性、中度至重度疼痛。这种 μ 受体激动剂对 G 蛋白通路具有选择性,相较于吗啡具有更低的 β-arrestin 招募效力。由于 β-arrestin 招募与不良事件有关,如恶心、呕吐和呼吸抑制。据推测,与其他阿片类药物相比,奥利替丁在发挥镇痛作用的同时具有较少不良反应。

9. 新型全身静脉麻醉药磷丙泊酚二钠的研发对我们的启示有哪些?

　　由于丙泊酚存在脂肪乳剂相关并发症、循环抑制不良反应明显、作用时间较短的问题,磷丙泊酚二钠作为水溶性丙泊酚前体药物,在体内被代谢成活性丙泊酚后产生麻醉作用,大大减轻静脉注射疼痛,避免脂肪乳剂伴随的问题,且在血液中的丙泊酚浓度更为平稳,且作用时间更长,有效减弱了丙泊酚的大部分不良反应。

10. 镇痛药物目前面临的问题主要有哪些?

　　疼痛的治疗在临床上仍是令人棘手的问题,现今使用的镇痛药常伴有毒副作用,如非甾体抗炎药,可引起胃肠道、肝功能损坏等不良反应,阿片类镇痛药长期使用则可能导致成瘾、躯体依赖性与耐受性等,对患者的身心造成一定的伤害,不利于临床上疾病的治疗。因此,临床上对新型、不良反应小、无耐受性、无成瘾性的镇痛药物有迫切需求。

　　　　　　　　　　　　　　　　　　　　　　　　　　　　　　　　(兰杨　薄禄龙)

参考文献

[1] Cayla NS, Dagne BA, Wu Y, et al. A newly developed anesthetic based on a unique chemical core[J]. Proc Natl Acad Sci U S A, 2019, 116(31): 15706 - 15715. doi: 10.1073/pnas.1822076116

[2] Kutlu Yalcin E, Araujo-Duran J, Turan A. Emerging drugs for the treatment of postsurgical pain[J]. Expert OpinEmerg Drugs, 2021, 26(4): 371 - 384. doi: 10.1080/14728214.2021.2009799

[3] Finlay JE, Leslie K. Sedation/analgesia techniques for nonoperating room anesthesia: new drugs and devices[J]. Curr Opin Anaesthesiol, 2021, 34(6): 678 - 682. doi: 10.

1097/ACO. 0000000000001057

［4］　Kilpatrick GJ. Remimazolam：Non-Clinical and Clinical Profile of a New Sedative/Anesthetic Agent［J］. Front Pharmacol，2021，12：690875. doi：10. 3389/fphar. 2021. 690875

［5］　Joksimovic SL，Jevtovic-Todorovic V，Todorovic SM. The role of voltage-gated calcium channels in the mechanisms of anesthesia and perioperative analgesia［J］. Curr Opin Anaesthesiol，2022，35(4)：436 - 441. doi：10. 1097/ACO. 0000000000001159

［6］　Mihaljević S，Pavlović M，Reiner K，Ćaćić M. Therapeutic Mechanisms of Ketamine［J］. PsychiatrDanub，2020，32(3 - 4)：325 - 333. doi：10. 24869/psyd. 2020. 325